U0339615

Syed Wamique Yusuf / Jose Banchs

Cancer and Cardiovascular Disease
A Concise Clinical Atlas

临床肿瘤心脏病学
图解指南

主　编　〔美〕赛义德·瓦米克·约瑟夫
　　　　　　　何塞·班克斯

主　译　　信栓力　李振生

天津出版传媒集团
天津科技翻译出版有限公司

著作权合同登记号：图字：02-2019-111

图书在版编目(CIP)数据

临床肿瘤心脏病学图解指南/(美)赛义德·瓦米克·
约瑟夫(Syed Wamique Yusuf),(美)何塞·班克斯
(Jose Banchs)主编,信栓力,李振生主译. —天津：
天津科技翻译出版有限公司,2022.6
书名原文：Cancer and Cardiovascular Disease：A
Concise Clinical Atlas
ISBN 978-7-5433-4209-5

Ⅰ.临… Ⅱ.①赛… ②何… ③信… ④李… Ⅲ.
①肿瘤–心脏病–图解 Ⅳ.①R730.6-64 ②R541-64

中国版本图书馆 CIP 数据核字(2022)第 010620 号

First published in English under the title
Cancer and Cardiovascular Disease: A Concise Clinical Atlas
edited by Syed Wamique Yusuf and Jose Banchs
Copyright © Springer International Publishing AG, part of Springer Nature, 2018
This edition has been translated and published under licence from
Springer Nature Switzerland AG.

授权单位：Springer-Verlag GmbH
出　　版：天津科技翻译出版有限公司
出 版 人：刘子媛
地　　址：天津市南开区白堤路 244 号
邮政编码：300192
电　　话：(022)87894896
传　　真：(022)87893237
网　　址：www.tsttpc.com
印　　刷：天津海顺印业包装有限公司分公司
发　　行：全国新华书店
版本记录：889mm×1194mm　16 开本　13.25 印张　260 千字
　　　　　2022 年 6 月第 1 版　2022 年 6 月第 1 次印刷
　　　　　定价：168.00 元

(如发现印装问题,可与出版社调换)

主译简介

信栓力,男,医学博士,教授,主任医师,邯郸市第一医院院长,河北省医学重点学科心内科学科带头人。河北医科大学及河北工程大学硕士研究生导师。河北省"三三三人才工程"第二层次人才、河北省有突出贡献的中青年专家、邯郸市首届优秀专业技术人才。1991年毕业于河北医科大学临床医学系,2003年毕业于第二军医大学研究生院,获临床心脏病学专业博士学位。擅长冠心病、心力衰竭、肺栓塞、心律失常的药物治疗及冠状动脉造影、冠状动脉支架植入术、心脏起搏器植入等。曾在《中华心血管病杂志》等国家级杂志发表论文40余篇,荣获河北省科学技术进步奖三等奖1项,河北省医学科技奖一等奖1项,邯郸市科技进步奖一等奖3项。参编《心脏能量学》《心脏病学》《心电图一点通》等著作。参加国家自然科学基金项目《生物可降解聚合物支架的基础研究》,参与国家重点基础研究发展计划(973计划)资助项目(2005 CB523309)的完成。目前承担省级课题3项,市级课题4项,并承担多项国家级合作项目。荣获邯郸市"十大杰出青年"称号、邯郸市首届青年科技奖、邯郸市卫生系统先进工作者称号,为邯郸市优秀专业技术人才,荣立市政府三等功1次、二等功1次。

李振生,男,副主任医师,副教授,临床流行病学博士。1988年毕业于白求恩医科大学后,在河北医科大学第四医院放射治疗科工作。1995—2013年,于美国留学取得博士学位。2014年归国,在河北医科大学第四医院放射治疗科从事临床、科研和教学工作至今。在中文核心和SCI期刊上发表论文20余篇(第一作者)。获得河北省科学技术进步奖多项。擅长食管癌、肺癌、乳腺癌、鼻咽癌等常见恶性肿瘤的现代化综合诊疗。

编者名单

Gagan Sahni, M.B.B.S.
Icahn School of Medicine, Mount Sinai Medical Center,
New York, NY, USA

Jagat Narula, M.D., D.M., Ph.D., M.A.C.C., F.R.C.P.
Icahn School of Medicine, Mount Sinai Medical Center,
New York, NY, USA
e-mail: jagat.narula@mountsinai.org

Jose A. Banchs, M.D., F.A.C.C., F.A.S.E.
Department of Cardiology, University of Texas MD
Anderson Cancer Center, Houston, TX, USA
e-mail: jbanchs@mdanderson.org

Felipe Kazmirczak
Cardiovascular Division, Department of Medicine, University of Minnesota Medical Center, 420 Delaware Street
SE, MMC 508, Minneapolis, MN 55455, USA

Chetan Shenoy
Cardiovascular Division, Department of Medicine, University of Minnesota Medical Center, 420 Delaware Street
SE, MMC 508, Minneapolis, MN 55455, USA
e-mail: cshenoy@umn.edu

Prajwal Reddy
Department of Medicine, University of Minnesota Medical
Center, Minneapolis, MN, USA

Anne H. Blaes
Division of Hematology, Oncology and Transplantation,
Department of Medicine, University of Minnesota Medical
Center, 420 Delaware Street SE, MMC 508, Minneapolis,
MN 55455, USA

Sujethra Vasu, M.B.B.S.
Section on Cardiology, Wake Forest University School
of Medicine, Winston-Salem, NC 27157, USA
e-mail: svasu@wakehealth.edu

W. Gregory Hundley, M.D., F.A.C.C., F.A.H.A.
Section on Cardiology, Wake Forest University School
of Medicine, Winston-Salem, NC 27157, USA

Joaquim Cevallos
Cardio-Oncology Service, Royal Brompton Hospital, London, UK

Alexander Lyon
Cardio-Oncology Service, Royal Brompton Hospital, London, UK
Imperial College, London, UK
e-mail: a.lyon@rbht.nhs.uk

Rohit Moudgil, M.D., Ph.D.
Department of Cardiology, The University of Texas MD
Anderson Cancer Center, Houston, TX 77030, USA
e-mail: rmoudgil@mdanderson.org

Edward T.H. Yeh, M.D.
Professor of Medicine, Department of Cardiovascular
Medicine, University of Missouri, Hospital Drive, Columbia,
MO 65212, USA

Syed Wamique Yusuf
Department of Cardiology, University of Texas MD Anderson Cancer Center, Houston, TX, USA
e-mail: syusuf@mdanderson.org

Ezequiel Munoz
Department of Cardiology, University of Texas MD Anderson Cancer Center, 1515 Holcombe Blvd., Unit 1451, Houston, TX 77030, USA

Dana Elena Giza
Department of Cardiology, University of Texas MD Anderson Cancer Center, 1515 Holcombe Blvd., Unit 1451, Houston, TX 77030, USA

Ricardo Bellera
Department of Cardiology, The University of Texas Health Science Center, Houston, TX, USA

Cezar Iliescu, M.D.
Department of Cardiology, University of Texas MD Anderson Cancer Center, 1515 Holcombe Blvd., Unit 1451, Houston, TX 77030, USA
e-mail: ciliescu@mdanderson.org

Tam T.T. Huynh, M.D.
Department of Thoracic and Cardiovascular Surgery,
The University of Texas-MD Anderson Cancer Center,
1515 Holcombe Blvd., Unit 1489, Houston, TX 77030–4009, USA
Department of Interventional Radiology, The University of Texas-MD Anderson Cancer Center, 1515 Holcombe Blvd., Unit 1489, Houston, TX 77030–4009, USA
e-mail: tamhuynh@mdanderson.org

Hue T. Cao, M.P.A.S.
Department of Thoracic and Cardiovascular Surgery,
The University of Texas-MD Anderson Cancer Center,
1515 Holcombe Blvd., Unit 1489, Houston, TX 77030–4009, USA

Susana G. Palma, R.N.
Thoracic and Orthopedic Center, The University of Texas-MD Anderson Cancer Center, 1515 Holcombe Blvd., Unit 1489, Houston, TX 77030–4009, USA

Karen C. Broadbent, B.S.N., R.N, R.V.T.
Thoracic and Orthopedic Center, The University of Texas-MD Anderson Cancer Center, 1515 Holcombe Blvd., Unit 1489, Houston, TX 77030–4009, USA

George T. Pisimisis, M.D.
Department of Thoracic and Cardiovascular Surgery,
The University of Texas M.D. Anderson Cancer Center,
1515 Holcombe Blvd., Unit 1489, Houston, TX 77030–4009, USA
Department of Interventional Radiology, The University of Texas M.D. Anderson Cancer Center, Houston, TX, USA

Reza J. Mehran, M.D.
Department of Thoracic and Cardiovascular Surgery,
The University of Texas M.D. Anderson Cancer Center,
1515 Holcombe Blvd., Unit 1489, Houston, TX 77030–4009, USA

Rohit Ram, M.D.
University of Texas MD Anderson Cancer Center,
Baylor College of Medicine, Houston, TX, USA

Joshua Kuban, M.D.
University of Texas MD Anderson Cancer Center,
Baylor College of Medicine, Houston, TX, USA
e-mail: jdkuban@mdanderson.org

Bader S. Alshammari, M.D.
Houston Methodist DeBakey Heart and Vascular Center,
Houston, TX, USA
e-mail: badralshmry@gmail.com

Dipan J. Shah, M.D.
Houston Methodist DeBakey Heart and Vascular Center,
Houston, TX, USA

Ross M. Reul, M.D.
Department of Cardiovascular Surgery, Houston Methodist DeBakey Heart and Vascular Center, Houston, TX, US

Michael J. Reardon, M.D.
Department of Cardiovascular Surgery, Houston Methodist
DeBakey Heart and Vascular Center, Houston, TX, US
e-mail: mreardon@houstonmethodist.org

Kaveh Karimzad, M.D.
Department of Cardiology, University of Texas MD Anderson Cancer Center, Houston, TX 777030, USA
e-mail: kkarimzad@mdanderson.org

Steven C. Napierkowki
Department of Cardiology, University of Texas MD Anderson Cancer Center, Houston, TX 77030, USA

Saamir A. Hassan
Department of Cardiology, University of Texas MD Anderson Cancer Center, Houston, TX 77030, USA
e-mail: sahassanl@mdanderson.org

Javier A. Adachi
Department of Infectious Diseases, Infection Control and Employee Health, University of Texas MD Anderson Cancer Center, Houston, TX 77030, USA

Poojita Shivamurthy
Department of Cardiology, University of Texas MD Anderson, Houston, TX, USA

Amy M. Berkman
University of Vermont School of Medicine, University of Vermont, Burlington, VT, USA

Susan C. Gilchrist
Department of Clinical Cancer Prevention and Cardiology, The University of Texas M.D. Anderson Cancer Center, 1155 Pressler, Houston, TX 77006, USA
e-mail: sgilchrist@mdanderson.org

中文版前言

癌症与心血管疾病的关联体现在许多方面。考虑到两者广泛的流行病学特征及日益进展的现代化诊疗手段和效果，两者的关联更加紧密、更加广泛，研究两者的关联性也变得更加重要和实用。

目前我国对两者关联性的基础研究进展迅速，然而指导两者关联性的临床数据和指南尚缺乏。无疑，参考国际上较成熟的资料对推动我国这方面的研究和临床工作有着非常重要的意义。本书主译为一线临床心脏病学和放射肿瘤学医生及科研工作者。我们发现利用图谱这一方式可更有效地指导非科研中心的肿瘤心脏病学方面的临床工作。我们非常荣幸有此机会把这本由美国 MD 安德森癌症中心临床肿瘤心脏病学专家主编的临床病例指导用书介绍给国内广大读者。我们深信，这本医学书籍能够进一步促进我国这一领域临床工作的开展，我们也期待本书能够指导我国临床肿瘤心脏病学研究的深入开展。虽然我们尽最大的努力用中文体现原作者的临床语义，但语言与文化差异可能使某些方面翻译不到位，请读者们批评指正。谢谢！

序　言

心血管疾病和癌症是全球最常见的死亡原因,两者具有相同的危险因素,例如吸烟、年龄的增长。这种紧密的关系促成了针对同时患有癌症和心脏病患者的多学科管理的出现(称为心脏肿瘤学或肿瘤心脏病学)。

随着癌症存活者数量的增加,执业医师遇到同时患有癌症和心血管疾病的患者并不在少数。在一些患者中,尤其是年龄较大者,心血管疾病的形成早于癌症出现。而在其他疾病,特别是霍奇金淋巴瘤和乳腺癌,其存活者会因对癌症的治疗而患上心血管疾病(例如,放射治疗或化学治疗引起的心肌病所带来的晚期心血管方面的后遗症)。正如大多数癌症治疗的试验会排除心血管疾病患者参与一样,绝大多数心血管试验也会排除癌症患者的入组。因此,适用于这些患者的具有循证基础的治疗指南尚缺乏。

在这本病例图谱中,作者们汇编了在癌症患者中遇到的常见心血管疾病诊断和治疗相关的内容。以病例为根据的插图方式很好地描述了在管理这些患者时遇到的许多临床和治疗方面的挑战。该图谱涉及主题广泛,包括了与化学治疗相关的心功能不全及放射引起的心脏病和心脏肿瘤。

读者会发现该图谱对临床实践很有帮助。本书也可以作为护理癌症和心血管疾病并存患者的医疗保健相关专业人员的参考资料。

Kim A. Eagle,M.D.,M.A.C.C
美国,密歇根州,安娜堡
密歇根大学医疗健康卫生系统
弗兰克尔心血管中心主任
Albion Walter Hewlett 医学教授

Patrick T. O'Gara,M.D.,M.A.C.C
美国,马萨诸塞州,波士顿
布莱根妇女医院
沃特金斯家族心脏病学杰出主席
哈佛医学院医学教授

前 言

变异是生命的法则，因为没有两个面孔是等同的，所以没有两个身体是相同的。同样，在我们所知的异常情况下，诸如疾病状态时，也没有两个个体的反应和行为相同。

——Sir William Osler

癌症检测和治疗的进步使得癌症生存者的数量逐步增加，据悉目前在美国已经超过了 1500 万人口。随着生存条件的改善，癌症和心血管疾病共存并不少见。心血管疾病有时在癌症诊断之前，但在其他情况下，癌症治疗却可以引起或加重先前存在的心血管疾病。

化学治疗和放射治疗均能对心血管产生长期的副作用。化学治疗药物可引起从血管疾病到心肌病的广泛心脏毒性，而放射导致的毒性可引起血管、心包、心脏瓣膜、心电传导系统和心肌等方面的疾病。

对于恶性肿瘤患者，心血管疾病的诊断和管理在临床上是一场严峻的挑战。共有的贫血、共存疾病、疲劳和化学治疗副作用通常会模糊心血管疾病的典型症状。比如，对于需要抗血小板药物和(或)抗凝血剂的冠状动脉支架、心房颤动和人工瓣膜患者，血小板减少症和出血的风险值得特别注意。由于缺乏精心设计的大型临床试验，有关癌症患者心血管疾病治疗的数据有限。我们希望这本图谱能够为临床医生所面临的常见问题提供一个明确的且基于病例的处理策略。

本书的作者均在各自的领域具有强大的临床和研究背景。非常感谢他们用宝贵时间为我们提供了这么好的临床病例。

希望读者能够发现本书对他们的日常临床工作具有一定帮助。

Syed Wamique Yusuf

Jose Banchs

致　谢

感谢我的父母、兄弟姐妹、妻子和女儿们在生活中给予我无尽的支持。感谢朋友们提供无条件的帮助。感谢我的老师们：Alvi 先生的指导和鼓励；Roger L. Blandford 医生鼓励我成为一名临床心脏病专家；感谢 J. T. Willerson、V. Lavis、F. Fuentes、H. V. Andeson、K. Lance Gould、S. Sdringola 和已故的 S. Ward Casscells 医生对我临床培训的指导；感谢已故的 R. M. Mishra 医生给我提供临床研究的机会；感谢 Syed Zaki Hussain 医生对我的支持。同时，我还要感谢 Patrick T. O'Gara 和 Kim A. Eagle 医生对我的指导和言传身教；感谢秘书 Lauren Sutton 女士对我的工作支持；感谢 Rizwan Karatela 医生为我们提供封面图片；感谢我们的出版商 Springer 公司，特别是 Grant Weston 和 Andre Tournois 两位先生提供的帮助和指导。

最重要的是，这本书是献给患者的。没有他们，这些都将没有意义。

Syed Wamique Yusuf

我要感谢我的家人，感谢他们的陪伴和支持。

感谢我的导师 Julio Perez 医生，感谢他的耐心、教学和奉献精神。

感谢我所遇到的每一位患者，感谢他们能够分享这些特别的东西。

Jose Banchs

目 录

第 1 章

全球癌症和心血管疾病现状

Gagan Sahni，Jagat Narula

摘　要

癌症和心血管疾病(CVD)严重威胁人类健康,两者之间关系微妙,会彼此诱导加重,成为我们这个时代巨大的全球健康负担。

关键词

癌症；心血管疾病；全球负担

癌症和心血管疾病(CVD)严重威胁人类健康,两者之间关系微妙,会彼此诱导加重,成为我们这个时代巨大的全球健康负担。

2013 年,全球死亡人数超过 5400 万,其中 1700 万或近 32% 的死亡归因于 CVD,800 万或 15% 死于癌症[1]。癌症已经从 1990 年工业化世界的第三大死亡原因成为 2013 年位于心血管疾病后的第二大死亡原因, 其主要原因是全球人口的不断增长与老龄化,以及诸如吸烟、肥胖和不良饮食模式等危险因素。这也是心血管疾病的常见危险因素, 进而毫无意外地使 CVD 和癌症引起的疾病综合负担不仅成为一个巨大的全球性问题,而且让两者在预防、检测和治疗方法上也需要相互交叉。

此外,由于更有效的癌症治疗进展和筛查使得早期癌症诊断可能性增加, 自 21 世纪初以来癌症总死亡率开始下降[2]。在这些癌症存活者中,69% 的存活者预期寿命至少为 5 年。这意味着癌症存活者可以活得更久,从而使癌症治疗(包括化学治疗和放射治疗)的潜在心脏毒性慢慢呈现,同时由于年龄、生活方式和吸烟等常见危险因素导致的心血管疾病发病率明显增加。事实上,在癌症存活者中,超过 50% 的男性和超过 40% 的女性在 50 岁以后的剩余寿命期间会发生心血管疾病[3]。

除此之外,还有儿童癌症的存活者。随着当代癌症治疗,在美国及英国等国家,80% 接受癌症治疗的儿童和青少年会在进入成年后变为长期存活者。而在发展中国家,存活率却仅有 10%,这个数字着实令人沮丧。然而,由于儿童时期接触有心脏毒性的化学治疗(如蒽环类)和胸部放射治疗,这些患者在进入成年期时会早早地面对新的心血管疾病的挑战。根据"儿童癌症存活者研究(CCSS)"的队列研究,儿童癌症存活者的心脏病死亡率比年龄相近的人群高 7 倍以上,发生心力衰竭(HF)的风险高 15 倍[4]。

除了癌症患者生存期延长和人口老龄化因素之外, 人们对化学治疗引起的心脏毒性认识也在增加,这也增加了癌症患者与心血管疾病风险之间的联系。

此外,与一般人群相比,一些癌症患者可能具有更高的心血管并发症风险。例如,蛋白激酶是癌症基因组中最常见的突变基因,这使它们成为化学治疗药物的具有吸引力的治疗靶标。然而,几种激酶抑制剂(KI)的应用证明其与心脏和脉管系统毒性相关,包括急性冠状动脉综合征和心力衰竭的发生。因此,目前正在进行的基因组研究着重于这些蛋白激酶的突变如何导致癌变,同时也旨在研究驱动这些KI导致心脏毒性的潜在机制[5]。

实际上,联合化学治疗应用的增加、总体存活期延长、放射治疗联合应用和具有潜在心脏毒性的新兴药物的开发已经导致癌症治疗诱导心脏毒性成为日益增长的公共健康问题。这种心脏毒性会导致一系列影响,如心力衰竭、心绞痛、急性冠状动脉综合征、心律失常、高血压、低血压、瓣膜病和心包疾病。此外,癌症与高凝状态相关,其会导致发生急性血栓形成事件的风险增加,从而增加在心脏导管实验室内做侵入性评估和管理的需求。另外,还可能存在一些特殊问题,例如与肿瘤治疗相关的侵入性心脏介入治疗的时机选择、包括血小板减少症和出血倾向在内的诸多并发症的管理、副肿瘤综合征、血管通路建立困难、凝血功能障碍处理,以及缺乏先前数据来支持该患者人群的干预等。癌症患者中心血管疾病的处理挑战往往需要多学科合作,依据心脏病学专家、肿瘤学专家、放射肿瘤学专家和肿瘤外科医生的讨论,为每位患者量身定制风险–利益评估。

认识到并应对这一新兴的全球健康负担,心脏病学专家致力于肿瘤患者的癌症治疗引起的心脏毒性

和伴随的心血管疾病管理,形成一种子专业,称为"心脏肿瘤学"(Cardio-Oncology)或"肿瘤心脏病学"(Onco-Cardiology)。目前,全球许多癌症中心和三级医院正在建立专门的心脏肿瘤诊疗,心血管疾病专家在癌症患者心脏病治疗中起着专业的作用[6]。这种心血管医疗"超专业化"能够提供及时和有效的心脏病学服务,包括化学治疗前心脏病风险评估、风险最小化干预、化学治疗相关心脏毒性的心脏影响评估、新兴成像技术的应用(如超声心动图下的应变性速率测量以检测早期心脏毒性),以及心脏病的早期治疗。这是一个多学科平台,心血管疾病干预与癌症治疗相平衡,为患者提供更好的有关肿瘤和心血管疾病治疗的预后。

参考文献

1. GBD 2013 Mortality and Causes of Death Collaborators Global, regional, and national age-sex specific all-cause and cause-specific mortality for 240 causes of death, 1990–2013: a systematic analysis for the Global Burden of Disease Study 2013. Lancet. 2015;385(9963):117–71.
2. Cancer trends progress report. National Cancer Institute, NIH, DHHS, Bethesda, MD, January 2017. http://progressreport.cancer.gov.
3. Lloyd-Jones DM, Leip EP, Larson MG, et al. Prediction of lifetime risk for cardiovascular disease by risk factor burden at 50 years of age. Circulation. 2006;113:791–8.
4. Armstrong G, Ross J. Late Cardiotoxicity in Aging Adult Survivors of Childhood Cancer. Prog Pediatr Cardiol. 2014;36(1–2):19–26.
5. Lal H, Kolaja KL, Force T. Cancer genetics and the cardiotoxicity of the therapeutics. J Am Coll Cardiol. 2013;61:267–74.
6. Okwuosa TM, Barac A. Burgeoning Cardio-Oncology Programs challenges and opportunities for early career Cardiologists/Faculty Directors. J Am Coll Cardiol. 2015;66:1193–7.

心脏超声成像在肿瘤学中的作用——附病例说明

Jose A. Banchs

摘 要

心脏超声成像（超声心动图）是接受化学治疗的患者的一项不可缺少的评估方式。在本章中，我们将简要讨论其进展，并基于病例来规范说明其使用。

关键词

超声心动图；化学治疗；心脏毒性

几种化学治疗药物，尤其是阿霉素（多柔比星），已知能引起心肌病[1,2]。自从第一次报道抗肿瘤药物可能的心脏毒性作用以来，目前已经有充分的证据表明，在临床实践中及在化学治疗过程中，发现和描述这种病理表现已有了稳步的进展。

最早检测心脏毒性的方法是联合应用心电图和胸部 X 线片，且连用一系列的心音和颈动脉脉搏跟踪图像，来描述射血前期与左心室射血时间的比值[3]。随后不久，采用了非侵入性的脉搏脉冲波延迟的血压记录方法[4]；紧接着，在一项有关儿童人群的研究报告中采用了超声成像[5]。在 20 世纪 70 年代末和 80 年代初建立了心脏成像，许多研究也表明了可以采用不同检测方式[5-9]，这也更加确定了在使用有心脏毒性化学治疗药物期间，左心室射血分数（LVEF）仍作为初始和随访评估心室功能的传统方法。

在短时间内，通过核医学方法（MUGA）测量 LVEF 已成为临床惯例，并被认为是化学治疗期间左心室功能评估的金标准。通过放射性核素成像测定 LVEF 具有高度敏感性、特异性和可重复性，并且至少有一项早期研究表明，与应力联合应用能够预测早期心脏毒性[6]。作为单一测量指标的 LVEF 显然是该成像技术的真正优势所在。

在二维超声心动图上，特别是在过去 20 年中，其成像质量的改善显而易见。二次谐波成像[10]以及强化超声心动图[11]的使用已经明显提高了二维超声心动图测量 LVEF 的准确性。目前，更新的超声系统能够达到极好的时间和空间分辨率。

随着时间进展，3D 超声心动图已被认为是另一种比目前黄金标准方法更具优势的 LVEF 测量方法，即心脏 MRI[12]和常规 MUGA 扫描[13]。然而，测量 LVEF 作为心脏毒性的唯一指标存在许多局限性。LVEF 的准确测量不仅受图像质量或测量技术性难度（单次波动、操作者经验、体积绘制方式或规则）的限制，而且射血分数仅仅是心脏收缩时弹出的相对体积，并且还有可能是负荷依赖。在影响心脏的各种疾病中，如糖尿病、冠状动脉疾病、淀粉样蛋白浸润和高血压，LVEF 测量值可能直到疾病的晚期也变化不大。在化学治疗相关的心功能不全的情况下,越来越清楚地表明,LVEF 不是一种完美的工具。它仅体现疾病过程确实已经改变,而且可能已是永久性的改变[14,15]。

现在已有新方法能够可靠地、非侵入性地评估心脏功能,例如斑点追踪超声心动图(STE)。斑点追踪充分利用了新帧容量的图像采集能力,这种评估心肌功能的新方式极大地帮助理解和评估以上提到的一些疾病[16]。已发表的几篇报告表明,在接受心脏毒性药物的癌症人群中,这类特殊技术在癌症治疗相关的心功能不全(CTRCD)领域的应用非常令人兴奋,特别是纵向变形测量和整体纵向应变值(GLS)技术的使用。在 2009 年,首次报道通过对心肌应变和应变率评估来体现组织变形过程,能够在接受曲妥珠单抗治疗的乳腺癌女性患者中更早地识别到左心室功能障碍[17]。在此之后,2011 年的两项研究也得出了类似的结果[18,19]。

在一项多中心研究中,利用肌钙蛋白和纵向应变测量来预测接受蒽环类和曲妥珠单抗治疗患者心脏毒性(定义为 LVEF 降低≥5%至<55%伴有心力衰竭症状,或 LVEF 降低 ≥10%至55%但无心力衰竭)进展,结果发现纵向应变测量值降低或高敏肌钙蛋白升高的患者,与没有任何之一指标变化者相比,在 6 个月时心脏毒性风险增加 9 倍[19]。进一步说明的是,单独 LVEF 测量、心脏舒张功能参数和 N 末端 pro-B 型利钠肽均对预测心脏毒性没有帮助[19]。

一项包括 30 多项研究结果的综述报道显示,尽管预测心脏毒性的最佳 GLS 仍尚不清楚,但早期相对 10%~15%的变化似乎具有最好的特异性[20]。成人患者癌症治疗期间和其后心脏评估的一项共识声明建议,根据目前可获文献,GLS 相对百分比降低>15%为异常的可能性较大,而<8%的变化似乎没有临床意义[21]。该共识声明还建议,应该对异常 GLS 值进行重复研究来加以证实。建议在初始异常研究后 2~3 周进行。应该指出的是,这些建议绝大多数来自乳腺癌人群的研究报道。

这种等同心脏成像的益处是否能够扩展到其他恶性肿瘤的治疗过程仍有待观察。然而,在临床实践中,由于这些患者早期随访中相对 GLS%的变化值似乎很低,特别是在有多个供应商提供的系统实验室中,对供应商之间可重复性和一致性的关注仍然是一个问题[22]。

图解病例介绍和讨论:GLS 在乳腺癌中的应用

63 岁女性患者,因 HER-2 阳性乳腺癌在诊所就诊。

患者在诊断乳腺癌前有 10 年高血压病史,服用低剂量赖诺普利(每日 5mg)治疗。最近几次就诊时血压读数相似,本次检查时为 145/90mmHg。基线超声心动图显示使用双平面盘法(MOD)测量 LVEF 为 54%;GLS 为-19.6%(图 2.1)。建议增加 ACE-I 剂量,2 周后随访血压明显改善至 135/81mmHg。该患者开始接受化学治疗方案,其中包括 4 个周期的表柔比星和随后 12 个月曲妥珠单抗的使用。曲妥珠单抗治疗 3 个月时随访回声显示,2D 和 3D LVEF 均为 55%,但同一位超声检查者使用相同成像系统测试得到的 GLS 为 -14.6%(与之前相比下降 26%)(图 2.2)。

在随访中,与患者和肿瘤科医生详细讨论了 GLS 数据及其潜在意义。对选择启用 β 受体阻滞剂或进一步增加赖诺普利剂量进行了讨论。但是,患者拒绝了所提出的任何治疗上的改变。

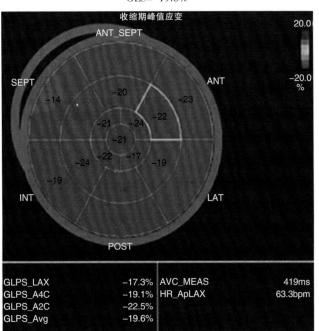

图 2.1 一例 HER-2 阳性乳腺癌女性患者基线 GLS 极坐标靶心图,正常值为-19.6%。

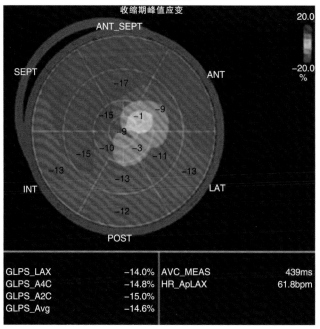

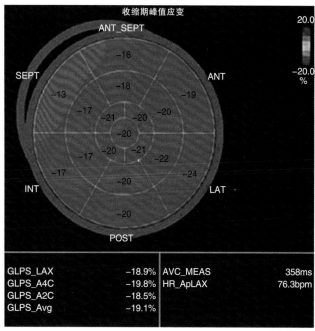

图 2.2　与图 2.1 为同一例患者,3 个月后随访时, 同一超声检查者使用相同成像系统测量 GLS 为−14.6%;显示相对下降明显(根据多项研究结果,考虑>15%为明显)。

图 2.3　1 个月后 GLS 改善为−19.1%。

患者继续使用曲妥珠单抗,并在 6 个月后进行随访,同一超声检查者使用相同的成像系统做 GLS 超声心动图检查。临床上,患者无症状,心脏生物标志物无异常,但 2D LVEF 为 41%伴有双平面 LVESV 测值轻度增加。在这种情况下,医生决定使用 3~4 周曲妥珠单抗,并加服低剂量卡维地洛。

1 个月后随访超声心动图显示指标有改善(双面 MOD 测量 EF 为 55%,GLS 为−19.1%)。患者同时完成了治疗并且没有再发生其他事件(图 2.3)。

图解病例介绍和讨论:GLS 在增强临床信心方面的作用

一例 24 岁的急性白血病女性患者, 在外院接受含有蒽环类药物组成的化学治疗,基线超声心动图定量评估 EF 为 55%。大约 30 天后重复测量,但报告仅为定性测量。

本次 LVEF 测量为 40%~45%,患者接受临床建议避免所有进一步的癌症治疗并且接受晚期心力衰竭咨询会诊。患者的肿瘤科医生要求在 MD 安德森癌症

中心进行全面综合评估,并考虑继续化学治疗。

在制订明确的肿瘤治疗计划的同时,我们在心脏病诊所对患者进行了评估;该年轻女性患者临床上基本上无症状,生物标志物(BNP、TnI)正常,超声心动图显示 LVEF(双平面 MOD 测量法)为 46%(图 2.4)。

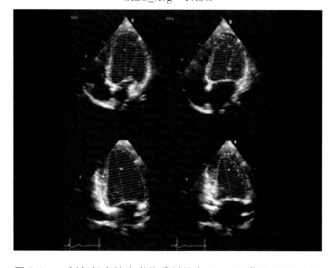

图 2.4　一例年轻女性患者接受剂量为 36mg/m² 依达比星(去甲氧柔红霉素)治疗,30 天后超声心动图显示 LVEF(双平面 MOD 测量法)为 46%。

使用 2D 斑点追踪,GLS 测量值为 -17.8%(图 2.5),该值被认为非常接近正常。

给予患者低剂量卡维地洛,随访 4 周后的 LVEF 提高到 53%,GLS 为 -18.4%(图 2.6)。患者顺利完成了抗癌治疗,临床表现良好,随访 1 年、2 年显示心脏成像检查均为正常。

简要讨论:GLS 检测要点和注意事项

第一个病例强调了所有接受具有潜在心脏毒性药物的化学治疗方案的患者进行最佳血压控制的重要性。

第二个病例提出 GLS 测量应作为一个额外工具,去回答是否继续应用有潜在心脏毒性化学治疗的临床问题。依据我们的经验,当可信测量值为正常或在 1% 以内时,它可以与临床表现和其他可用指标(如生物标记物)联合考虑应用。

我们强调,该患者群体的化学治疗期间应采用最佳的 LVEF 测量方法。正如已经在文献中广泛报道的那样,按最佳重复性以及观察者之间和观察者内部的

增加服用卡维地洛

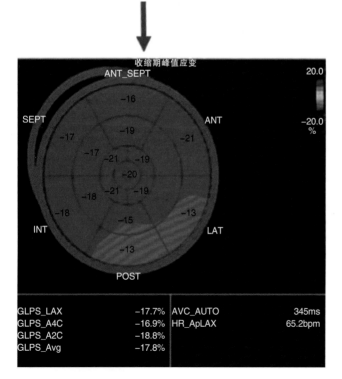

图 2.5　同时采用 GLS 极坐标靶心图测量值为 -17.8%,几乎接近正常值。

LVEF=53%
GLPS_Avg=-18.4%

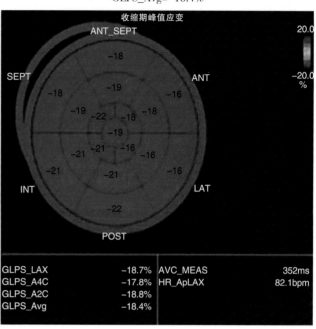

图 2.6　1 个月后采用 GLS 极坐标靶心图测量值为 -18.4%,正常值。

时间变异性而言,其顺序为:3D(未增强的)>增强 2D(双平面 MOD)>未增强 2D(双平面 MOD)[23]。

在使用 GLS 系统时,我们也提出了几个重要建议:

1.最佳的图像质量是必不可少的,非常需要能够可视化所有的 16 个区域(标准 ASE 模型有 16 区域)。大多数系统中,GLS 能够使用 17 个区域以上的模型。在应用两个区域的"对比度规则"的同时,如两个以上的片段没有很好地可视化时,我们也需考虑对图像质量的判断(我们的经验法则)。

当患者心电图上已经有束支传导阻滞且极坐标靶心图显示有间隔缺损时,请个人判断。随着时间的推移,患者为自身"比较"时,我们的经验是,这种缺损,特别是当整体运动和细分段看起来在视觉上相当均匀时,使用这种处理方式就不那么令人担忧了。

2.采集帧速率很重要。不要忘记,帧速率是指每秒内单个图像的数量,而我们关注的是收缩期的纵向变形,因此只需注意心动周期的最初 1/3。我们的传感也是一次性的,这迫使我们高度关注图像质量。考虑到左心室心尖聚焦图像,我们仅需看其必要的扇区宽度。

3.根据我们的经验,超声医生使用这种模式,通常在 12~16 个月后掌握学习曲线。

4.根据我们的经验,GLS 对心动过速或心律失常的测量没有帮助。

参考文献

1. Kobayashi T, Nakayama R, Takatani O, Kimura K. Positive chronotropic and inotropic actions of new antitumor agent adriamycin and its cardiotoxicity–its special references to myocardial contractile force and the change of the transmembrane action potential. Jpn Circ J. 1972;36:259–65.

2. Lefrak EA, Pitha J, Rosenheim S, Gottlieb JA. A clinicopathologic analysis of adriamycin cardiotoxicity. Cancer. 1973;32:302–14.

3. Rinehart JJ, Lewis RP, Balcerzak SP. Adriamycin cardiotoxicity in man. Ann Intern Med. 1974;81:475–8.

4. Greco FA, Brereton HD, Rodbard D. Noninvasive monitoring of adriamycin cardiotoxicity by "Sphygmo-Recording" of the pulse wave delay (QKd interval). Cancer Treat Rep. 1976;60:1239–45.

5. Ramos A, Meyer RA, Korfhagen J, Wong KY, Kaplan S. Echocardiographic evaluation of adriamycin cardiotoxicity in children. Cancer Treat Rep. 1976;60:1281–4.

6. Alcan KE, Robeson W, Graham MC, Palestro C, Oliver FH, Benua RS. Early detection of anthracycline-induced cardiotoxicity by stress radionuclide cineangiography in conjunction with Fourier amplitude and phase analysis. Clin Nucl Med. 1985;10:160–6.

7. Lenzhofer R, Dudczak R, Gumhold G, Graninger W, Moser K, Spitzy KH. Noninvasive methods for the early detection of doxorubicin-induced cardiomyopathy. J Cancer Res Clin Oncol. 1983;106:136–42.

8. McKillop JH, Bristow MR, Goris ML, Billingham ME, Bockemuehl K. Sensitivity and specificity of radionuclide ejection fractions in doxorubicin cardiotoxicity. Am Heart J. 1983;106:1048–56.

9. Pauwels EK, Horning SJ, Goris ML. Sequential equilibrium gated radionuclide angiocardiography for the detection of doxorubicin cardiotoxicity. Radiother Oncol. 1983;1:83–7.

10. Senior R, Soman P, Khattar RS, Lahiri A. Improved endocardial visualization with second harmonic imaging compared with fundamental two-dimensional echocardiographic imaging. Am Heart J. 1999;138:163–8.

11. Hundley WG, Kizilbash AM, Afridi I, Franco F, Peshock RM, Grayburn PA. Administration of an intravenous perfluorocarbon contrast agent improves echocardiographic determination of left ventricular volumes and ejection fraction: comparison with cine magnetic resonance imaging. J Am Coll Cardiol. 1998;32:1426–32.

12. Chuang ML, Hibberd MG, Salton CJ, Beaudin RA, Riley MF, Parker RA, et al. Importance of imaging method over imaging modality in noninvasive determination of left ventricular volumes and ejection fraction: assessment by two- and three-dimensional echocardiography and magnetic resonance imaging. J Am Coll Cardiol. 2000;35:477–84.

13. Walker J, Bhullar N, Fallah-Rad N, Lytwyn M, Golian M, Fang T, et al. Role of three-dimensional echocardiography in breast cancer: comparison with two-dimensional echocardiography, multiple-gated acquisition scans, and cardiac magnetic resonance imaging. J Clin Oncol. 2010;28:3429–36.

14. Telli ML, Hunt SA, Carlson RW, Guardino AE. Trastuzumab-related cardiotoxicity: calling into question the concept of reversibility. J Clin Oncol. 2007;25:3525–33.

15. Cardinale D, Colombo A, Lamantia G, Colombo N, Civelli M, De Giacomi G, et al. Anthracycline-induced cardiomyopathy: clinical relevance and response to pharmacologic therapy. J Am Coll Cardiol. 2010;55:213–20.

16. Ernande L, Bergerot C, Rietzschel ER, De Buyzere ML, Thibault H, Pignonblanc PG, et al. Diastolic dysfunction in patients with type 2 diabetes mellitus: is it really the first marker of diabetic cardiomyopathy? J Am Soc Echocardiogr. 2011;24:1268–75.e1.

17. Hare JL, Brown JK, Leano R, Jenkins C, Woodward N, Marwick TH. Use of myocardial deformation imaging to detect preclinical myocardial dysfunction before conventional measures in patients undergoing breast cancer treatment with trastuzumab. Am Heart J. 2009;158:294–301.

18. Fallah-Rad N, Walker JR, Wassef A, Lytwyn M, Bohonis S, Fang T, et al. The utility of cardiac biomarkers, tissue velocity and strain imaging, and cardiac magnetic resonance imaging in predicting early left ventricular dysfunction in patients with human epidermal growth factor receptor II-positive breast cancer treated with adjuvant trastuzumab therapy. J Am Coll Cardiol. 2011;57:2263–70.

19. Sawaya H, Sebag IA, Plana JC, Januzzi JL, Ky B, Cohen V, et al. Early detection and prediction of cardiotoxicity in chemotherapy-treated patients. Am J Cardiol. 2011;107:1375–80.

20. Thavendiranathan P, Poulin F, Lim KD, Plana JC, Woo A, Marwick TH. Use of myocardial strain imaging by echocardiography for the early detection of cardiotoxicity in patients during and after cancer chemotherapy: a systematic review. J Am Coll Cardiol. 2014;63:2751–68.

21. Plana JC, Galderisi M, Barac A, Ewer MS, Ky B, Scherrer-Crosbie M, et al. Expert consensus for multimodality imaging evaluation of adult patients during and after cancer therapy: a report from the American Society of Echocardiography and the European Association of Cardiovascular Imaging. J Am Soc Echocardiogr. 2014;27:911–39.

22. Marwick TH. Consistency of myocardial deformation imaging between vendors. Eur J Echocardiogr. 2010;11(5):414–6. https://doi.org/10.1093/ejechocard/jeq006. Epub 17 Feb 2010.

23. Thavendiranathan P, Grant AD, Negishi T, Plana JC, Popović ZB, Marwick TH. Reproducibility of echocardiographic techniques for sequential assessment of left ventricular ejection fraction and volumes: application to patients undergoing cancer chemotherapy. J Am Coll Cardiol. 2013;61(1):77–84. https://doi.org/10.1016/j.jacc.2012.09.035. Epub 28 Nov 2012.

第3章

癌症治疗相关心脏毒性：心血管磁共振成像的作用

Felipe Kazmirczak，Prajwal Reddy，Anne H. Blaes，Chetan Shenoy

摘 要

心肌病是癌症治疗中最常见的心脏毒性表现之一。临床上，确定心肌病的存在对癌症患者的管理具有重要意义。基于心肌病是否存在、病因（即是否为癌症治疗导致或与之无关），以及严重程度来决定继续、暂停或结束有可能挽救生命的癌症治疗。因此，使用可靠和准确的影像学成像检测来提供这些数据至关重要。心血管磁共振（CMR）能够非常理想地适用于这种情况，它能够在一次设定状态下完全评估心室功能、形态学、瓣膜功能、血液灌注和组织特征。

关键词

心脏磁共振；癌症治疗相关的心脏毒性；心肌病

心室容积和功能评估确定心肌病存在与否及严重程度

病例 1

50 岁女性患者，乳腺癌 T1bN0 期、浸润性导管癌、雌激素受体阴性、HER-2 扩增状态阳性，双侧乳房切除重建后，应用 AC（环磷酰胺和阿霉素）方案后，采用紫杉醇和曲妥珠单抗治疗 1 年。2 年后无明显诱因感心悸。心脏监测显示非持续性室性心动过速和高度室性期前收缩（PVC）多次发作。为了排除心脏结构性疾病行超声心动图。超声心动图显示声学窗口差，心内膜边界清晰度差。视觉估计下的左心室射血分数（LVEF）为 55%（图 3.1）。由于心内膜边界鉴定不佳，无法通过 Simpson 方法进行可靠的定量评估，也没有行超声造影。鉴于超声心动图和频繁 PVC 的图像质量较差，可行心血管磁共振（CMR）成像评估心室功能和纤维化，明确室性心律失常的发病原因。CMR 显示 LVEF 为 66%，右心室射血分数（RVEF）为 57%，没有心肌纤维化形成的证据（图 3.2）。

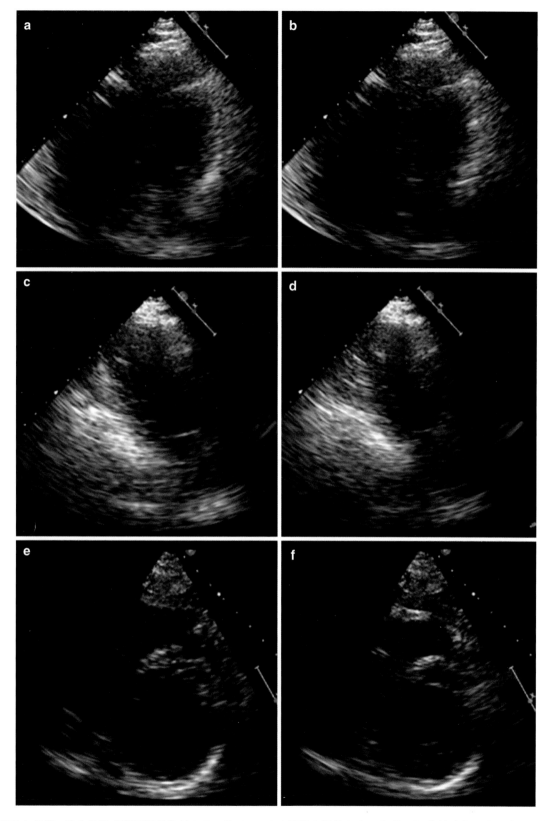

图 3.1 超声心动图。较差的超声窗下视觉估计 LVEF 为 55%。(a)舒张末期的心尖四腔观。(b)收缩末期心尖四腔观。乳腺植入体显示超声窗较差。(c)舒张末期的心尖两腔观。(d)收缩末期的心尖两腔观。(e)舒张末期的胸骨旁短轴像。(f)收缩末期的胸骨旁短轴像显示心内膜边界清晰度差。

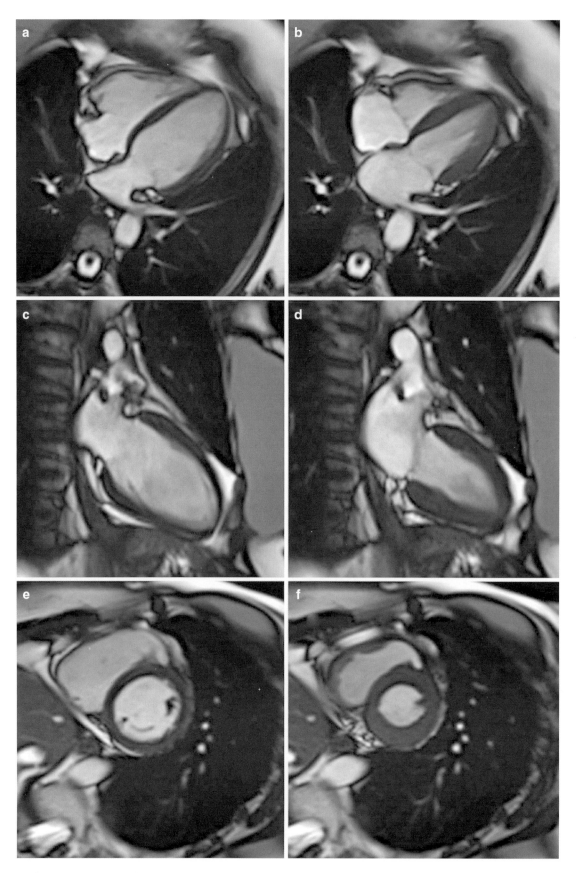

图 3.2   CMR。与图 3.1 为同一患者，显示 LVEF 为 66%，RVEF 为 57%，没有心肌纤维化。(a)舒张末期的四腔观图像。(b)收缩末期四腔观图像显示正常心室功能，LVEF 为 66%，RVEF 为 57%。(c)舒张末期的两腔观图像。(d)收缩末期的两腔观图像表明正常左心室功能，无室壁运动证据。(e)舒张末期的基底部短轴图像。(f)收缩末期的基底部短轴图像表明正常心室功能。

讨论

对于疑似癌症治疗相关的心肌病患者，CMR 在诊断方面有高度可靠性和准确性。CMR 被广泛认为可作为评估左心室体积、LVEF[1]和左心室重量[2]的金标准。通过在完整心室覆盖的连续短轴电影成像的三维堆叠进行简单非强化采集，对每个切片的平面测量来量化左心室和右心室体积和重量，并求和整个心室。已经证明的是，CMR 在鉴别癌症治疗相关心肌病方面比二维超声心动图[3]表现更好。此外，通过 CMR 衍生计算的左心室重量已被证实与蒽环类药物治疗患者的主要不良心血管事件相关[4]。

病例 2

67 岁女性患者，急性髓细胞性白血病（AML），既往接受过蒽环类为基础的化学治疗方案，过去 9 年疾病控制良好，伴有高血压和病态肥胖[体重指数（BMI）为 48]，由于呼吸急促转诊至心脏科。超声心动图用于评估心功能，尽管使用了超声造影，但超声窗较差，图像质量不佳。LVEF 为 40%~45%（图 3.3）。考虑到超声心动图诊断的准确性较低，提出用应力 CMR 评估心室功能，并评估是否存在冠状动脉疾病。应力 CMR 显示，LVEF 为 67%，RVEF 为 56%，无诱导缺血的正常灌注，也无心肌梗死或纤维化（图 3.4）。

讨论

即使在没有超声窗限制的肥胖患者中，CMR 也能提供最佳的图像质量。CMR 扫描仪可接受体重高达 550 磅（1 磅≈0.45kg）和体周长为 74 英寸（直径 60cm）的患者。更新的宽直径扫描 CMR 可接受体周高达 86 英寸（直径 70cm）的患者。该病例中，单次 CMR 检查能够提供各种各样的信息，包括心室和心房大小和功能、有无心肌缺血、有无心肌梗死或纤维化、瓣膜疾病的评估及心包的评估等。

病例 3

61 岁男性患者，淋巴瘤，既往接受过蒽环类为基

础的化学治疗方案，多门控收集扫描（MUGA）监测显示 LVEF 为 47%（图 3.5a，b）；4 天后行 CMR 评估心肌病时显示 LVEF 为 55%（图 3.5c，d）。61 岁女性患者，乳腺癌，既往接受过蒽环类为基础的化学治疗方案，MUGA 监测显示 LVEF 为 69%（图 3.5e，f）；7 天后行 CMR 评估心肌病时显示 LVEF 为 44%（图 3.5g，h）。图片转载于 Huang 等人[5]。

讨论

CMR 在鉴别癌症治疗相关心肌病方面的表现也优于 MUGA[5]。由于 CMR 具有较高的准确性和重现性，且优于二维超声心动图和 MUGA，因此 CMR 是对长期患者（如处于心脏毒性监测下的癌症患者）进行纵向研究的首选成像技术[6]。

病例 4

61 岁男性患者，ⅢB 期弥漫性大 B 细胞淋巴瘤，2005 年接受 4 个周期的蒽环类为基础的化学治疗方案后达到及时缓解。2014 年复发后接受了两个周期的蒽环类为基础的化学治疗方案。常规治疗后，MUGA 显示 LVEF 为 46%，推荐行 CMR 确认和进一步评估其心肌病。CMR 显示 LVEF 为 50%，RVEF 为 45%，无心肌纤维化证据（图 3.6）。

讨论

目前，右心室功能不参与心脏毒性定义。最近的研究已经描述了心脏毒性累及右心室，最常见的是右心室功能障碍[7-13]。然而，这些研究大多使用了超声心动图作为成像方式评估右心室[9-13]。超声心动图评估右心室比评估左心室更困难且更不可靠的原因有二：第一，右心室具有高度可变的形状、相对较薄的游离壁和较重的肌小梁柱；第二，右心室位于超声心动图胸骨旁窗口的附近区域，有可能被肋骨、胸骨或肺部掩盖心尖视图[14]。CMR 没有这些限制，是评价右心室大小和功能的首选方法。目前，许多利用 CMR 评估右心室功能的预后价值研究正在进行中。

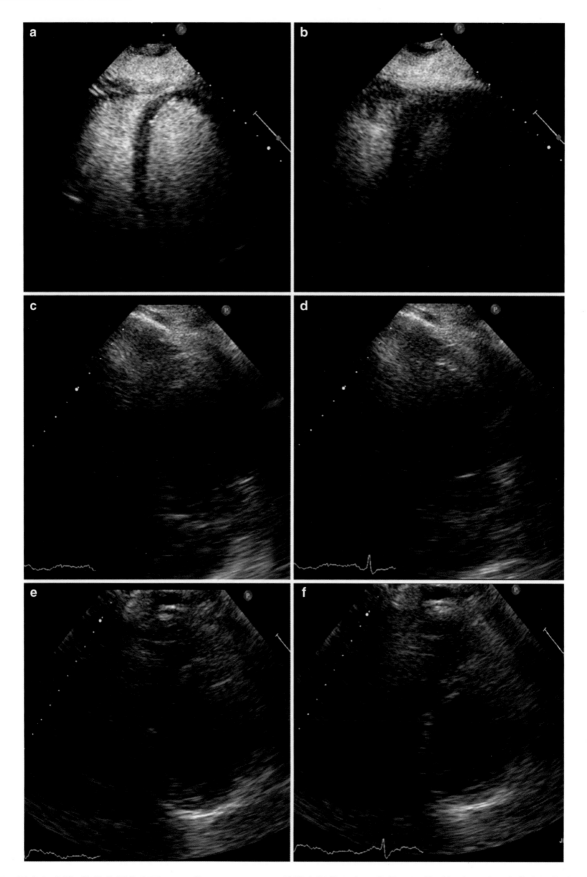

图 3.3   超声心动图。较差的超声窗下 LVEF 为 40%~45%。(a)舒张末期的心尖四腔观。(b)能更好地显示心内膜边界的增强成像，收缩末期的心尖四腔观图像显示较差的超声窗，无法评估侧壁段。(c)收缩末期的心尖二腔观，成像质量差。(d)舒张末期的心尖二腔观，成像质量差。(e)舒张末期胸骨旁短轴视图像。(f)收缩末期胸骨旁短轴视图像显示心内膜边界清晰度差。

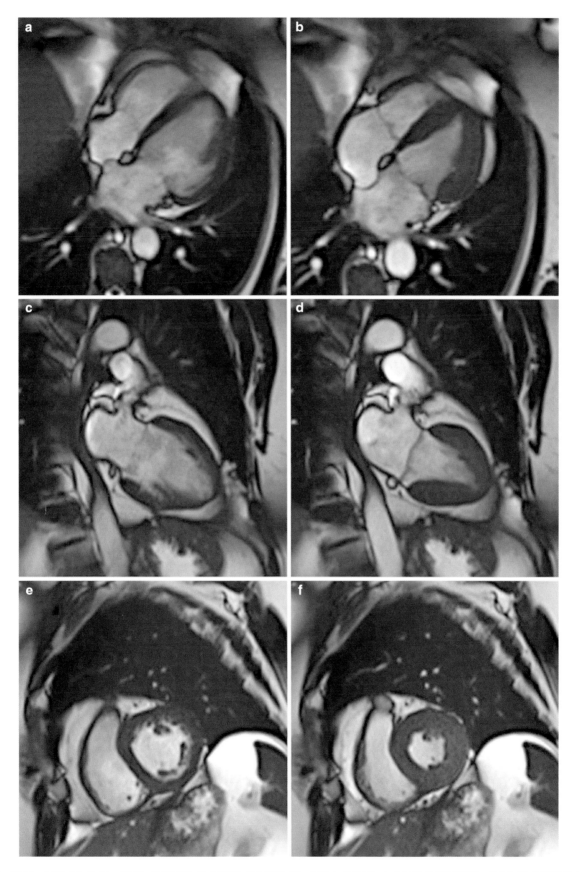

图 3.4　CMR。与图 3.3 为同一患者,显示正常左心室和右心室功能,无缺血或瘢痕。(a)舒张末期四腔观。(b)收缩末期四腔观图像显示边界清晰的心内膜和正常双室功能,LVEF 为 67%,RVEF 为 56%。(c)舒张末期二腔观。(d)收缩末期二腔观图像显示正常左心室功能,无室壁运动证据。(e)舒张末期基底部短轴影像。(f)收缩末期基底部短轴影像显示正常的双室功能。

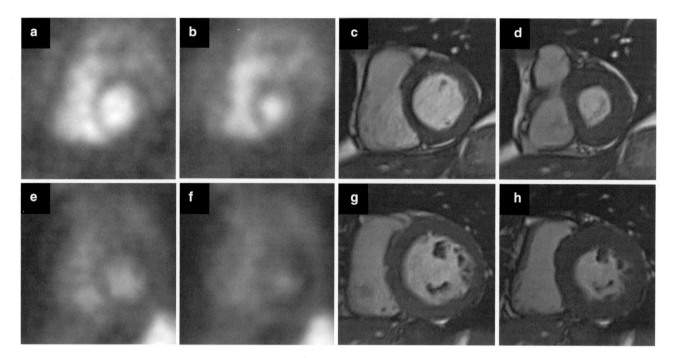

图 3.5　MUGA 扫描和 CMR 图像比较。(a)第一例患者舒张末期 MUGA 图像。(b)第一例患者收缩末期 MUGA 图像。(c)第一例患者舒张末期 CMR 短轴电影成像。(d)第一例患者收缩末期 CMR 短轴电影成像。(e)第二例患者舒张末期 MUGA 图像。(f)第二例患者收缩末期 MUGA 图像。(g)第二例患者舒张末期 CMR 短轴电影成像。(h)第二例患者收缩末期 CMR 短轴电影成像。(Reproduced with permission from Huang et al.[5])

对疑似癌症治疗相关心肌病患者的病因鉴定

病例 5

66 岁男性患者，ⅡB 期弥漫性大 B 细胞淋巴瘤，既往接受 8 个周期的蒽环类为基础的化学治疗方案。5 年后 MUGA 成像监测显示严重心肌病。CMR 显示严重左心室功能障碍，LVEF 为 15%，心肌延迟强化成像（LGE）未显示蒽环类药物相关的心脏毒性（图 3.7）。患者 1 年以后进行了心脏移植，并且病理证实蒽环类相关心肌病的诊断。

讨论

CMR 特别适合鉴别缺血性和非缺血性心肌病，并有助于确定非缺血性心肌病的类型[15]（图 3.8）。了解心肌病的类型和病因有助于指导疾病管理并提供有价值的预后见解。除了区分缺血性和非缺血性心肌病外，在许多情况下，CMR 还可以帮助确定非缺血性心肌病的特定病因和准确诊断，进而对疾病进行指导治疗。

病例 6

71 岁男性患者，有高血压病史，被诊断为急性髓细胞性白血病，接受诱导化学治疗（伊达比星和阿糖胞苷）。病情因体液容量超负荷和心力衰竭而变得复杂。CMR 显示 LVEF 为 56%，RVEF 为 67%，中度向心性左心室肥大，最大壁厚 1.7cm。LGE 表明不存在心肌梗死或纤维化（图 3.9）。总体而言，CMR 结果与高血压性心肌病表现一致，这与长期高血压控制不良的病史相符。6 个月后，患者接受了骨髓移植手术。不幸的是，他在移植后不足 100 天时早期复发，其身体功能状态大幅下降，被转入临终关怀护理并在骨髓移植 3 个月后去世。

讨论

除了区分缺血性和非缺血性心肌病外，CMR 还可以在许多情况下帮助确定非缺血性心肌病的具体病因。这也是患者治疗和预后的关键。例如，服用 β 受体阻滞剂对某些类型的非缺血性心肌病（如特发性扩张型心肌病）有益，对其他类型（如心脏淀粉样变性）则

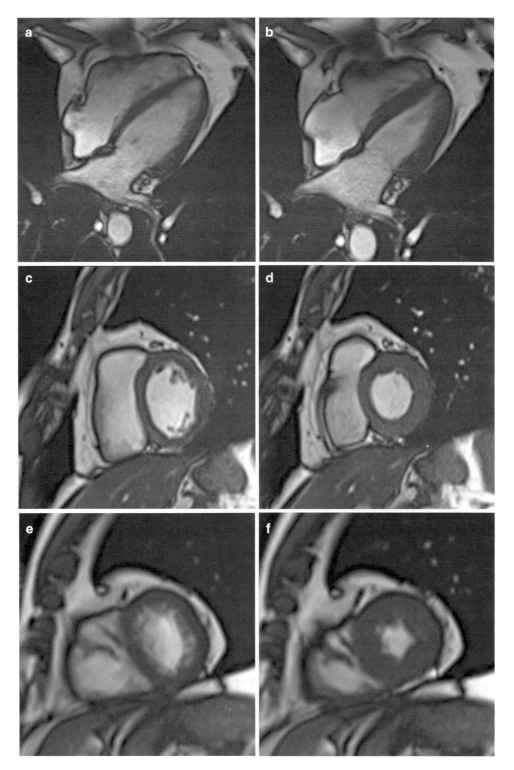

图 3.6 CMR 显示 LVEF 为 50%,RVEF 为 45%,无心肌瘢痕。(a)舒张末期四腔观图像。(b)收缩末期四腔观图像显示与左心室功能相比,右心室功能降低。(c)舒张末期基底部短轴四腔观图像。(d)收缩末期基底部短轴图像显示与左心室相比,右心室功能降低。(e)舒张末期中短轴四腔观图像。(f)收缩末期中短轴图像显示与左心室相比,右心室功能降低。

无效。根据非缺血性心肌病根本原因的不同,其预后也有很大差异。例如,特发性扩张型心肌病患者的生存期比浸润性心肌病患者要好[16]。高血压性心脏病通常表现为左心室肥大,有时伴有由局灶区域的间质纤维化加重而导致的典型心肌中部 LGE 的轻度斑片状区域病变。应激性心肌病通常没有 LGE。心脏淀粉样变性范围广泛,从全心内膜下到全透壁性 LGE。

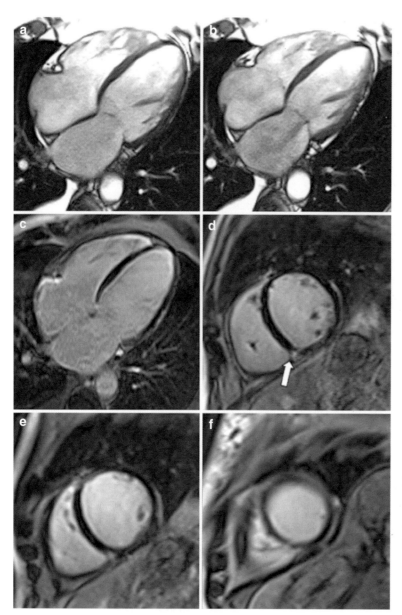

图 3.7   CMR 显示双室功能障碍，无 LGE，提示与蒽环类相关的心肌病。(a) 舒张末期四腔观图像。(b)收缩末期四腔观图像，显示左心室功能差，以及二尖瓣中心反流。(c)四腔观 LGE 图像，显示无瘢痕证据。(d)基底部短轴 LGE 图像，显示右心室插入位点(箭头所示)LGE，心肌病共有的非特异性表现。(e)中短轴 LGE 图像，显示无瘢痕证据。(f)心尖短轴 LGE 图像，显示无瘢痕证据。

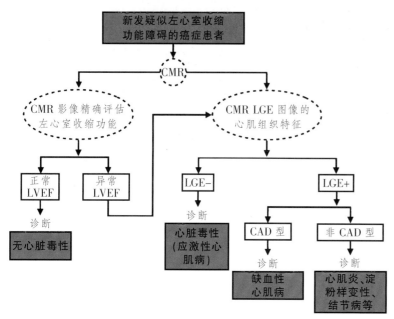

图 3.8   对新确诊的左心室收缩功能障碍癌症患者，使用 CMR 确定心肌病病因公式流程图。

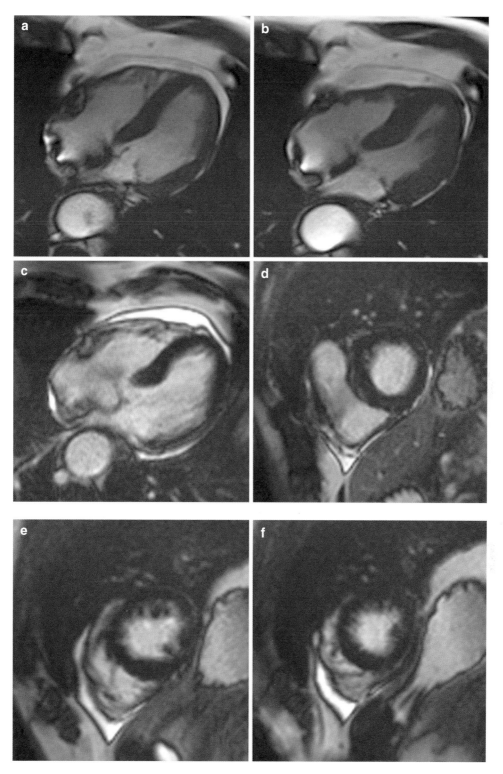

图 3.9　用于高血压心肌病患者的 CMR。(a)舒张末期四腔观图像。(b)收缩末期四腔观图像,显示正常心室功能和左心室肥大。(c)四腔观 LGE 图像显示无瘢痕。(d)基底部短轴 LGE 图像显示无瘢痕。(e)中短轴 LGE 图像显示无瘢痕。(f)心尖短轴 LGE 图像显示无瘢痕。

病例 7

49 岁女性患者，乳腺癌，乳房切除术后，蒽环类和紫杉醇化学治疗史。同时，患有活检证实的肺结节病和严重的前毛细血管肺动脉高压。4 个月后，她出现呼吸急促，行 CMR，显示 LVEF 为 47%，RVEF 为 35%，没有 LGE（图 3.10）。基于以上资料，心肌病的病因确定为前期化学治疗导致的心脏毒性，而不是原发心脏结节病。

讨论

通常不存在 LGE 的非缺血性心肌病病因，包括特发性扩张、家族性、应激性、围生期或毒性（乙醇或癌症治疗相关）心肌病[15]。因此，在疑似癌症治疗相关心脏毒性的患者中，没有 LGE 表现的心肌病提示癌症治疗作为心肌病的可能病因。

病例 8

55 岁女性患者，Ⅰ 期乳腺癌，左侧行改良根治性乳房切除术和蒽环类药物为基础的治疗方案，然后完成 5 年的他莫昔芬治疗，目前无复发迹象。超声心动图监测显示 LVEF 为 45%，伴有局部室壁运动异常。采用 CMR 检查评估心肌病，显示 LVEF 为 25%，RVEF 为 58%。它还显示累及多个心外膜和透壁节段的非缺血模式的 LGE，这与心脏结节病相一致（图 3.11）。

讨论

LGE CMR 能直接评估心肌演变过程及缺血性和各种非缺血性心肌病的病理生理学变化[15]。心肌病常表现为明显不同位置和模式的 LGE，在大多数情况下，基于可视化 LGE 下的模式有助于识别特定的病因。

应用具有潜在心脏毒性治疗的癌症患者还可能伴有其他心脏疾病，这些疾病可以通过 LGE 位置和模式来识别。心肌结节病的诊断是根据后期钆增强现象的存在确定的。典型的表现是多个受累病灶的非缺血性模式，体现为病变跳跃和心肌内的各种病变之间的非对称性受累深度。在 80% 以上的病例和患有心外结节病的患者中，室间隔的右心室侧受累高度提示心脏结节病。

病例 9

61 岁男性患者，转移性食管癌，目前接受奥沙利铂、5-氟尿嘧啶和亚叶酸的姑息性化学治疗。心电图上呈现二联征，CMR 显示 LVEF 为 50%，RVEF 为 50%；基底下和下侧节段的心内膜下 LGE 表现与右冠状动脉和左旋支冠状动脉区域的心肌梗死病史一致（图 3.12）。

讨论

因为癌症和 CAD 均与年龄有关，故在癌症患者中 CAD 并不少见。CAD 引发的 LGE 的缺血模式总是累及心内膜下（即心内膜下或透壁），并且位于与心外膜冠状动脉灌注区域一致的区域内。与非缺血性心肌病相比，缺血性心肌病的存活率较低[16]。

病例 10

80 岁女性患者，冠状动脉疾病病史，10 年前行经皮右冠状动脉介入治疗，伴有中度主动脉瓣狭窄，曾行左侧乳房切除术和曲妥珠单抗治疗乳腺癌。原计划曲妥珠单抗治疗时间为 12 个月，由于异常 MUGA 显示 LVEF 为 43%，该治疗在第 10 个月停止。行 CMR 评估心肌病病因，显示 LVEF 为 53%，以及右冠状动脉区域的心内膜模式下的基底下部 LGE 表现，与右冠状动脉（RCA）区域心肌梗死表现一致（图 3.13）。虽然 CMR 显示心肌梗死，但 LVEF 并不像 MUGA 所显示那样低，于是，患者恢复了曲妥珠单抗治疗，顺利完成了 12 个月的治疗。

讨论

已有的 CAD 是蒽环类和曲妥珠单抗相关心脏毒性的风险因素。对高风险患者，通过治疗前 CMR 的评估，能够鉴别心肌梗死或其他原因引起的心肌瘢痕，该类瘢痕可预测后期心脏毒性的较高风险。

病例 11

70 岁女性患者，40 年前其因霍奇金淋巴瘤而接受蒽环类为基础的化学治疗和"斗篷"野放射治疗。超声心动图显示异常 LVEF 后行 CMR。CMR 显示 LVEF 为 44%，RVEF 为 54%，中度主动脉瓣关闭不全，二尖瓣狭窄，轻度二尖瓣关闭不全，轻度三尖瓣功能不全（图 3.14）。图 3.14 显示了该患者的二尖瓣疾病。

讨论

虽然超声心动图是评估瓣膜功能障碍的首选诊断手段，但 CMR 还可以通过流动 CMR 明确瓣膜性心脏病是否存在，以及评估瓣膜功能障碍严重程度[17]。

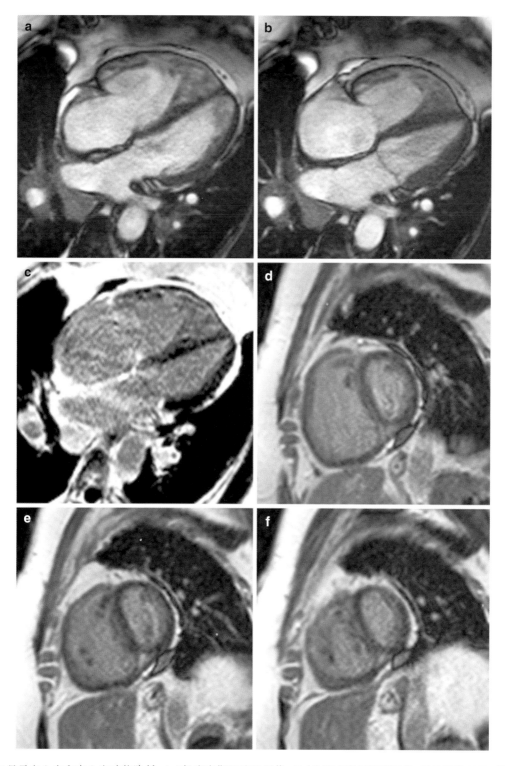

图 3.10　CMR 显示左心室和右心室功能降低。(a)舒张末期四腔观图像。(b)收缩末期四腔观图像,显示轻度 LVEF 降低、隔间膜突出、右心室扩大和轻度 RVEF 降低。(c)四腔观 LGE 图像,显示无瘢痕。(d)基底部短轴 LGE 图像,显示无瘢痕。(e)中短轴 LGE 图像,显示无瘢痕。(f)心尖短轴 LGE 图像,显示无瘢痕。

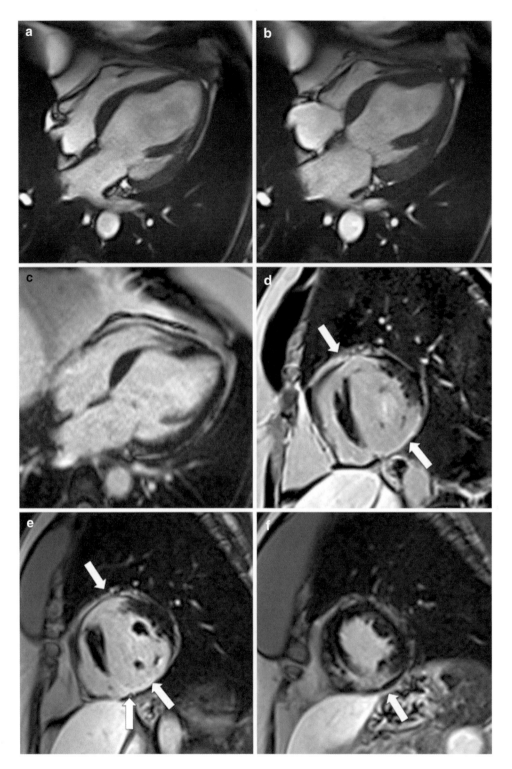

图 3.11　CMR 提示心脏结节病表现。(a)舒张末期四腔观图像。(b)收缩末期四腔观图像,显示严重 LVEF 降低和非对称的中间隔膜变薄。(c)四腔观 LGE 图像显示中间隔段 LGE。(d)基底部短轴 LGE 图像,显示在前段和下段的两个区域全壁层 LGE。同时也有右心室游离壁上部的累及。(e)中短轴 LGE 图像显示与上述类似情况。(f)心尖短轴 LGE 图像,显示中壁间隔部和下心外膜 LGE。

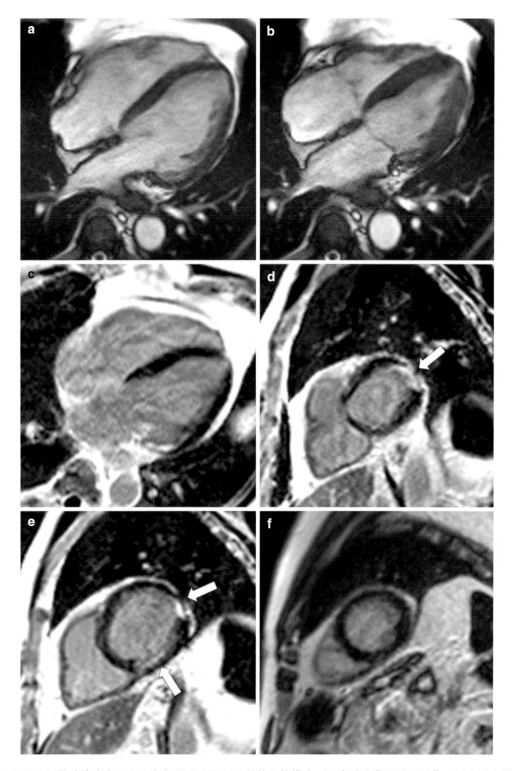

图 3.12 CMR 显示以冠状动脉疾病(CAD)为主要原因的 LGE 的缺血性模式。(a)舒张末期四腔观图像。(b)收缩末期四腔观图像,显示 LVEF 轻度降低和 RVEF 正常。(c)四腔观 LGE 图像,显示在基底部侧段心内膜下 LGE。(d)基底部短轴 LGE 图像,显示前外侧段心内膜下 LGE。(e)中短轴 LGE 图像,显示前外侧和下段的心内膜下 LGE。(f)心尖短轴 LGE 图像显示无 LGE。

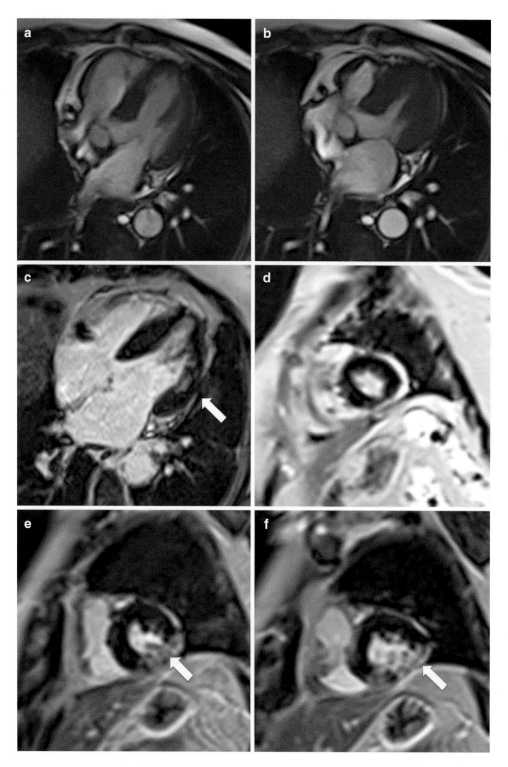

图 3.13 CMR 显示 RCA 区域心肌梗死。(a)舒张末期四腔观图像。(b)收缩末期四腔观图像,显示 LVEF 为 53%。(c)四腔观 LGE 图像,显示中下外侧段的心内膜下 LGE。(d)基底部短轴 LGE 图像,显示无瘢痕。(e)中短轴 LGE 图像,显示下侧和下外侧段的贯穿壁层的 LGE。(f)心尖短轴 LGE 图像,显示下段和外侧段 LGE。

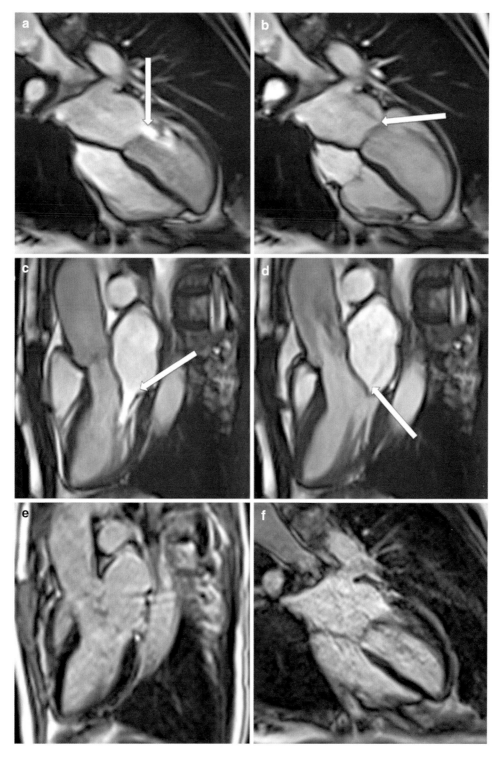

图 3.14 CMR 显示瓣膜疾病。(a)舒张早期四腔观图像,显示二尖瓣的血流量加速,与二尖瓣狭窄诊断一致。(b)收缩中期的四腔观图像,显示通过二尖瓣的反流喷射,支持二尖瓣反流诊断。(c)舒张早期三腔观图像,显示通过二尖瓣的流量加速,支持二尖瓣狭窄诊断。(d)收缩中期三腔观图像,显示通过二尖瓣的反流喷射,支持二尖瓣反流诊断。(e)三腔观 LGE 图像显示无纤维化。(f)四腔观 LGE 图像显示无纤维化。

病例 12

54 岁女性患者,骨髓增生异常综合征病史,进展为急性髓细胞性白血病后,接受骨髓移植治疗,随后复发,接受维布妥昔单抗(Brentuximab,一种抗体–药物耦联物)的治疗方案时,在准备行单倍体自然杀伤细胞治疗之前,检查发现肌钙蛋白升高,转诊到心脏科评估。CMR 显示 LVEF 为 53%,RVEF 为 53%,基底部外侧和下段的心外膜 LGE 支持心肌炎诊断(图 3.15)。

讨论

在癌症患者中,可能有比一般人群更常见的心肌病潜在病因,包括心肌炎、环磷酰胺[18]或最近免疫检查点抑制剂[19]的毒性表现、应激性心肌病和心脏淀粉样变性。心肌炎的典型表现为心外膜的多灶性 LGE,心肌中部 LGE 也很常见。应激性心肌病通常无 LGE。心脏淀粉样变性表现为从全心内膜下到全透壁的 LGE。

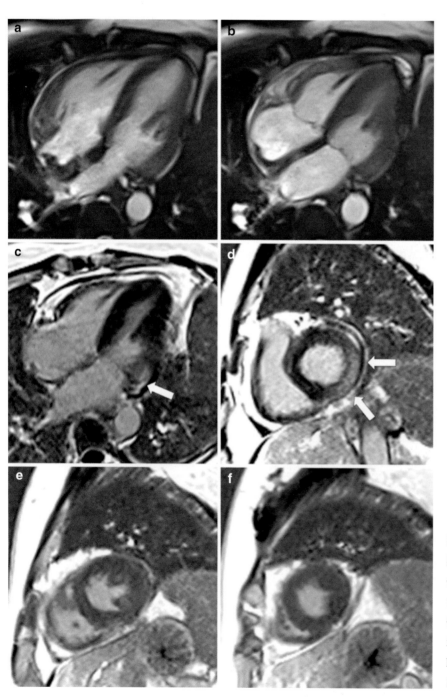

图 3.15　CMR 显示心肌炎。(a)舒张末期四腔观图像。(b) 收缩末期四腔观图像,显示 LVEF 轻度降低,RVEF 为 53%。(c)四腔观 LGE 图像,显示心外膜基底部侧段 LGE。(d)基底部短轴 LGE 图像,显示外侧和下段的心外膜 LGE。(e)中短轴 LGE 图像显示无瘢痕。(f)心尖短轴 LGE 图像显示无瘢痕。

心内血栓的鉴定

病例 13

52 岁男性患者，弥漫性大 B 细胞淋巴瘤病史，应用蒽环类为基础的化学治疗，监测超声心动图发现 LVEF 异常。行 CMR 进一步评估心肌病，显示 LVEF 为 25%，RVEF 为 36%，无 LGE，支持非缺血性心肌病，可能为蒽环类药物相关的心脏毒性。还注意到左心室心尖部血栓，尺寸为 1.7cm×1.5cm×1.1cm（图 3.16）。

讨论

由于频繁使用中心静脉导管，以及与癌症相关的高凝状态环境，癌症患者发生心内血栓的风险增加。

CMR 对于心内血栓的识别非常敏感。目前使用的"长时间倒置时间"技术进行 LGE CMR 被认为是评估心内血栓的金标准[20,21]。

病例 14

35 岁男性患者，霍奇金淋巴瘤病史，应用蒽环类为基础的化学治疗，最终行自体干细胞移植。在超声

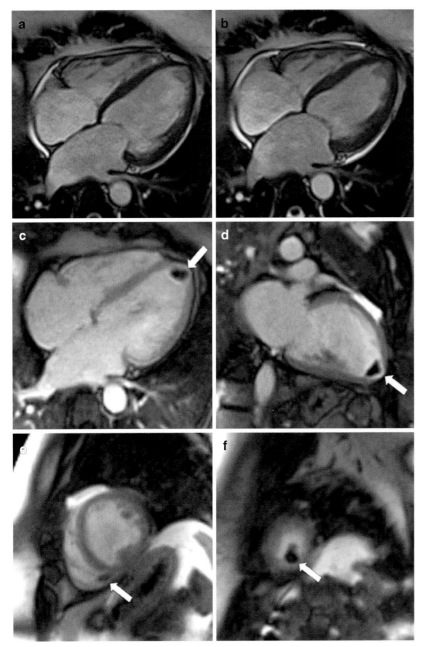

图 3.16　CMR 显示非缺血性心肌病合并心脏内和左心室心尖处血栓。(a)舒张末期四腔观图像。(b)收缩末期四腔观图像，显示 LVEF 显著降低和 RVEF 中等程度降低。(c)四腔观长-TI LGE 图像，显示一心尖部血栓，尺寸为 1.7cm×1.5cm×1.1cm。(d)二腔观长-TI LGE 图像，显示心尖部血栓。(e)中短轴长-TI LGE 图像，显示一右心室下部小血栓。(f)心尖部短轴长-TI LGE 图像，显示心尖部左心室血栓。

心动图上发现异常左心室功能后,行 CMR 显示 LVEF 为 40%,RVEF 为 48%,非移动肿块(血栓)附着于右下心房壁,位置接近于右心房和下腔静脉交界处,尺寸为 2.3cm×1.7cm×1.6cm,非常靠近右心房内的导管尖端(图 3.17)。

讨论

由于 CMR 能够准确描述心肌组织,因此可以高精度区分心脏肿瘤、异物(如导管类)和心脏血栓。

CMR 的新应用

病例 15

考虑到心脏毒性,一例接受辅助曲妥珠单抗治疗的乳腺癌患者被转诊。CMR 检测 LVEF 为 54%。使用"特征跟踪算法"进行心肌应变力分析。全局纵向应变力收缩期峰值轻度降低(图 3.18a),而周向应变力在正常范围内(图 3.18b)。黄色箭头(左)代表速度矢量;曲线表示每个心肌节段(6 个节段)的应变测量值,黑

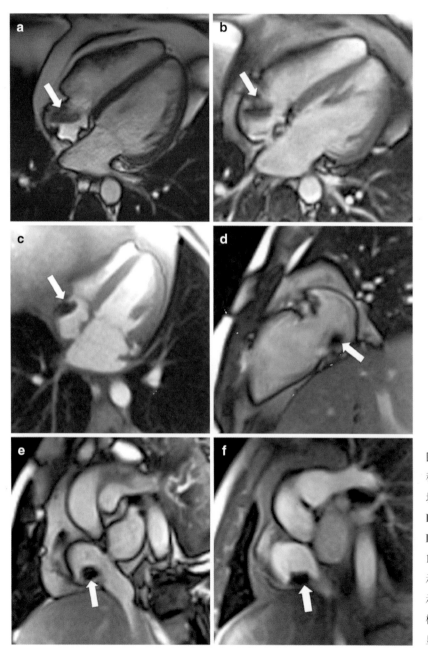

图 3.17 CMR 显示附着在右心房壁上的非移动肿块。(a)舒张末期四腔观图像,显示肿块在右心房。(b)收缩末期四腔观图像,显示 LVEF 和 RVEF 均轻度降低。(c)四腔观长–TI LGE 图像,显示右心房内血栓尺寸为 2.3cm × 1.7cm×1.6cm。(d)二腔观长–TI LGE 图像,显示右心房血栓。(e)短轴长–TI LGE 图像,显示在右侧心房和下腔静脉交界处右心房血栓。(f)短轴长–TI LGE 图像,在右心房的水平显示右心房血栓。

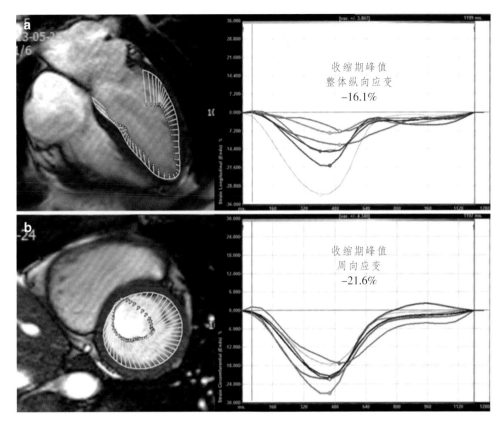

图 3.18　心肌应变力分析。(a)依据四腔观图像的纵向应变评估。(b)依据短轴影像的周向应变评估。(Reproduced with permission from Thavendiranathan et al.[22])

色曲线为整体曲线。图片和描述均经 Thavendiranathan 等人许可使用[22]。

讨论

应用超声心动图检测到心肌应变或应变率早期降低，已被证明可预测后期的心脏毒性。同样，基于 CMR 的心肌应变评估技术，目前正在研究将其用于早期识别损伤并预测继发心脏毒性[22]。

病例 16

50 岁女性患者，乳腺癌病史，作为一项临床研究的一部分行 CMR T1 绘图检查以预测心脏毒性。LVEF 和 RVEF 正常，LGE 图像显示无纤维化。细胞外体积（ECV）正常为 29%（图 3.19）。

讨论

T1 绘图检查是一种相对较新的技术，可用于检测影响心脏功能的亚临床病理生理过程。该过程表现为 ECV 的增加。蒽环类药物治疗后，ECV 增加的潜在机制包括炎症、水肿（短期）和间质纤维化（短期和长期）。该技术在癌症治疗相关心肌病的预测、早期诊断和预后进展方面前景良好[23]。

病例 17

62 岁女性患者，乳腺癌病史，应用 CMR 评估主动脉僵硬度，作为一项临床研究的一部分行 CMR 以预测心脏毒性（图 3.20）。主动脉扩张性和主动脉脉搏波传导速度均显示正常。

讨论

在两项通过 CMR 测量蒽环类药物治疗对主动脉僵硬度影响的研究中，接受蒽环类药物治疗的乳腺癌或恶性血液病患者在基线、4 个月、6 个月期间表现明显的脉搏波传导速度增加和主动脉扩张能力下降[26,27]。这些研究表明，主动脉僵硬度有可能被用作心脏毒性的早期预测因子。

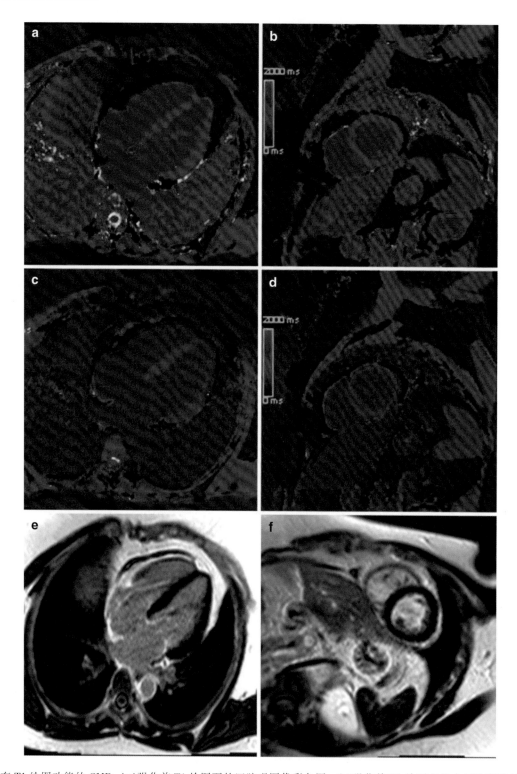

图 3.19 具有 T1 绘图功能的 CMR。(a)强化前 T1 绘图下的四腔观图像彩色图。(b)强化前 T1 绘图下的中短轴图像的彩色图。(c)强化后 T1 绘图下的四腔观图像的彩色图。(d)强化后 T1 绘图下的中短轴图像的彩色图。(e)四腔观 LGE 图像,显示无瘢痕。(f)中短轴 LGE 图像,显示无瘢痕。

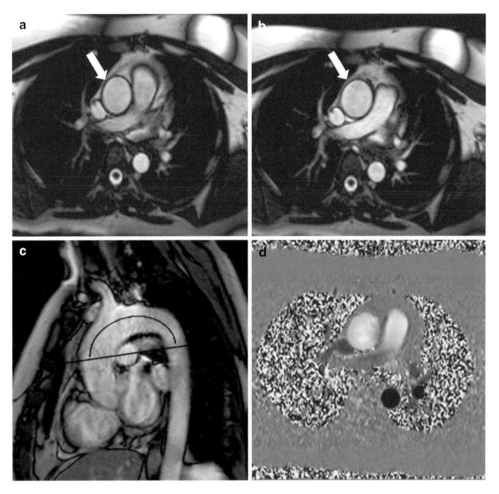

图 3.20　通过 CMR 图像评估主动脉僵硬度。(a)舒张期的升主动脉和降主动脉的轴向影像。(b)收缩期的升主动脉和降主动脉的轴向影像,显示主动脉扩张。(c)沿主动脉腔中线测量升主动脉和降主动脉之间的距离,以计算主动脉脉搏波传导速度。(d)采用肺动脉水平上贯穿升主动脉和降主动脉的流动 CMR 图像,计算主动脉脉搏波传导速度。

参考文献

1. Bellenger NG, Burgess MI, Ray SG, et al. Comparison of left ventricular ejection fraction and volumes in heart failure by echocardiography, radionuclide ventriculography and cardiovascular magnetic resonance; are they interchangeable? Eur Heart J. 2000;21:1387–96.
2. Farber NJ, Reddy ST, Doyle M, et al. Ex vivo cardiovascular magnetic resonance measurements of right and left ventricular mass compared with direct mass measurement in excised hearts after transplantation: a first human SSFP comparison. J Cardiovasc Magn Reson. 2014;16:74.
3. Armstrong GT, Plana JC, Zhang N, et al. Screening adult survivors of childhood cancer for cardiomyopathy: comparison of echocardiography and cardiac magnetic resonance imaging. J Clin Oncol. 2012;30:2876–84.
4. Neilan TG, Coelho-Filho OR, Pena-Herrera D, et al. Left ventricular mass in patients with a cardiomyopathy after treatment with anthracyclines. Am J Cardiol. 2012;110:1679–86.
5. Huang H, Nijjar PS, Misialek JR, et al. Accuracy of left ventricular ejection fraction by contemporary multiple gated acquisition scanning in patients with cancer: comparison with cardiovascular magnetic resonance. J Cardiovasc Magn Reson. 2017;19:34.
6. Pennell DJ. Cardiovascular magnetic resonance. Circulation. 2010;121:692–705.
7. Ylanen K, Poutanen T, Savikurki-Heikkila P, Rinta-Kiikka I, Eerola A, Vettenranta K. Cardiac magnetic resonance imaging in the evaluation of the late effects of anthracyclines among long-term survivors of childhood cancer. J Am Coll Cardiol. 2013;61:1539–47.
8. Grover S, Leong DP, Chakrabarty A, et al. Left and right ventricular effects of anthracycline and trastuzumab chemotherapy: a prospective study using novel cardiac imaging and biochemical markers. Int J Cardiol. 2013;168:5465–7.
9. Calleja A, Poulin F, Khorolsky C, et al. Right ventricular dysfunction in patients experiencing cardiotoxicity during breast cancer therapy. J Oncol. 2015;2015:609194.
10. Christiansen JR, Massey R, Dalen H, et al. Right ventricular function in long-term adult survivors of childhood lymphoma and acute lymphoblastic leukaemia. Eur Heart J Cardiovasc Imaging. 2016;17:735–41.
11. Boczar KE, Aseyev O, Sulpher J, et al. Right heart function deteriorates in breast cancer patients undergoing anthracycline-based chemotherapy. Echo Res Pract. 2016;3:79–84.
12. Murbraech K, Holte E, Broch K, et al. Impaired right ventricular function in long-term lymphoma survivors. J Am Soc Echocardiogr. 2016;29:528–36.
13. Abdar Esfahani M, Mokarian F, Karimipanah M. Alterations in the echocardiographic variables of the right ventricle in asymptomatic patients with breast cancer during anthracycline chemotherapy. Postgrad Med J. 2017;93:271–4.
14. Ostenfeld E, Flachskampf FA. Assessment of right ventricular vol-

umes and ejection fraction by echocardiography: from geometric approximations to realistic shapes. Echo Res Pract. 2015;2:R1–11.

15. Senthilkumar A, Majmudar MD, Shenoy C, Kim HW, Kim RJ. Identifying the etiology: a systematic approach using delayed-enhancement cardiovascular magnetic resonance. Heart Fail Clin. 2009;5:349–67, vi.

16. Felker GM, Thompson RE, Hare JM, et al. Underlying causes and long-term survival in patients with initially unexplained cardiomyopathy. N Engl J Med. 2000;342:1077–84.

17. Zoghbi WA, Adams D, Bonow RO, et al. Recommendations for noninvasive evaluation of native valvular regurgitation: a report from the American Society of Echocardiography Developed in Collaboration with the Society for Cardiovascular Magnetic Resonance. J Am Soc Echocardiogr. 2017;30(4): 303–71.

18. Yeh ET, Bickford CL. Cardiovascular complications of cancer therapy: incidence, pathogenesis, diagnosis, and management. J Am Coll Cardiol. 2009;53:2231–47.

19. Johnson DB, Balko JM, Compton ML, et al. Fulminant myocarditis with combination immune checkpoint blockade. N Engl J Med. 2016;375:1749–55.

20. Weinsaft JW, Kim HW, Shah DJ, et al. Detection of left ventricular thrombus by delayed-enhancement cardiovascular magnetic resonance prevalence and markers in patients with systolic dysfunction. J Am Coll Cardiol. 2008;52:148–57.

21. Kitkungvan D, Nabi F, Ghosn MG, et al. Detection of LA and LAA thrombus by CMR in patients referred for pulmonary vein isolation. JACC Cardiovasc Imaging. 2016;9:809–18.

22. Thavendiranathan P, Wintersperger BJ, Flamm SD, Marwick TH. Cardiac MRI in the assessment of cardiac injury and toxicity from cancer chemotherapy: a systematic review. Circ Cardiovasc Imaging. 2013;6:1080–91.

23. Jordan JH, Vasu S, Morgan TM, et al. Anthracycline-associated T1 mapping characteristics are elevated independent of the presence of cardiovascular comorbidities in cancer survivors. Circ Cardiovasc Imaging. 2016;9:e004325.

24. Jordan JH, D'Agostino RB Jr, Hamilton CA, et al. Longitudinal assessment of concurrent changes in left ventricular ejection fraction and left ventricular myocardial tissue characteristics after administration of cardiotoxic chemotherapies using T1-weighted and T2-weighted cardiovascular magnetic resonance. Circ Cardiovasc Imaging. 2014;7:872–9.

25. Melendez GC, Hundley WG. Is myocardial fibrosis a new Frontier for discovery in cardiotoxicity related to the administration of anthracyclines? Circ Cardiovasc Imaging. 2016;9:e005797.

26. Drafts BC, Twomley KM, D'Agostino R Jr, et al. Low to moderate dose anthracycline-based chemotherapy is associated with early noninvasive imaging evidence of subclinical cardiovascular disease. JACC Cardiovasc Imaging. 2013;6:877–85.

27. Chaosuwannakit N, D'Agostino R Jr, Hamilton CA, et al. Aortic stiffness increases upon receipt of anthracycline chemotherapy. J Clin Oncol. 2010;28:166–72.

第 4 章

利用成像诊断心肌炎、心肌病、肿瘤和血栓

Sujethra Vasu，W. Gregory Hundley

摘 要

并存癌症和心血管疾病的患者经常需要各种成像检查才能得到正确的诊断。

在本章中，我们提供了一些说明性病例，简要讨论在心肌炎、心肌梗死、心脏肿物和心肌病患者中的相关影像学表现。

关键词

心肌炎；心肌病；心脏肿物

病例 1：肌钙蛋白升高的原因是什么？

1. 48 岁男性患者，局限期小细胞肺癌，因化学治疗中伴有胸痛就诊。12 导联心电图正常，但肌钙蛋白升高至 13.0ng/mL，左心室收缩功能正常，LVEF 为 55%。考虑到正常心电图和临床表现，怀疑心肌炎的可能。行 CMR 成像，显示远端左前降支(LAD)动脉区域梗死，但其他 LAD 区域无明显缺血(图 4.1 和图 4.2)。确诊为心肌梗死，指导患者服用阿司匹林、他汀类药物和 ACE 抑制剂后出院。由于无法继续不可间断的双重抗血小板治疗，未行冠状动脉造影。

2. 21 岁男性患者，伴有上呼吸道疾病症状，因急性胸痛就诊。入院发现肌钙蛋白升高至 32ng/mL。行冠状动脉 CT 血管造影(CTA)证实冠状动脉走行正常，

无冠状动脉疾病证据。行 CMR 评估心肌炎，显示支持心肌炎诊断(图 4.3)。以下是短轴图像，其显示累及下侧和前外侧区段的心外膜下瘢痕。这两个区段的 T2 值也显著升高，提示为一个急性过程(T2 值为 70ms，正常值为 45~50ms)。

教学要点

1. CMR 对于鉴别心肌炎梗死模式很有价值。这尤其对高出血风险的癌症患者具有治疗指导意义。

2. 心肌梗死发生模式在心内膜下或透壁的瘢痕。由于心肌损伤的波前现象，心内膜下对缺血最敏感并且易于梗死。相比之下，不涉及冠状动脉受累的其他心肌过程导致"心包"瘢痕，并且不限于单一冠状动脉领域。T2 绘图已经确立为鉴别急性心肌炎的一种方法，并且已经在使用心内膜心肌活检诊断心肌炎的研究中得到验证[1,2]。

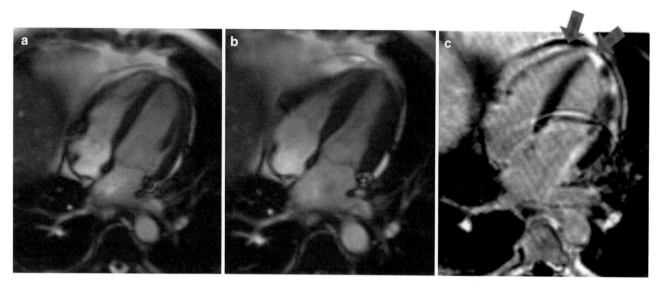

图 4.1 (a)舒张期和(b)收缩期:心脏的心尖四腔观,显示所有段的壁增厚正常。(c)图片显示心尖的前外侧壁局灶性心肌梗死(红色箭头所示)。

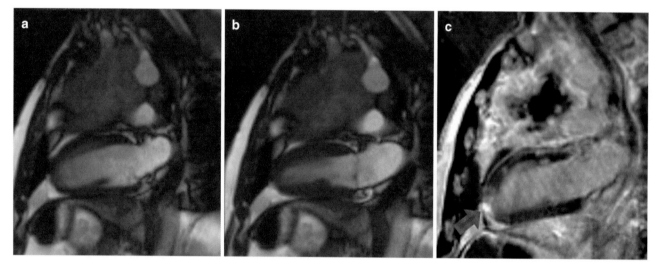

图 4.2 (a)舒张期和(b)收缩期:心脏的心尖二腔观,显示所有段的壁增厚正常。(c)图片显示心尖的前壁局灶性心肌梗死(红色箭头所示)。

病例 2:这是什么肿物?

59 岁女性患者,有心房颤动及二尖瓣反流病史,因左前臂肿块迅速增大和疲劳加重就诊。在急诊室行 CTA,显示两个左心房肿块。经胸超声心动图(TTE)显示左心房内低回声移动肿块,大小为 2.8cm×2.5cm(图 4.4)。行心脏 MRI 以区分肿瘤和血栓。心脏 MRI 显示两个肿块,一个在左心耳,另一个在左心房(图 4.5 和图 4.6)。左心房肿物的 T2 加权图像明亮,脂肪饱和度图明亮,没有血流灌注迹象。同时,增强后延迟成像为低信号。T1 时间为 600ms,进一步确认为血栓。鉴于稳态自由处理图像(SSFP)的明亮肿物表现,最可能的解释是血栓的囊性化。建议行进一步的检查,包括对前臂病变进行活组织检查,但患者拒绝。

教学要点

CMR 在鉴定肿块是肿瘤还是血栓方面很有价值。它还可以很容易地区分出良性肿瘤,如脂肪瘤。通过采用 T1 和 T2 特征化、强化后血流灌注和动态变化以及 T1 和 T2 绘图等各种技术,能够准确地判断肿物性质。

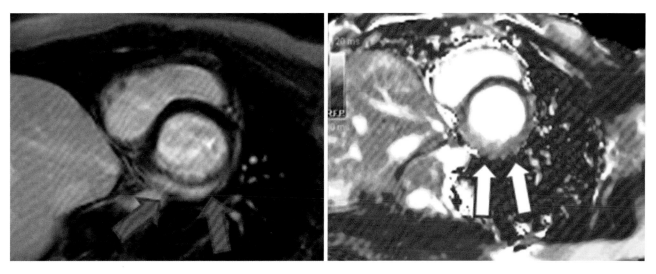

图 4.3　CMR 显示心肌炎表现。短轴图像显示心外膜下瘢痕,累及下外侧和前外侧区段。这两个区段 T2 值也显著升高,表明这是一个急性过程(T2 值为 70ms,正常值为 45~50ms)。

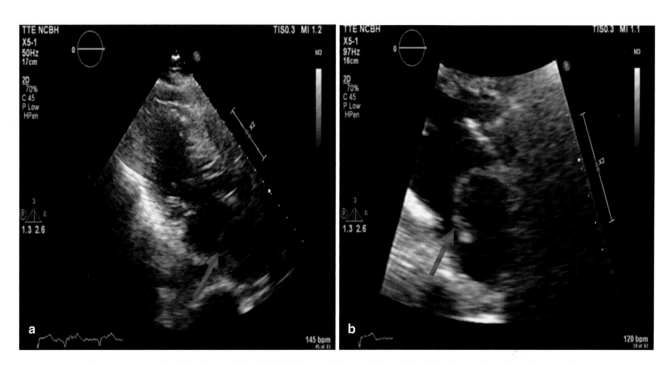

图 4.4　(a)心尖三腔观。(b)前一图像的放大。图片显示左心房有囊性肿块。红色箭头所示为肿物。

采用强化超声心动图,"充盈缺损"的特征确定为肿块。相邻区心肌不能运动情况下的肿物最可能是血栓。然而,MRI 可以通过采用 T1 和 T2 加权序列准确评估肿物的组织特征,如脂肪、囊肿或血栓,并且在钆注射之后其变化可提供肿块灌注方面的线索[3]。应用第一次灌注序列,MRI 可以显示血栓的血流灌注不足。此外,基于组织表征,T2 和 T1 绘图可以识别血栓。例如,在延迟增强图像中,为排除血栓而使用的反转时间,即 600ms,可以准确将血栓与其他肿块(如黏液瘤)区分开来[4]。

病例 3：持续性下肢水肿的原因是什么？

34 岁男性患者,腹胀、腹泻 6 个月,初诊为肠易激综合征,最后发现为 Ⅳ 期胰腺神经内分泌肿瘤伴有肝转移,因进展性下肢肿胀就诊。体格检查:三尖瓣区闻及全程收缩期杂音,随着吸气,杂音增加。TTE 显

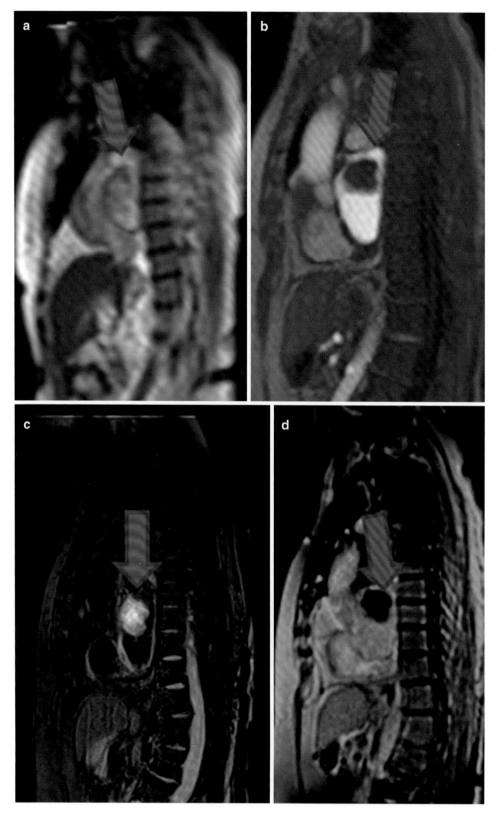

图 4.5　左心房矢状面心脏 MRI 图像。(a)图片显示囊性肿块。(b)图片显示首次钆注射过程中缺乏血流灌注。(c)图片显示 T2 加权图像上明亮肿物,提示为血栓。(d)图片显示强化后增强延迟图像上的低强度肿物。T1 绘图评估的 T1 时间为 600ms,支持血栓的诊断(未显示)。

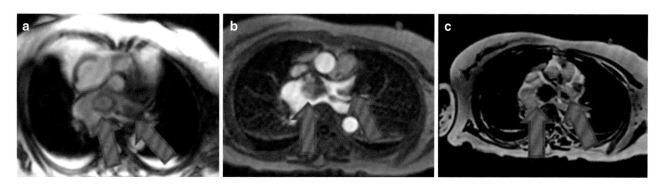

图 4.6 左心房横断面心脏 MRI 图像。(a)图片显示明亮肿物、左心房内大肿物和左心房附属物内较小的肿物。(b)图片显示首次钆注射过程中,左心房和附属物均缺乏血流灌注。(c)图片显示强化后延迟增强图像上的低密度肿物。

示中度三尖瓣反流,右心室大小和功能正常;但相对于 6 个月前的 TTE,三尖瓣反流显著增加(图 4.7 至图 4.9)。患者还有中度肺动脉反流。有明显 5-HIAA 升高>5000 的病史记录,且当时正在使用生长抑素。患者最初对利尿剂有反应,但后来发展成顽固性下肢肿胀。已排除低蛋白血症和下腔静脉压迫。后来,患者进展为进行性严重三尖瓣反流,需行三尖瓣置换术。

教学要点

类癌心脏病是一种罕见疾病。然而,它可能导致外周静脉痉挛和水肿的虚弱症状。及时识别至关重要,对症处理是常规措施。然而,对于经选择的原发肿瘤控制良好的患者,需要行三尖瓣置换术。

病例 4:进行化学治疗时的心肌病的非常见病因

79 岁女性患者,炎性乳腺癌,基线正常左心室收缩功能,已完成两个周期的阿霉素化学治疗。她极度疲劳,发现 Hbg 为 6 的严重贫血后,她接受了 2 单位红细胞悬液。在输血后 4 小时内,她出现急性呼吸困难、端坐呼吸和胸痛,被送回急诊室(ED)。患者出现明显心力衰竭伴有液体超负荷。12 导联心电图显示新左束支传导阻滞且肌钙蛋白升高到 4.0ng/mL。TTE 检查显示心底部运动过度伴有中部到远部运动障碍(图 4.10 和图 4.11)。考虑是由于阿霉素引起的心肌病或心力衰竭合并非 ST 段抬高心肌梗死(NSTEMI)的临

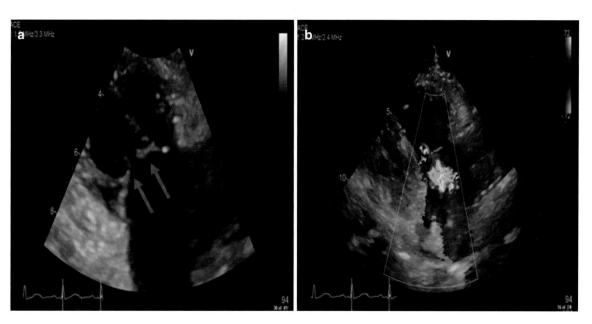

图 4.7 (a)图片(收缩期)显示三尖瓣(红色箭头所示)的非重合。(b)图片显示中度三尖瓣反流湍流。

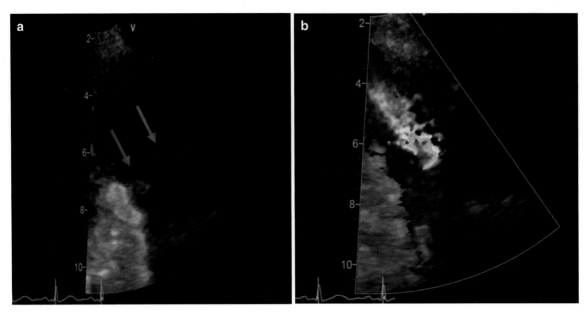

图 4.8 (a)图片(舒张期)显示肺动脉瓣(红色箭头所示)的非重合。(b)图片显示中度肺动脉瓣反流湍流。

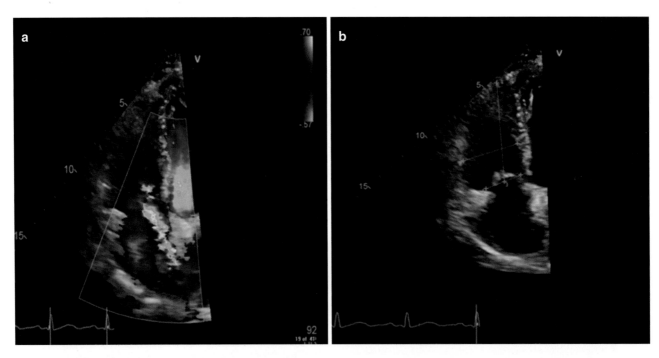

图 4.9 (a)图片显示了三尖瓣反流的湍流射流。(b)图片显示右心室大小正常,右心室功能也正常(未显示)。

床诊断,行冠状动脉造影,但未显示任何明显疾病。再次 TTE 同样显示心脏基底运动过度和中部至远端的运动过度。考虑应激性心肌病(Takotsubo)的诊断成立,开始行药物治疗,包括低剂量 β 受体阻滞剂。在门诊随访跟踪,患者症状明显改善,已无心力衰竭症状,2 周后重复 TTE 显示左心室收缩功能和室壁运动正常(图 4.12 和图 4.13)。最终诊断为应激性心肌病,与蒽环类药物应用无关。

特征性左心室造影和整体纵向应变极坐标靶心图[来自另外一应激性心肌病(Takotsubo)患者]分别显示在图 4.14 和图 4.15 中。

教学要点

虽然蒽环类所致心肌病是在使用该药物的癌症患者中最常见的心肌病病因,但是出现应激性心肌病的特征时,也应怀疑应激性心肌病。当患者突然出现

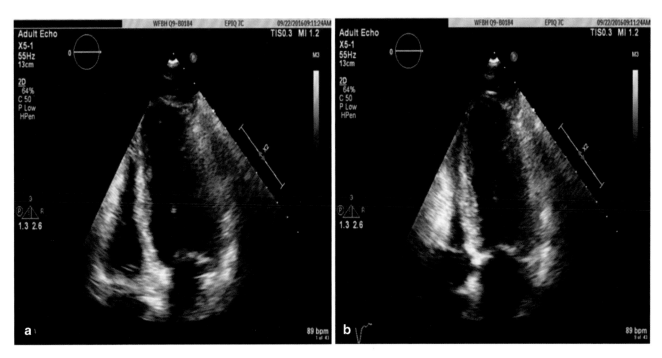

图 4.10　(a)舒张期和(b)收缩期:心脏心尖四腔观显示室壁增厚正常和仅在基底水平的腔内空间减少。

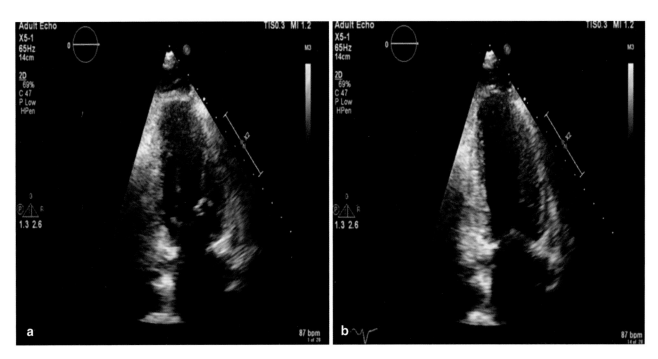

图 4.11　(a)舒张期和(b)收缩期:心脏心尖二腔观显示室壁增厚正常和仅在基底水平的腔内空间减少。

与上述类似的表现时,如既往没有接受过心脏毒性化学治疗药物时,应当将应激性心肌病列为鉴别诊断。

Munoz 等人已经确定癌症患者中常见应激因素,如手术、辐射、化学治疗、急性疾病和情感压力等,这些是应激性心肌病的诱因。多项研究已将恶性肿瘤患者确定为应激性心肌病的易感人群[5-7]。

病例 5:癌症患者心肌病的其他原因

在对癌症患者评估心力衰竭病因时,CMR 可以帮助鉴别淀粉样变性、肥厚型心肌病或铁超载。例如,在淀粉样变性中,基底部图片显示弥漫性心肌瘢痕且心

随访图像

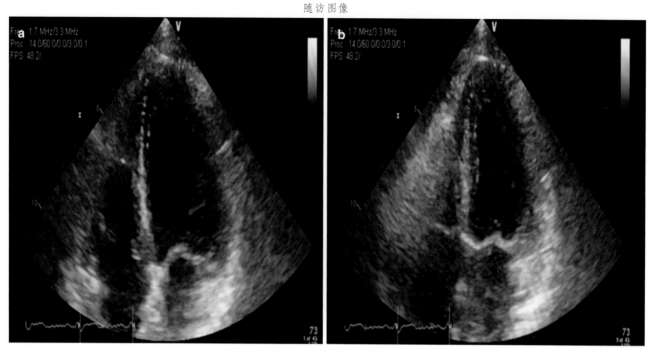

图 4.12 (a)舒张期和(b)收缩期：心脏心尖四腔观显示室壁增厚正常。

随访图像

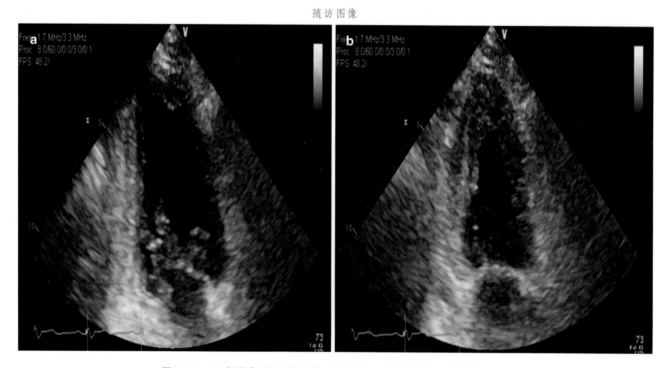

图 4.13 (a)舒张期和(b)收缩期：心脏心尖二腔观显示室壁增厚正常。

尖保留，如图 4.16 所示。此外，透壁心肌瘢痕和右心室瘢痕的存在也有助于区分淀粉样变性的类型（转甲状腺素蛋白相关淀粉样变性）与轻链淀粉样变性[8]。CMR 还可用于鉴定肥厚型心肌病，尤其是其表型变体，如

Maron 等人的综述中所描述的不对称间隔肥大型中的心尖变异型[9]。

图 4.16a 和 b 代表基底层面，c 代表心尖层面。基底层面呈近透壁模式的弥漫性心肌纤维化，与没有纤

舒张期　　　　　　　　　　　　收缩期

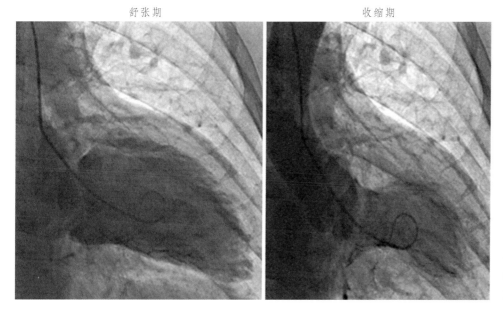

图 4.14　另一例 Takotsubo 心肌病患者的左心室造影显示心尖部膨胀。(Image courtesy of Dr. C. Iliescu.)

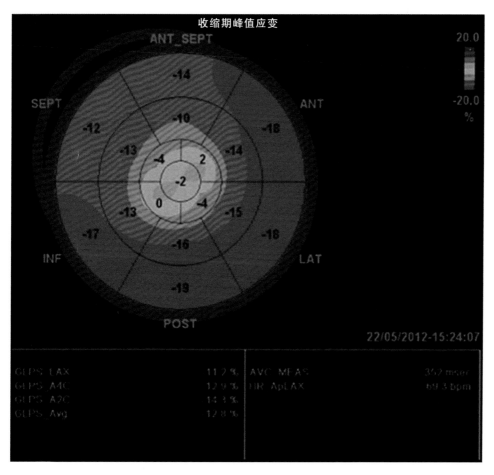

图 4.15　整体纵向应变极坐标靶心图：患有典型心尖球囊样综合征变异型应激性心肌病的患者，极坐标靶心图模式显示心尖段异常。注意：在极坐标靶心图左心室显像上，独立于 5 个心尖段的明显差异，属于非典型的特殊冠状动脉分布。(Image courtesy of Dr. J. Banchs.)

维化的心尖层面形成对比。这与心尖应变的保留相关，与超声心动图下严重基底层应变力下降有关(图4.17)。

图 4.18 显示了活检证实心脏淀粉样变性患者的典型心电图和超声心动图检查结果。

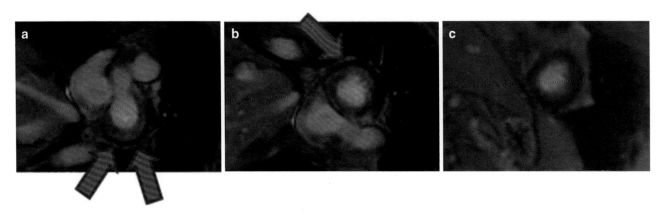

图4.16 CMR显示心脏淀粉样变性。(a,b)基底层图像。(c)心尖层图像。基底层图显示几乎累及心肌全层的弥漫性纤维化,相反,心尖层图无纤维化。

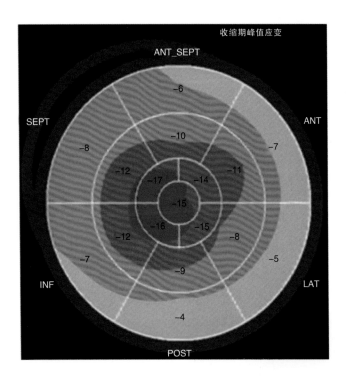

图4.17 超声心动图:全方位纵向应变极坐标靶心图。在心脏淀粉样变性患者中,显示心尖应变保留,而基底层应变严重减少。(Image courtesy of Dr. S. W. Yusuf.)

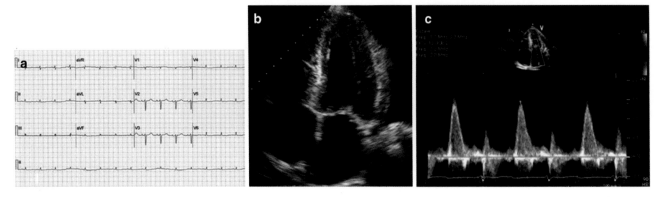

图4.18 心脏淀粉样变性。(a)12导联心电图显示低电压波群。(b)超声心动图:心尖四腔观显示心室肥厚和心房扩大。(c)二尖瓣血流显示限制性模式。(Images courtesy of Dr. S. W. Yusuf.)

参考文献

1. Thavendiranathan P, Walls M, Giri S, Verhaert D, Rajagopalan S, Moore S, Simonetti OP, Raman SV. Improved detection of myocardial involvement in acute inflammatory cardiomyopathies using T2 mapping. Circ Cardiovasc Imaging. 2012;5:102–10.
2. Bohnen S, et al. Performance of T1 and T2 mapping cardiovascular magnetic resonance to detect active myocarditis in patients with recent-onset heart failure. Circ Cardiovasc Imaging. 2015;8:e003073. https://doi.org/10.1161/CIRCIMAGING.114.003073.
3. Esposito A, De Cobelli F, Ironi G et al. CMR in the assessment of cardiac masses. JACC Cardiovasc Imaging. 2014;7:1057–61.
4. Weinsaft JW, et al. Detection of left ventricular thrombus by delayed-enhancement cardiovascular magnetic resonance prevalence and markers in patients with systolic dysfunction. J Am Coll Cardiol. 2008;52:148–57.
5. Munoz E, et al. Takotsubo stress cardiomyopathy: "Good News" in cancer patients? J Am Coll Cardiol. 2016;68(10):1143–4.
6. El-Sayed AM, et al. Demographic and co-morbid predictors of stress (Takotsubo) cardiomyopathy. Am J Cardiol. 2012;110(9):1368–72.
7. Tornvall P, et al. A case-control study of risk markers and mortality in Takotsubo stress cardiomyopathy. J Am Coll Cardiol. 2016;67(16):1931–6.
8. Dungu JN, et al. CMR-based differentiation of AL and ATTR cardiac amyloidosis. JACC Cardiovasc Imaging. 2014;7(2):133–42.
9. Maron MS, et al. Clinical utility of cardiovascular magnetic resonance in hypertrophic cardiomyopathy. J Cardiovasc Magn Reson. 2012;14:13.

第 5 章

Takotsubo综合征与癌症

Joaquim Cevallos，Alexander Lyon

摘　要

Takotsubo 综合征(TTS)定义为在非阻塞性冠状动脉疾病情况下的短暂性心室功能障碍。在急性发作时，患者出现典型的心电图、超声心动图和心脏磁共振成像特征。这里我们介绍两例在癌症背景下行免费检查时发现的 TTS，简要讨论 TTS 的病理生理学和临床表现，强调在急性期和随访期间对 TTS 进行适当处理的重要性。在提及 TTS 与癌症之间的关联时，得出在某些情况下，TTS 可能代表一种副肿瘤综合征。

关键词

Takotsubo 综合征；应激性心肌病；心力衰竭；QT 延长；转移性癌症；化学治疗

临床病例

病例 1

75 岁女性患者，因感觉周身不适 1 个月而入住肿瘤科，伴有全身疼痛、食欲下降和脱水。因患有转移性甲状腺癌，最近开始使用多种 VEGFR 激酶抑制剂，包括乐伐替尼。既往有高血压病史，服用普萘洛尔和氨氯地平治疗。自服用乐伐替尼以来，她的血压变得更加难以控制。治疗前的心血管评估证实其 LVEF 正常，轻度左心室肥厚，无局部室壁运动异常。

入院期间，她的大部分药物都被停用，包括乐伐替尼和普萘洛尔。由于健康状况不佳，患者变得越来越焦虑，拒绝继续行分子靶向癌症治疗。入院 4 天后，

她半夜突发胸部中央区疼痛。监测血流动力学稳定，初始心电图(ECG)显示心前区导联非特异性的 ST 变化，T 波变平。由于患者不再疼痛，并且 ECG 无明确 ST 段抬高，因此暂缓行紧急血管造影。第二天清晨，血液检测指标显示肌钙蛋白- I 高达 158ng/L(正常范围<20ng/L)，BNP 为 2202ng/L(范围<200ng/L)。ECG 发生改变，显示等电位 J 点，伴广泛 T 波倒置和延长的 QTc(图 5.1)。随后，她被转移到心脏病房。

她的静息经胸超声心动图显示心尖室壁运动异常(图 5.2)。结合肌钙蛋白中度升高、ECG 明显改变以及 BNP 升高，疑诊 Takotsubo 综合征(TTS)。进行 CMR 扫描后，证实了诊断：心肌延迟强化(LGE)除外心肌梗死，但存在心尖室壁运动障碍。此外，短 TI 反转恢复(STIR)序列证实心尖心肌存在水肿或炎症，这一特征通常在 TTS 患者可以观察到(图 5.3)。侵袭性血管造

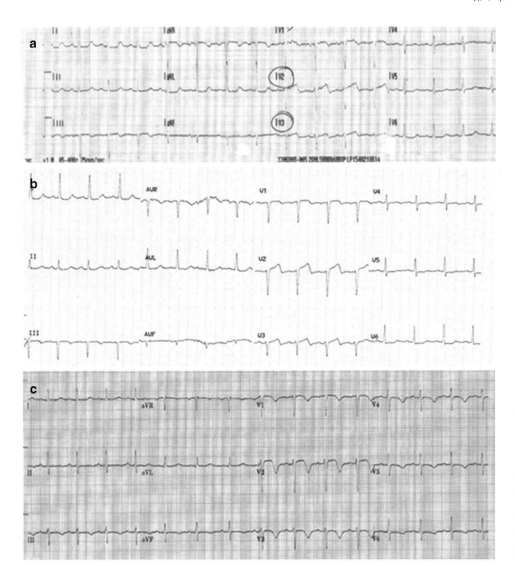

图 5.1　TTS 时的连续 ECG。(a)V2-V3 导联 ST 段抬高，Ⅰ、aVL、V5 和 V6 导联中 ST 压低幅度最小(<1mm)。(b)演变过程中，V2-V3 导联 ST 段抬高，以及 T 波倒置。(c)广泛心前区导联宽、深 T 波倒置，QTc 560ms。

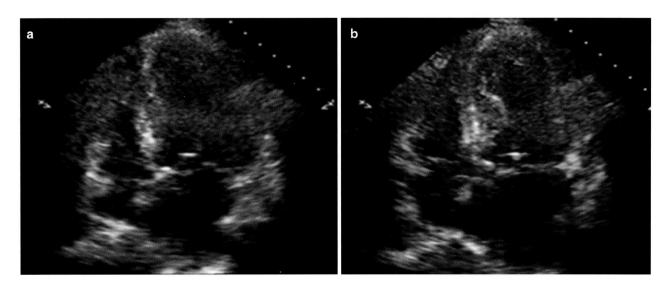

图 5.2　TTS 急性期的超声心动图图像。(a)舒张末期心尖四腔观，显示心腔大小和心肌厚度正常。(b)收缩末期四腔观，显示基底段收缩良好和中隔-心尖室壁运动异常(箭头所示)。(待续)

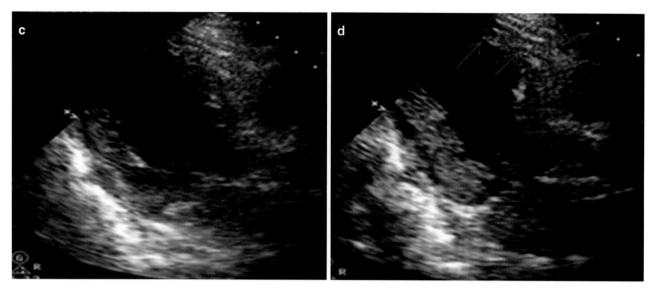

图 5.2(续) (c)舒张末期改良胸骨旁长轴图像。(d)舒张末期改良胸骨旁长轴图像,显示心尖室壁运动障碍(箭头所示)。

影被认为是没有必要的,行 CTA 也能排除严重冠状动脉疾病(图 5.4)。

在 2 级设置水平下给予 ECG 监护,并给予低剂量卡维地洛治疗。静脉补充镁剂后,QTc 持续时间较前稍缩短(532ms)。4 天后病情好转出院,癌症治疗转为使用凡德他尼。不幸的是,她对化学治疗药物不能耐受,

2 个月后死于转移性恶性肿瘤。

病例 2

62 岁女性患者,因胸部中央区疼痛就诊急诊科。既往有高血压病史,45 岁时行双侧卵巢切除术和子宫切除术。无常规服药。由于家庭成员疾病和爱犬的死

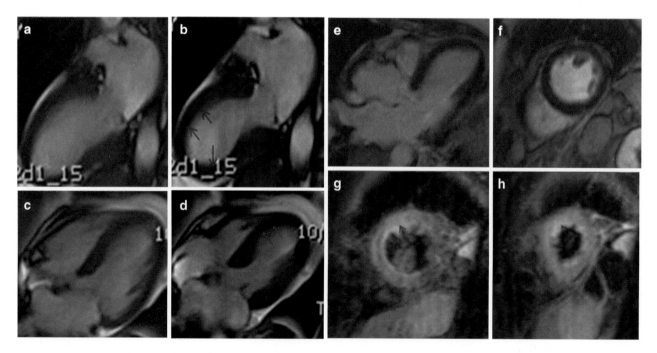

图 5.3 LGE 和 STIR 的 CMR 图像。(a)舒张末期二腔观图像,显示心腔大小和室壁厚度正常。(b)收缩末期二腔观图像,有心尖室壁运动障碍(红色箭头所示)。(c)舒张末期四腔观图像。(d)收缩末期四腔观图像,显示中隔-心尖室壁运动障碍(红色箭头所示)。(e)四腔观 LGE。没有"摄取"证据,除外瘢痕或纤维化。(f)心室中心区水平短轴 LGE。没有 LGE 证据。(g)心室中心区水平 STIR 图像。前隔区有一水肿区域(红色箭头所示)。(h)心尖部 STIR 图像显示水肿延伸到前心尖部(红色箭头所示)。

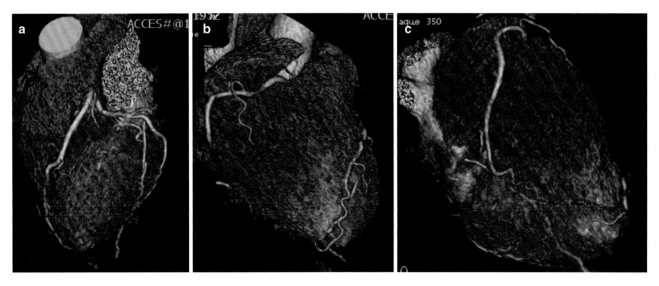

图 5.4　CTA 显示无明显冠状动脉病。(a)左主干(LM)、左前降支(LAD)和回旋支冠状动脉均无闭塞。(b)右冠状动脉(RCA)近端无动脉粥样硬化的证据。(c)远端 RCA 和后降支动脉(PDA)无明显疾病。

亡,患者感到这几个月的压力很大。ECG 显示急性 ST 变化(图 5.5),常规处理后,仍伴有持续性胸痛,遂行紧急冠状动脉造影(图 5.6)。虽然在第一对角线的起源处有明显的病变,但病变未导致血流受限。在手术过程中,患者胸痛消失。术后,给予患者卡维地洛、依那普利、阿司匹林和他汀类药物治疗,症状明显缓解。

超声心动图检查(图 5.7)显示心尖和心室中心区运动功能减退,伴基底段高动力,没有明显左心室流出道梗阻。CMR(图 5.8)显示心室中心区和心尖部室壁运动障碍,无心肌梗死或纤维化证据。在 STIR 图像上可见活跃而广泛的低活动度节段水肿。QTc 持续时间延长(>500ms),继续监测,6 天后恢复正常。

出院后,患者仍诉心绞痛症状,主要发生在运动时,但在焦虑情绪状态下也有发生。生理应激超声心动图(图 5.9)确认应激诱导的心尖室壁运动障碍。为完整起见,要求行心脏 [123]I-间位碘代苄胍(mIBG)扫描以评估交感神经心肌支配(图 5.10)。该扫描证实了心尖节段的去甲肾上腺素摄取和功能性神经分配,与最近的 TTS 表现吻合。

患者在我们的心力衰竭服务中心进行了随访,包括心脏康复和心理咨询,症状明显改善。两年后,该患者被诊断出患有右侧乳腺癌。

讨论

TTS 是指左心室、右心室或两个心室的短暂区域性室壁运动异常引起的胸痛,患病区域常超过单一冠状动脉分布,并无冠状动脉疾病或其他心肌病[1]。急性事件通常由情绪上或者身体上的压力而触发。绝经后女性(占 90%病例)、急性脑血管意外、药物滥用、情绪障碍、恶性肿瘤、慢性肝病和败血症常常为发病原因,

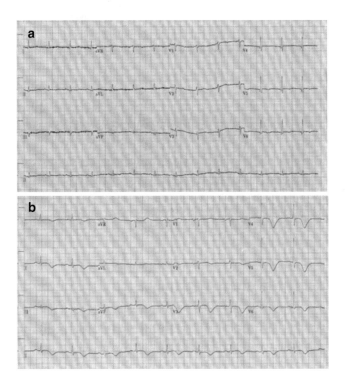

图 5.5　TTS 急性期的系列 ECG。(a)前导联中的 T 波低平,在 V4-V6 中倒置。(b)广泛 T 波倒置并伴有 QTc 延长(540ms)。

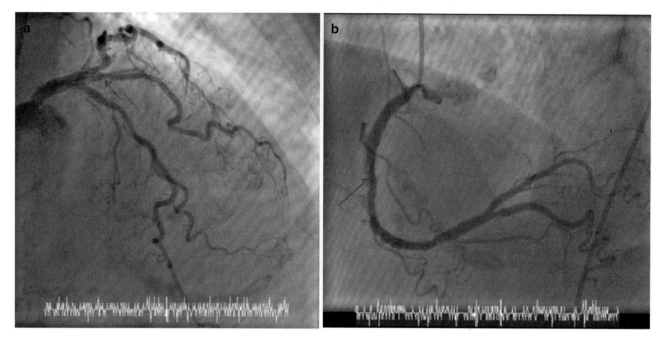

图 5.6　急性期的冠状动脉造影显示明显但无血流限制的病变。(a)无闭塞的左主干、左前降支和回旋支冠状动脉。在第一个对角线分支有一明显病变(红色箭头所示)。(b)图片显示右冠状动脉中部的中度病变(红色箭头所示)。

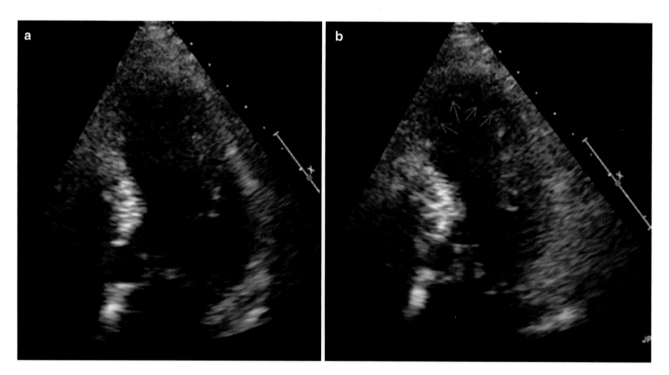

图 5.7　经胸回声的心尖四腔观。(a)舒张末期。(b)收缩末期。注意超动态基底和心尖球囊样(红色箭头所示)。

但并不具有诊断价值[2]。

　　ECG 异常包括新发及可逆 ST 段抬高或降低、急性左束支传导阻滞、T 波倒置(通常深且广泛)、QTc 延长。QTc 延长为心脏停搏的危险因素，需要在急性期行心电监测。考虑到心肌功能障碍的程度，与肌钙蛋白轻度升高相比，利钠肽(BNP 或 NT–proBNP)的升高程度往往不成比例。

　　基于心脏成像，TTS 有不同的解剖类型，最常见的是心尖型(80%)、心室中部变异型(10%~15%)和倒置或基底变异型(5%)。CMR 检查能够补充有关组织特

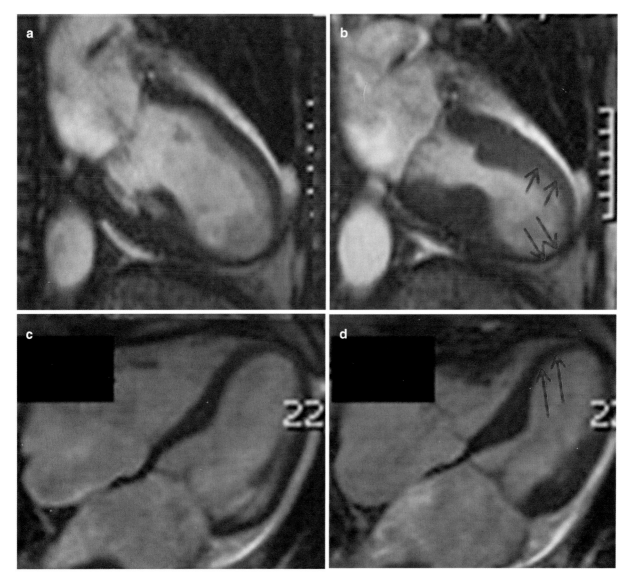

图 5.8　Takotsubo 综合征的典型 CMR。(a)舒张末期二腔观图像。(b)收缩末期二腔观图像。明显的心尖室壁运动障碍(箭头所示)。(c)舒张末期四腔观图像。(d)收缩末期四腔观图像。明显的中隔–心尖室壁运动障碍(箭头所示)。(待续)

征信息。通常,在 LGE 上缺乏心肌梗死表现的情况下,在 STIR 图像上会出现急性水肿或炎症的迹象。

TTS 病理生理学是复杂的,目前只能理解其一小部分[3,4]。基于动物模型和继发性 TTS(嗜铬细胞瘤、蛛网膜下隙出血)研究,儿茶酚胺似乎发挥着重要作用,在急性应激源之后往往会出现"交感风暴"。这可能是导致儿茶酚胺诱导心脏毒性的一种形式。该假设包括对高水平肾上腺素的 β2 肾上腺素能受体(β2-AR)的刺激转运响应,转换到对心脏有保护作用但负性肌力的 Gi 第二信使通路。该途径具有心脏抑制和抗凋亡的特性。其他特征包括增加后负荷和可能的弥漫性冠状动脉痉挛,这会导致心室收缩功能障碍。室壁运动异常可通过 β 肾上腺素受体密度的区域差异来解释:密

度在心尖区域较高的,该区域更容易受到循环儿茶酚胺水平的影响;相反,基底节段具有较高对称神经支配率,会导致收缩性增加。这些发现得到了急性表现后 mIBG 扫描结果的支持,可以显示先前功能失调的心肌节段中交感神经分布减少。

疾病共识支持原发性和继发性 TTS[1]的定义,这取决于 TTS 是否出现"孤立"(通常在情绪压力背景下)或为另一种严重医学疾病"引发",包括嗜铬细胞瘤、甲状腺毒症、神经外科急症、败血症和癌症等。

TTS 并不像之前报道的那样简单。急性期有各种并发症(室性心律失常、心力衰竭或心源性休克)需要去积极干预,约 50%的病例会伴有急性并发症,而住院死亡率约为 5%,这些数值在已发表的不同队列研

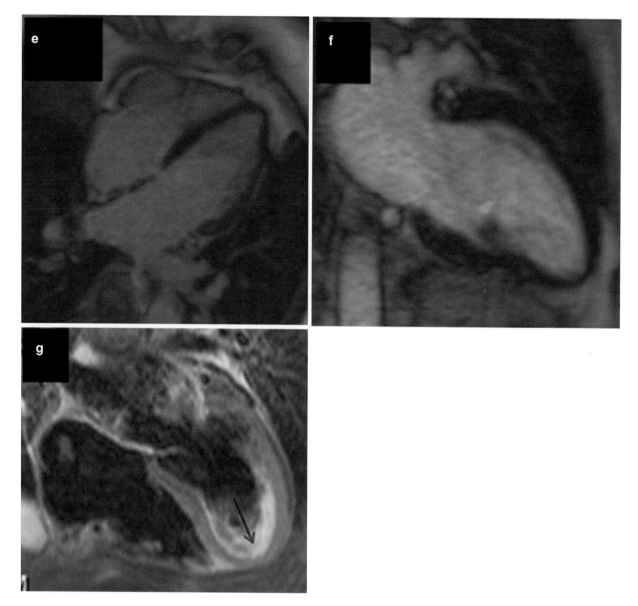

图 5.8(续)　(e)四腔观图像中无 LGE。(f)二腔观图像中无 LGE。(g)STIR 图像中显示广泛心尖水肿(箭头所示)。

究中是有差别的。此外,在随访期间,存活率与 STEMI 相似,并且比匹配人群差,特别是在由其他共存疾病导致的继发性 TTS 的人群中[5-7]。

　　癌症患者中 TTS 的发生越来越频繁,需要对其进行特殊管理[8]。这些患者经常处于情绪压力水平升高的情况下,容易发生急性事件。癌症的存在,经常是转移性的,也可能是通过未知的因素引起继发性 TTS,未知的因素可能包括旁分泌因子。此外,许多治疗癌症的方式可能更容易引发 TTS,包括 5-氟尿嘧啶、酪氨酸激酶抑制剂、蒽环类药物、HER-2 抑制剂、消融或外科手术[9]。

　　正如我们在第一例中所述,这些患者较虚弱,很多时候需要停用心脏治疗药物(本例中为 β 受体阻滞剂),这在理论上可能是另一种潜在的诱因。在这种临床背景下,电解质紊乱并不罕见,并且还可能导致进一步的电流不稳定性。以上所有均可能导致该亚组患者的死亡率增加[6-8],而非心脏原因是最常见死因。最后,如病例 2 中所述,在 TTS 发作后出现新的癌症诊断的患者数量虽少但正在增加[7,8]。这提出了如下可能性:对于一些患者,TTS 可能是副肿瘤综合征的一种形式,这强调 TTS 患者长期随访的重要性,特别是那些没有明确的急性可触发事件的患者。

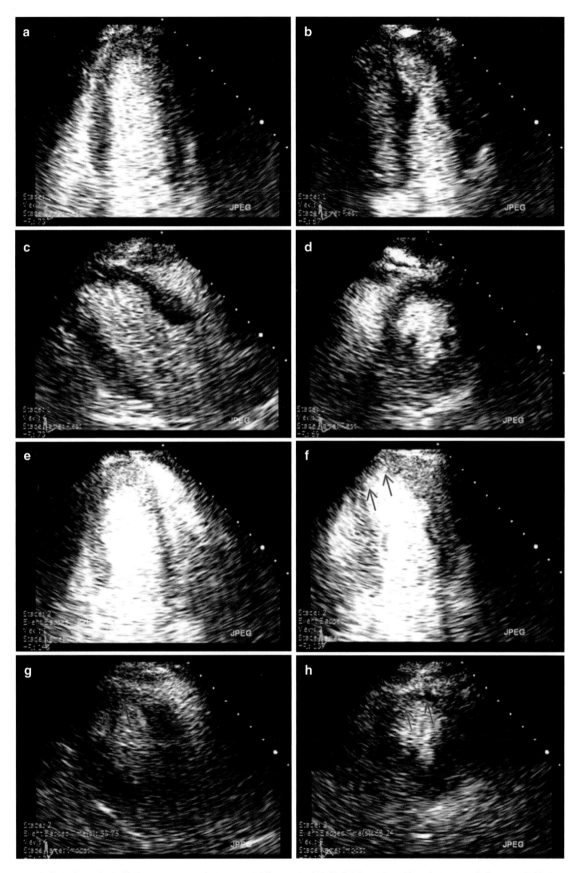

图 5.9　生理应激超声心动图，静息(a~d)和运动后(e~h)图像，显示诱导的中隔-心尖和前心尖室壁运动障碍(红色箭头所示)。(a)心尖四腔观(舒张末期)。(b)心尖四腔观(收缩末期)。(c)胸骨旁长轴图像(收缩末期)。(d)乳头肌水平胸骨旁短轴图像(收缩末期)。(e)应激心尖四腔观(舒张末期)。(f)应激心尖四腔观(收缩末期)。(g)应激胸骨旁长轴图像(收缩末期)。(h)乳头肌水平应激胸骨旁短轴图像(收缩末期)。

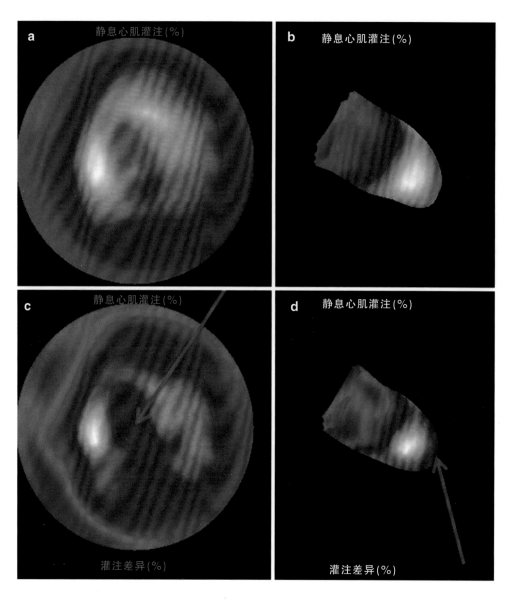

图 5.10 左心室 mIBG 扫描的牛眼图(a,c)和三维重建(b,d)图,显示明显的心尖缺陷(红色箭头所示)。

要点

- TTS 定义是除外冠状动脉疾病后在左心室、右心室或两个心室短暂区域性室壁运动异常的情况下出现胸痛症状。

- ECG 异常包括 ST 段抬高或压低、急性左束支传导阻滞、T 波倒置和 QTc 延长。后者是心脏停搏的危险因素,需要在急性期进行 ECG 监测。

- 考虑到心肌功能障碍的程度,相对于利钠肽的明显提高,肌钙蛋白的上升较弱。

- 基于心脏成像,TTS 主要有三种解剖变异:心尖部、中壁变异和倒置或基底部变异。

- CMR 通常会在 LGE 上显示无心肌梗死,但在 STIR 图像上有活跃的水肿或炎症。

- TTS 病理生理学复杂,目前只能理解一部分。其中一个最为接受的理论是把 TTS 描述为儿茶酚胺诱导心脏毒性的一种形式。

- 刺激运送 β2-AR 以应对高水平肾上腺素的假设可以解释区域室壁运动异常。

- TTS 可分为原发性(当确定有情绪压力时)或继发性(由另一种严重的疾病引发)。

- TTS 并不像以前报道的那样轻松:在急性期伴有各种心脏并发症(室性心律失常、心力衰竭或心源性休克),根据发表的不同队列研究得出其在医院死亡率约 5%。

- 随访期间,TTS 的存活率也比匹配队列组差,主要是继发性 TTS 患者。

- 癌症可以通过各种不同的机制产生 TTS。

- TTS 可能是一种未发现原发性应激源的副肿瘤综合征,这强调了随访这些患者的重要性。

参考文献

1. Lyon AR, et al. Current state of knowledge on Takotsubo syndrome: a position statement from the task force on Takotsubo syndrome of the Heart Failure Association of the European Society of Cardiology. Eur J Heart Fail. 2016;18:8–27.
2. El-Sayed AM, et al. Demographic and co-morbid predictors of stress (Takotsubo) cardiomyopathy. Am J Cardiol. 2012;110:1368–72.
3. Akashi YJ, et al. Epidemiology and pathophysiology of Takotsubo syndrome. Nat Rev Cardiol. 2015;12(7):387–97.
4. Lyon AR, et al. Stress (Takotsubo) cardiomyopathy—a novel pathophysiological hypothesis to explain catecholamine-induced acute myocardial stunning. Nat Clin Pract Cardiovasc Med. 2008;5(1):22–9.
5. Singh K, et al. Meta-analysis of clinical correlates of acute mortality in Takotsubo cardiomyopathy. Am J Cardiol. 2014;113:1420–8.
6. Isogai T, et al. Out-of-hospital versus in-hospital Takotsubo cardiomyopathy: analysis of 3719 patients in the Diagnosis Procedure Combination database in Japan. Int J Cardiol. 2014;176:413–7.
7. Morley-Smith AC, et al. Challenges of chronic cardiac problems in survivors of Takotsubo Syndrome. Heart Fail Clin. 2016;12(4):551–7.
8. Burgdof C, et al. Long-term prognosis of the transient left ventricular dysfunction syndrome (Tako-Tsubo cardiomyopathy): focus on malignancies. Eur J Heart Fail. 2008;10(10):1015–9.
9. Best L, et al. Microwave ablation of pulmonary metastases associated with perioperative Takotsubo cardiomyopathy. J Vasc Interv Radiol. 2014;25(7):1139–41.

第 6 章

化学治疗引起心肌病的机制与预防

Rohit Moudgil，Edward T.H. Yeh

摘 要

新的肿瘤治疗方法的出现在减轻癌症症状及治疗其转移方面取得了巨大的成功。然而，心脏毒性的副作用阻碍了抗癌疗法的充分利用。本章将阐明化学治疗诱导心肌病的一些机制，并将强调潜在的预防和治疗措施，以抑制抗癌药物的心脏毒性作用。本章目的是为临床医生提供必要的知识和指导，了解如何在肿瘤患者中治疗化学治疗相关心肌病。

关键词

化学治疗；心肌病

引言

有关心肌病首个"共识"的临床描述是由监督曲妥珠单抗临床试验的心脏审查和评估委员会制订的。它将药物相关的心脏毒性定义为以下一项或多项：①以由局限性或整个室壁运动异常引起的左心室射血分数（LVEF）减少为特征的心肌病；②有与充血性心力衰竭（CHF）相同的症状；③有与 CHF 相同的体征，如 S3 杂音、心动过速，或两者兼有；④初始 LVEF 下降至少 5%，直到小于 55%，伴心力衰竭（HF）的症状和体征；或无症状时，LVEF 减少至少 10%，直到小于 55%[1]。该描述有一定的局限性，因为它并不包括化学治疗后引发的所有心脏毒性作用（这是最初的意图），但是它确实能够很好地定义心肌病。

化学治疗相关心肌病传统上分为两种亚型（表6.1）。蒽环类抗生素引发的属于化学治疗相关的心功能下降Ⅰ型，其特征是不可逆的剂量依赖性的心肌损伤[2]。相反，化学治疗相关的心功能下降Ⅱ型主要见于靶向治疗，例如针对人表皮生长因子受体-2（HER2）的治疗，如曲妥珠单抗[3]。与Ⅰ型心功能下降不同的是，Ⅱ型的特征指虽心功能下降但并没有剂量依赖性反应，不导致超结构变化，并且由于其具有可逆性而预后较好。然而，该分类缺乏明确的科学数据并且容易误导他人，因为蒽环类抗生素可导可逆效应，且与曲妥珠单抗相关的心肌病，在极少数情况下也可以是不可逆的。蒽环类药物应用可导致在药物输注期间或之后不久发生急症，包括心律失常（室上性心动过速、心室异位心律），部分患者可伴有心力衰竭和心包炎-心肌炎综合征[4,5]。亚急性心脏毒性可在几周内发

表 6.1　化学治疗引起的心功能障碍

药物特性	阿霉素	曲妥珠单抗
对癌症相关心功能下降(CRCD)治疗的反应-临床过程	可能稳定,但潜在损害似乎是永久性和不可逆转的;在几个月或几年内的复发可能与连续性心脏应激有关	在2~4个月内恢复(达到或接近基线心脏状态)的可能性很高(可逆)
剂量效应	累计,剂量相关	与剂量无关
机制	拓扑异构酶Ⅱβ	阻止ERBB2信号传导
超结构	小泡;肌纤维紊乱和丢失;坏死(随着时间推移变化)	无明显的超结构异常
无创心脏检测	超声或核医学检查测定心脏射血分数降低:肌壁运动整体减少	超声或核医学检查测定心脏射血分数降低:肌壁运动整体减少
再刺激/应用结果	进展性功能障碍复发概率高,可导致难治性心力衰竭和死亡	更多证据显示再刺激/应用是相对安全的;仍需要更多数据
后期连续应力的影响	连续应激相关心功能下降事件概率高	连续应激相关心功能下降事件概率低

Modified from Ewer MS, Lippman SM. Type Ⅱ chemotherapy-related cardiac dysfunction: time to recognize a new entity. J Clin Oncol. 2005; 23: 2900–2902.

生,临床上类似于心肌炎,伴有左心室壁的水肿和增厚,并且与舒张功能障碍有关,且死亡率增加[6]。与晚期蒽环类药物介导的心脏毒性相比,这些亚急性患者中左心室功能有明显改善[4,7,8]。

图 6.1 显示了 1 例继发于多柔比星化学治疗的心肌病患者的 LVEF 改善情况。该病例为 19 岁男性,患有 L5 和 S1 椎骨骨肉瘤,他接受了手术和基于蒽环类药物的化学治疗, 阿霉素累计剂量为 540mg/m², 于 2003 年 12 月完成。此后不久,他因心功能下降的症状

和体征入院,并于 2004 年 1 月行超声心动图检查,显示 LVEF 为 20%,左心室内有血栓。入院后,他开始应用低分子肝素治疗血栓及应用 ACE-I、β 受体阻滞剂和螺内酯治疗心肌病。在接下来的几个月里,患者坚持服用心脏药物,左心室功能逐渐改善且在多次随访中处于正常范围(在我院的最后一次随访是在 2007 年 3 月)。

或者,可以应用曲妥珠单抗,虽然其也可导致不可逆的心功能下降,但发生率很低[9]。最近的 PHARE 临床试验表明,接受曲妥珠单抗治疗患者的心脏毒性

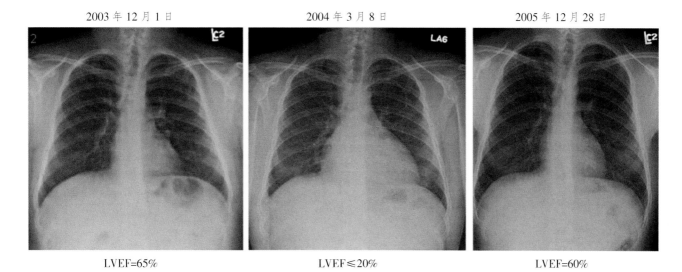

2003 年 12 月 1 日	2004 年 3 月 8 日	2005 年 12 月 28 日
LVEF=65%	LVEF≤20%	LVEF=60%

图 6.1　19 岁男性患者,L5 和 S1 椎骨骨肉瘤。患者接受手术和化学治疗,2003 年 12 月完成了阿霉素的累积剂量为 540mg/m²。在 2004 年 1 月,患者由于心脏功能下降症状和体征入院,超声心动图显示 LVEF 为 20%,左心室内血栓。入院后,患者开始服用低分子肝素治疗血栓,以及服用 ACE-I 药物、β 受体阻滞剂和螺内酯治疗心肌病。在接下来的几个月里,患者坚持服用心脏药物,左心室功能逐渐恢复,在多次随访中均在正常范围(最后随访时间为 2007 年 3 月)。LVEF 为 20% 时,胸片显示心脏扩大,化学治疗前心脏大小正常,随后 LVEF 正常。(Image courtesy of Dr. S.W.Yusuf.)

似乎与时间呈正相关,试验治疗组中小部分患者在 2 年后出现不可逆的心功能下降[9]。因此,现在应该重新审视这种分类,最近的研究已经在这种二分类子类型中划分出了一个灰色区域。

病例 1

47 岁女性患者,诊断为乳腺导管内癌。作为治疗方案的一部分,她接受了含阿霉素(300mg/m²)的新辅助化学治疗。行基线超声心动图显示 LVEF 为 63%。随后,她接受了化学治疗,6 个月后,作为心脏监测的一部分,她接受了超声心动图检查,显示 LVEF 为 53%。因此,出现了这样一个问题:这种客观的心功能下降的分子机制是什么?如果有的话,在这种无症状的患者中,可以使用哪种治疗策略。

蒽环类药物

临床观点

在对 4000 多例接受阿霉素(DOX)治疗的患者进行的回顾性分析中,von Hoff 及其同事[10]发现 2.2% 的患者出现了 CHF 的临床症状和体征。由于该研究基于临床评估确诊 CHF,正如作者自己所承认的,合并亚临床左心室功能障碍会导致 DOX 治疗患者中存在较高的心血管疾病发病率[10]。这项研究进一步得出结论,DOX 累积剂量为 550mg/m² 时明显增加心力衰竭的发病率[10]。该剂量现在被认为是蒽环类药物介导的心力衰竭发展的最大决定因素之一[11]。

随后,1988—1992 年间进行的 3 项临床试验(2 项乳腺癌和 1 项非小细胞肺癌),前瞻性地对 DOX 治疗的患者进行了心脏毒性评估。累积研究结果强调,心脏毒性似乎是具有剂量依赖性的(CHF 发病率在累积剂量为 400mg/m² 时为 5%,在 500mg/m² 时为 16%,在 550mg/m² 时为 26%)[11]。该情况在儿童人群中也是如此,随着蒽环类药物剂量的增加,患者发生心功能下降的风险也增加(图 6.2)。在接受剂量<240mg/m² DOX 患者的心内膜心肌活检标本中,可以看到组织病理学上的变化[12]。此外,即使剂量为 180~240mg/m²,约 30% 的患者仍会发生亚临床事件[13],而该事件是在接受治疗 13 年后观察到的。即使剂量低至 100mg/m² 也与心功能下降有关[12,14]。这些研究结果表明,蒽环类药物没有安全剂量。相反,早期研究表明,剂量高达 1000mg/m² 时,有部分患者并没有明显的心脏并发症[10]。因此,心肌病的个体易感性可能有很大差异。尽管如此,目前的共识仍是 DOX 能引起心肌病。

病理生理机制

蒽环类药物介导的心肌病已被进行了广泛研究,包括蒽环类药物介导的毒性途径、活性氧的产生及细胞内损伤铁复合物的形成。然而,新证据强调了拓扑异构酶 Ⅱ β(TOP Ⅱ β)作为 DOX 直接靶标的作用,这种作用提供了大多数涉及的由 DOX 介导的心肌病途径的统一机制。

DOX 诱导肿瘤细胞毒性作用的机制之一是通过拓扑异构酶 Ⅱ α 抑制介导,而且已经得到了充分研究[15]。

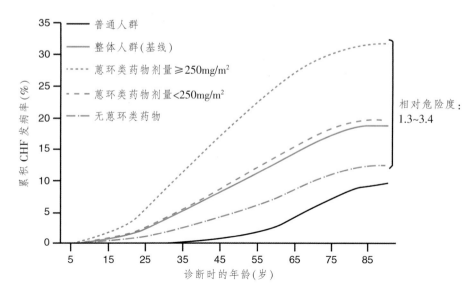

图 6.2　在儿科癌症存活者中,按蒽环类药物累积剂量分层的终身心力衰竭发病率。(Yeh JM,Nohria A,Diller L. Routine echocardiography screening for asymptomatic left ventricular dysfunction in childhood cancer survivors: a model-based estimation of the clinical and economic effects. Ann Intern Med 2014;160:661-71;with permission.)

然而，心脏仅表达 TOPⅡβ。最近的一项研究是关于
DOX 对于 TOPⅡβ 的影响，已经确定了由于产生三元
复合物（DNA/DOX/TOPⅡβ）双链断裂，随后产生活性
氧和线粒体损伤，从而破坏肌原纤维设置，最终导致
心功能下降。最终结果是收缩末期和舒张末期的容量
增加和射血分数的降低[16]（图 6.3）。其他研究也发现
在培养的心肌细胞经 DOX 处理后，p53 通路的激活
会导致 DNA 损伤，以及导致细胞凋亡和线粒体功能
障碍[17,18]。

右雷佐生（DEX）的应用为 TOPⅡβ 机制提供了确
定的证据。在各种临床前模型（如小鼠、大鼠、仓鼠、兔
子和狗）的体内，DEX 显示出针对 DOX 的明显心脏保
护作用[19-22]。此外，其心脏保护作用在 DOX 诱导心肌
病的急性和慢性模型中，都表现很明显[23,24]。这些发现
也扩展到参与各种临床试验的人类受试者中[21,25-28]。这
样看来，其主要机制可能是 DEX 可以阻断 ATP 水解
过程，并抑制 ATP 酶主结构域的重新开放，从而将拓
扑异构酶复合物捕获在 DNA 上并阻断酶转换[29]。因
此，DEX 在 TOPⅡβ 酶催化位点抑制 DOX 活性，从而
提供心脏保护作用。实质上，DOX/DNA/TOPⅡβ 三元
复合物可能是蒽环类药物介导的心肌病的主要介质。

当前蒽环类药物介导的心肌病的预防治疗

一级预防

持续输液

用缓慢输注代替推注给药不会显著影响蒽环类
药物的曲线下面积（AUC），但会降低心脏中蒽环类药
物的血药峰浓度和蒽环类药物的积累[30]。Cochrane 综
述[31]选定的 7 项随机临床试验（RCT）表明，与较短输
注时间相比，输注持续时间为 6 小时或更长时间的临
床心力衰竭发病率明显降低[相对危险度（RR）=0.27；
95%CI，0.09~0.81；5 项研究；557 例患者]。就峰值剂量
而言，DOX 不低于 60mg/m²（对照于 60mg/m² 或更高，
两项 RCT）、脂质体 DOX 为 25mg/m²（对照于 50mg/m²，
一项 RCT）和阿霉素峰剂量为 83mg/m²（对照于
110mg/m²，一项 RCT）时，没有一项研究结果显示临床
心力衰竭发病率较低[31]。因此，将蒽环类药物输注增加
至 6 小时或更长时间，可在一定程度上降低临床心力

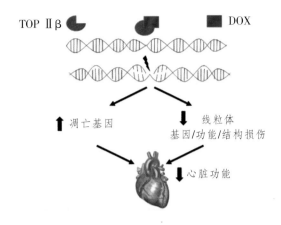

图 6.3　DOX/DNA/TOPⅡβ 三元复合物的原理示意图。该三元
复合物的激活导致凋亡信号通路的上调。此外，它还下调了线粒
体功能。这两种途径的最终结果都会引起总体上心脏功能下降，
导致充血性心力衰竭。

衰竭和亚临床心脏损害的风险[71]。然而，该评价仅针对
患有实体瘤的成年人群。

在儿童中，输注蒽环类药物的结果令人失望。一
项针对患有高风险急性淋巴细胞白血病的儿童随机
临床试验发现，在诊断后中位随访 8 年期间，与推注
给药相比，连续输注并不能提供额外的心脏保护[32]。10
年的随访也显示连续输注没有额外的疗效[32]。其他研
究也进一步证实了这一点，这些研究还调查了患者治
疗后 5~7 年的心血管疾病结果[33,34]。不过，尽管缺乏心
脏保护作用的证据，通过连续输注给予蒽环类药物仍
然被纳入心脏保护的儿科治疗方案[32]。

聚乙二醇化脂质体 DOX

聚乙二醇化脂质体 DOX 由包封在脂质体中的
DOX 盐酸盐的水性核心构成，而脂质体的外面被一层
表面对外的甲氧基聚乙二醇的保护性亲水性覆盖[35,36]。
以 PEG 化脂质体形式递送 DOX 降低了血液中游离
DOX 的循环浓度，并导致肿瘤细胞对药物的选择性
摄取。

在 3 项随机[37-39]、开放、多中心临床试验中，用聚
乙二醇化脂质体 DOX 进行的单药治疗表明了它在转
移性乳腺癌的一线治疗中与 DOX 或卡培他滨一样有
效，并且对紫杉醇耐药的难治性转移性乳腺癌与长春
瑞滨或丝裂霉素联合长春瑞滨一样有效。

与常规 DOX 和其他可用的化学治疗药物相比，
聚乙二醇化脂质体 DOX 显示出有利的心脏安全性。
最常见的治疗相关不良事件包括骨髓抑制、手-足综

合征和口腔炎,这些不良事件可以通过适当的支持治疗加以控制[40]。因此,聚乙二醇化脂质体 DOX 是治疗各种恶性肿瘤(包括转移性乳腺癌、卵巢癌、多发性骨髓瘤和与艾滋病相关的卡波西肉瘤)的合适之选[41]。然而,与药物治疗有关的高经济成本,阻碍了其像普通蒽环类药物治疗一样的广泛应用[42]。

右雷佐生(DEX)

DEX(ICRF-187、ADR-529)和相应的外消旋混合物——雷佐生(ICRF-159、ADR-159)是最初由 Creighton 等人开发的双二氧哌嗪试剂[43],作为潜在的抗癌剂。虽然它是作为抗癌剂开发的,但早期用于 TOP Ⅱ β 基因敲除小鼠的 H9c2 成肌细胞和成纤维细胞,Lyu 等[44]已经提出母体化合物 DEX 通过抑制蒽环类药物诱导的由 TOP Ⅱ β 介导的 DNA 损伤来起到保护作用,从而打开了一扇 DEX 作为蒽环类药物诱导的心脏毒性保护剂的大门。

有更多的证据支持 DEX 在 DOX 治疗的群体中显示出心脏保护作用。DEX 对蒽环类药物诱导的心脏毒性的显著作用已在多项有关成人和儿童患者的临床试验中得到一致证实[27,28,45-50]。重要的是,临床采用不同 DEX/蒽环类药物比率和不同蒽环类亚型的化学治疗方案,均达到了显著的心脏保护作用。临床检查(心脏事件和 CHF 症状的发病率)、心功能检查(超声心动图或放射性核素心室造影)、生化标志物分析(例如,心肌肌钙蛋白的血浆浓度)和(或)心内膜心肌活检分析均已经评估了 DEX 的心脏保护潜在能力[27,28,45,46,48,50]。目前,DEX 已经通过了所有临床前和临床研究阶段,最终在欧洲和美国被批准用于对蒽环类药物治疗患者的心脏保护(右丙亚胺和辛卡德),最近也批准了几种通用制剂(Procard 和 Cardynax)。最近,DEX 也被批准用于治疗蒽环类药物的意外外渗。因此,DEX 作为抗蒽环类药物诱导的心脏毒性保护剂的作用已得到确立。

虽然尚未得到充分证明,但有一项Ⅲ期临床试验证实了 DEX 对蒽环类药物抗癌作用有明显潜在干扰的可能性[28]。在该临床试验中(n=293),报告的客观缓解有显著差异(47%对 61%,P=0.019)。虽然安慰剂组中的高缓解率非常罕见,但在这些研究中,其他研究终点(包括存活或疾病进展时间)没有受到影响,并且 DEX 对肿瘤反应的潜在负面影响仍然被仔细校验[28,49]。然而,对所有随机临床试验数据的 Meta 分析

并没有发现支持这种假设的证据[47,51]。尽管如此,美国临床肿瘤学会的化学治疗和放射治疗专家组仍保持谨慎态度,并建议仅在非常有限的条件下使用 DEX(例如,接受了超过 300mg/m² 的蒽环类药物剂量的转移乳腺癌患者和有可能从 DOX 继续治疗中受益的患者)[52]。而现在这一警示性说明应该被重新进行审视了。

二级预防

β 受体阻滞剂

β 受体阻滞剂一直是治疗各种心血管疾病的基石。小规模的初始研究证明了 β 受体阻滞剂对蒽环类药物心脏毒性的有益作用[53-55]。在一项小型随机安慰剂对照临床研究中,最初接受蒽环类药物治疗同时服用卡维地洛的患者,在 6 个月时能够保持心脏收缩和舒张功能[53]。来自 OVERCOME 试验(PreventiOn of Left Ventricular dysfunction with Enalapril and CaRve-diolol in patients submitted to intensive Chem-Otherapy for the treatment of Malignant hEmopathies)的最新数据也表明,β 受体阻滞剂与血管紧张素转换酶 (ACE)抑制剂的联合治疗可能有助于预防蒽环类药物诱导的心脏毒性,同时与安慰剂相比,接受治疗的患者 LVEF 变化不明显,且死亡率或心力衰竭发病率降低[56]。表 6.2 提供了一些临床试验的摘要。

PRADA 试验(即乳腺癌辅助治疗期间预防心功能下降)被设计为当时最大的临床试验,以观察化学治疗介导的心脏毒性。这是一项随机、安慰剂对照、2×2 因子的双盲试验,目的是通过在术后化学治疗和放射治疗期间,同时给予血管紧张素受体阻滞剂(ARB)(坎地沙坦)和 β 受体阻滞剂(美托洛尔)来评估是否可以完全或部分预防左心室功能障碍和(或)损伤[57]。PRADA 的重要发现是,与 ARB 坎地沙坦不同,美托洛尔作为一种 β 受体阻滞剂,并不能阻止接受蒽环类药物和曲妥珠单抗治疗的乳腺癌患者常见的 LVEF 早期下降,但这两类心脏药物是治疗缺血性和高血压性心肌病的主要用药[58]。这些发现也许是由于该研究的某些局限性。最令人担忧的是,该研究的参与者数量很少,但却是化学治疗介导的心脏毒性领域的最大临床试验。研究的另一个局限性是,患者队列具有极低心血管风险:基线时每组患者的糖尿病发病率低于 4%,高血压少于 7%。因此,试验人群的中度和重度心力衰

表 6.2　化学治疗介导的心脏功能下降的心脏保护治疗方法

治疗和作者	人群和治疗	总人数	治疗	随访时间	结果
β 受体阻滞剂					
Kalay 等[53]	在乳腺癌、淋巴瘤等应用蒽环类药物	50	卡维地洛 12.5mg，每日 1 次对安慰剂	6 个月	射血分数：卡维地洛组 68.9% 对 52.3%（$P <$ 0.001）
Seicean 等[54]	蒽环类药物和曲妥珠单抗	318	连续 BB（n=106）对不连续 BB（n=212）	3.2 年	新发生的 HF 发病率较低 连续 BB 组对无 BB 组的 HF 事件：5 对 27（P=0.008）
Kaya 等[55]	在乳腺癌应用计划化学治疗	45	Nebivolol 每日 5mg 对安慰剂	在基线和化学治疗 6 个月后，超声心动图和 N 末端脑钠肽前体	Nebivolol 组中的 LVEF、收缩末期和舒张末期的容积（P=0.01） 治疗组 N 末端脑钠肽降低
血管紧张素转换酶抑制剂或血管紧张素受体拮抗剂					
Cardinale 等[59]	在 AML、复发或难治性霍奇金淋巴瘤、尤因肉瘤应用高剂量化学治疗	114	Enalpril 每日 20mg 对无	末次高剂量化学治疗后 1 个月，继续 1 年	LVEF 绝对下降超过 10%，低于正常值（LEVEF，50%）（43% 对 0）（$P <$ 0.001）
Cadeddu 等[65]	在实体瘤应用表柔比星	49	替米沙坦每日 40mg 对安慰剂	在基线和每次表柔比星应用后第 7 天，超声、TD、应变率（SR）、血浆炎症和氧化应激标志物的水平	应变率受损：表柔比星峰值 200mg/m² （各组之间无显著差异），但在 300mg/m² 和 400mg/m² 组仅在替米沙坦组中 SR 正常（P<0.001）。安慰剂组中 ROS 和白介素-6 的显著增加
Nakamae 等[66]	在非霍奇金淋巴瘤应用 CHOP 方案	40	Valsartan 每日 80mg 对无	化学治疗前以及 CHOP 7 天治疗开始后的第 3、5、7 天的神经内分泌激素、超声和心电图参数	Valsartan 明显防止左心室舒张末期内径、QTc 分散和脑钠肽升高的增加（P<0.05），血压或心率无显著变化
螺内酯					
Akpek 等[68]	在乳腺癌应用蒽环类药物	83	每天 25mg 对安慰剂	LVEF、CKMB、肌钙蛋白、氧化应激指数和舒张期参数	螺内酯组 LVEF 下降，从（67±6.1）% 至（65.7±7.4）%（P=0.094）。对照组，从（67.7±6.3）% 到（53.6±6.8）%（P<0.001）。治疗组的舒张功能等级受到保护（P<0.001）。治疗组的 CKMB、肌钙蛋白和氧化应激指数较低

AML，急性髓细胞性白血病；BB，β 受体阻滞剂；CHOP，CHOP 化学治疗方案（环磷酰胺、阿霉素、长春新碱和泼尼松龙）；CKMB，肌酸激酶同工酶；HF，心力衰竭；ROS，活性氧；TD，组织多普勒。

竭的发病率极低,导致结论难以推广到症状人群。此外,我们已知乳腺癌治疗后心肌病的发病率随着时间的推移而增加,而从β受体阻滞剂的角度来看,该研究随访时间较短也令人担忧。

血管紧张素转换酶抑制剂(ACEI)和血管紧张素2受体阻滞剂(ARB)

对 114 例基线 LVEF 正常但在给予高剂量蒽环类药物后 72 小时内肌钙蛋白 I 水平高的患者,进行了依那普利作用的研究。在完成化学治疗后,这些患者被随机分为依那普利组或安慰剂组,随访 12 个月[59]。对照组大约一半(43%)达到主要终点,ACEI 治疗组达到主要终点的比例为 0(LVEF 降低>10%)。此外,对照组患者中有 30 例心脏事件,而在应用 ACEI 治疗的患者中只有 1 例心脏事件[59]。因此,早期给予依那普利被证明是有心脏保护作用的[59]。另外一项前瞻性研究检测了 ACEI 对应用表柔比星治疗的乳腺癌患者的影响。接受 ACEI 患者的 LVEF 有所增加,提示 ACEI 应该成为癌症患者左心室功能障碍治疗的一部分[60]。这些研究是后来显示出 ACEI 有益作用的 OVERCOME 临床试验设计的立足点[56]。

相反,在年轻人群中,一项包括 18 例曾经接受过阿霉素治疗的儿童癌症长期存活者的试验报道,依那普利治疗后左心室功能得到改善,但这种改善在治疗的 10 年后消失,表明 ACEI 的作用是短暂的[61]。2004 年,Silber 等人[62]报道了一项随机、双盲、对照临床试验的结果,该试验比较了依那普利与安慰剂对 135 例儿童癌症长期存活者的影响。这些患者在蒽环类药物治疗的随后任何时间发现至少有 1 项心脏异常而入组。结果表明,在依那普利组和安慰剂组之间的每年最大心脏指数的变化率无差异[0.30L/(min·m²) 对 0.18L/(min·m²);P=0.55]。

一种可能的解释是,ACEI 不能为儿童提供长期保护,原因是蒽环类药物诱导的心肌病具有限制性[63]。除了缺乏在儿童中的长期有益证据外,这一群体的研究依从性可能也是一个问题。在接受化学治疗的儿童癌症人群中,ACEI 治疗的不良反应是众所周知的,包括低血压、头晕、疲劳和慢性神经内分泌激素抑制[64],这可能会导致依从性问题。因此,ACEI 的作用在儿童癌症人群的长期随访中可能有限。

在接受蒽环类药物治疗的患者中,ARB 也曾作为心脏保护剂而被研究过[65]。在一项针对霍奇金淋巴瘤接受阿霉素治疗的患者的小型研究中,发现缬沙坦对急性心脏病有保护作用[66]。在一项随机对照试验中,同时接受替米沙坦和表柔比星的患者,其 LVEF 和应变率也显示出了收缩功能的保留[67]。总体而言,ARB 似乎具有与 ACEI 相同的心脏保护作用。

安体舒通(螺内酯)

虽然β受体阻滞剂和 ACEI 的研究数目是有限的,但在一项研究中发现了螺内酯的作用。83 例被诊断为乳腺癌的女性患者随机地分为螺内酯组和对照组[68]。螺内酯组给予患者 25mg/d 的螺内酯剂量。螺内酯组有 43 例患者[平均年龄(50±11)岁],对照组有 40 例患者[平均年龄(51±10)岁]。LVEF 在螺内酯组从(67.0±6.1)%降至(65.7±7.4)%(P=0.094),在对照组从(67.7±6.3)%降至(53.6±6.8)%(P<0.001)[68]。采用常规线性模型时,螺内酯组间 LVEF 下降的相互作用明显低于对照组(P<0.001)[68]。在安体舒通组,受试者的舒张功能等级受到保护(P=0.096),而对照组受试者的舒张功能等级显示恶化(P<0.001)[68]。因此,该研究表明,螺内酯可能在抗化学治疗介导的心脏毒性的心脏保护中发挥作用。未来的临床试验 NCT01708798 正在进行中,主要针对醛固酮拮抗剂依普利酮是否有预防阿霉素诱导的心脏毒性的潜在能力,这将在一项包括乳腺癌患者的随机对照试验中进行探索。

他汀类药物

关于他汀类药物治疗蒽环类药物诱导的心脏毒性的临床数据很少。在对使用蒽环类药物治疗的 201 例乳腺癌患者进行的一项回顾性观察性研究中,64 例患者因其他适应证使用他汀类药物,与趋向性匹配对照组相比,因 HF 住院治疗的风险降低(风险比为 0.3,95%CI,0.1~0.9,P<0.03)[69]。在一项小型临床试验中,40 例接受含蒽环类药物化学治疗方案的患者被随机分配至接受阿托伐他汀组或不接受干预组。与阿托伐他汀组相比,对照组显示 LVEF 明显恶化,左心室维度测量明显变化,且有统计学意义。与对照组相比,阿托伐他汀组患者 LVEF 低于 50%的发病率较低(5%对 25%,P<0.18)(但差别无统计学意义)[70]。表 6.2 提供了心脏保护治疗方法的总结。

尽管目前有各种各样的抗心力衰竭药物治疗,但迅速给药是遏制蒽环类药物介导的心肌病的基石。在一项研究中,包括 201 例因蒽环类药物介导的心肌病导致 LVEF≤45% 的患者,当注意到 LVEF 进行性降低时,立刻给予 β 受体阻滞剂(卡维地洛)和 ACEI(依那普利)。LVEF 的测量时间/频率为入组时 1 次,前 3 个月每月 1 次,后两年内每 3 个月 1 次,之后每 6 个月 1 次[平均随访(36±27)个月]。根据 LVEF 的完全、部分或无恢复,患者被分为缓解者、部分缓解者或无缓解者。该研究发现大约一半的患者对治疗有反应 (图 6.4)。在本研究中,缓解者显示累积心脏事件的发生率低于部分缓解者和无缓解者(分别为 5%、31% 和 29%;P<0.001)[71]。此外,无缓解者的比例随着蒽环类药物使用和治疗心力衰竭药物使用时间延长而提高[71](图 6.5)。因此,及时诊断和即时治疗干预应成为向肿瘤患者提供心脏临床治疗的中心方向(图 6.5)[71]。

重新审视病例 1

47 岁女性患者,乳腺导管内癌接受阿霉素治疗,心脏射血分数从 63% 下降到 53%,但无症状。在临床上,暂时停用蒽环类药物(与肿瘤医生讨论后),并启动 β 受体阻滞剂或 ACEI,继续药物的化学治疗和密切的超声心动图监测。理想情况下,重新开始的化学治疗应当缓慢连续输液超过 6 小时,因为它已被证明对心脏是有保护作用的。基于临床实践经验的简洁指南,已概述在我们机构的小册子《MD 安德森心脏肿瘤学的实践指南》(*M.D. Anderson Practices in Onco-Cardiology*)中,该指南可在线免费下载(图 6.6)[72]。

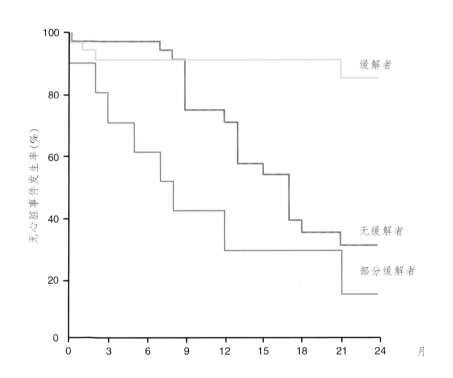

图 6.4 心脏事件在 2 年研究时间的累积发生率。(Cardinale D et al. J Am Coll Cardiol. 2010;55;213–220. with permission.)

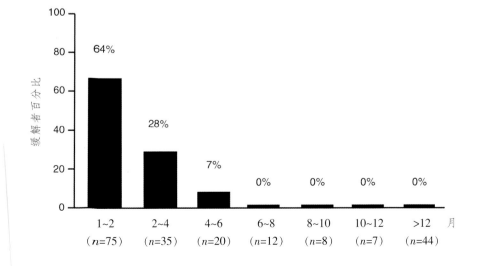

图 6.5 从蒽环类药物应用时间到启动心力衰竭治疗时间间隔的缓解者百分比。(Cardinale D et al. J Am Coll Cardiol. 2010;55;213–220. with permission.)

病例 2

52 岁女性患者,乳腺癌,HER2 阳性转移淋巴结,行乳房切除术和淋巴结活检。化学治疗前超声心动图显示射血分数为 57%,使用曲妥珠单抗后 6 个月随访时,主诉疲劳,超声采用 Simpson 方法显示射血分数为 47%。因此,存在的问题是,促使 Ⅱ 型心肌病形成的分子机制是什么,以及可用什么治疗策略来抑制射血分数的降低。最重要的是,尽管射血分数在降低,我们是否可以重新利用曲妥珠单抗来完成化学治疗疗程?

HER2/ERB2 靶向治疗

临床观点

曲妥珠单抗是一种抗人表皮生长因子受体酪氨酸激酶(HER2-ERBB2)的单克隆抗体,它是调节细胞

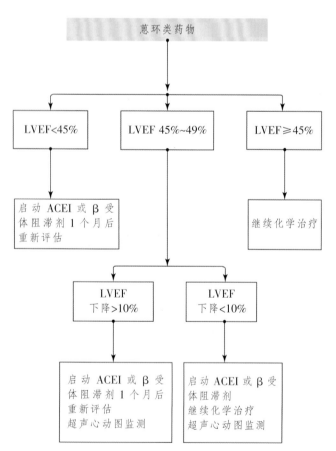

图 6.6 Hassan S.和 Banchs J.应用左心室射血分数监测心脏毒性。内容来自《2015 年 MD 安德森心脏肿瘤学的实践指南》。

生长和细胞内修复的细胞受体家族的一成员[73]。人表皮生长因子受体-2(HER2)的过度表达发生在大约 25% 的乳腺癌中,并且具有增殖和转移潜能。曲妥珠单抗已用于人表皮生长因子受体-2 阳性(HER2+ve)乳腺癌,可显著降低复发率和总体死亡率。转移性乳腺癌患者的一项关键性研究表明,曲妥珠单抗能够降低 33% 的 1 年死亡率,可延长 5 个月的中位生存期[74]。

首先注意到曲妥珠单抗的心脏副作用是在 1998 年美国食品和药物管理局批准的试验中[1]。在这些试验中,曲妥珠单抗列为标准疗法中的首选,该标准疗法由紫杉醇或阿霉素和环磷酰胺组成。后期分析显示,接受紫杉醇联合曲妥珠单抗治疗的患者,“心脏毒性”发病率高达 11%,而单独使用紫杉醇的患者仅为 1%~4%[74]。接受曲妥珠单抗和蒽环类药物联合治疗的患者,心脏毒性的发病率更高。蒽环类药物,如阿霉素[75],本身就是心脏毒性药物,但曲妥珠单抗的加入导致心脏症状的发病率从 13%(单独使用阿霉素)协同增加到 27%(与曲妥珠单抗联合使用时)。此外,16% 接受该组合治疗的患者发生了严重的慢性心力衰竭(纽约心脏病协会 Ⅲ 级和 Ⅳ 级)[1]。随后,几项大型临床试验证实了曲妥珠单抗在增加癌症无病生存率方面的重要性,但也证实了曲妥珠单抗与心力衰竭的关系[76,77]。当蒽环类药物不再与曲妥珠单抗同时使用时,心肌病的发病率降至 13%,但这些患者以往都接受过蒽环类药物的治疗。在辅助化学治疗的临床试验中,当蒽环类药物不再用于治疗方案时,仅 1.7%~4.1% 的曲妥珠单抗治疗患者发生 CHF[76,77]。因此,曲妥珠单抗带有可能诱发心肌病的黑匣子警告。

曲妥珠单抗相关的心脏损伤包括不同程度的左心室收缩功能障碍和偶致心力衰竭,但心电图无改变[78]。症状通常是轻度或中度的,并且随着医疗处理和终止药物治疗而改善[79,80]。这种改善通常在曲妥珠单抗戒断后约 6 周内出现并且可能出现得更早[81]。症状改善后,通常可以重新进行曲妥珠单抗治疗[79-81]。曲妥珠单抗诱导的心脏毒性的可逆性可以通过这样的事实来解释:该化合物不会通过导致细胞死亡,而只是通过诱导收缩蛋白结构的变化而仅引起暂时性的功能障碍[82]。在进一步的如随机对照试验所示的一致意见中,心脏毒性的风险受限于给药时间。这些是 Ⅱ 型化学治疗相关心脏损害的特征[3]。

病理生理机制

早期研究表明，小鼠 ERB-B2 受体酪氨酸激酶 2（ERBB2）及其激活配体神经调节蛋白-1（NRG1）在心脏发育过程中发挥着不可或缺的作用。ERBB2 激活 ERK 和 PI3K/Akt 通路，促进心肌细胞存活[83]，在具有心脏特异性 ERBB2 缺失的小鼠心脏中的抗凋亡蛋白 BCL-XL 表达，部分地阻止了心室扩张和在成年期看到的收缩性受损，这些表明 ERBB2 信号传导对于正常的心肌细胞功能本身是重要的[84]。

曲妥珠单抗是对 ERBB2 亚结构域Ⅳ的人源化单克隆抗体[85]。这导致 ERBB2-ERBB3 复合物的破坏，在不存在与 ERBB3 配体结合时的 ERBB2 过表达优先形成 ERBB2-ERBB3 复合物[85]。但是这种破坏的确切机制仍不清楚。这些复合物的破坏抑制了 PI3K 信号传导和 Akt 活化，并解释了曲妥珠单抗在 ERBB2 扩增的肿瘤细胞中的抗增殖作用。因此，曲妥珠单抗仅抑制配体非依赖性信号传递[86]。另一方面，帕妥珠单抗是一种针对亚结构域Ⅱ的人源化单克隆抗体，该区域是 ERBB2 的二聚化臂[87]。帕妥珠单抗导致配体诱导的 ERBB2 信号，而不是配体非依赖性 ERBB2 信号的传导抑制，从而仅在配体存在下抑制信号转导[86]。另外，拉帕替尼是 ERBB1 和 ERBB2 的小分子酪氨酸激酶抑制剂[88]。拉帕替尼阻断酪氨酸激酶活性，不管该活动是否由配体触发，仍可抑制依赖性和独立配体双机制[86,89,90]。根据这一论断，拉帕替尼应该引起类似的（或者更多）心肌病发病率，但在临床上却非如此。精确的机制目前尚未有明确描述。

预防曲妥珠单抗诱导心肌病的疗法

在心脏评审和评估委员会（CREC）对 82 例曲妥珠单抗诱导心肌病女性患者的分析[3]中，有 79% 的患者对常规治疗有反应，包括 ACEI、利尿剂、强心苷和其他正性肌力药物。接受或不接受其他蒽环类药物治疗的患者与接受或不接受肌钙蛋白升高治疗的患者之间的恢复潜力存在显著差异，这在基线或使用曲妥珠单抗的前两个周期中均有体现，提示了一种相互作用的现象，详见下文[3,91]。停用曲妥珠单抗使 84% 患者的射血分数在平均 1.5 个月的时间内完全恢复[3]。该研究队列中，有超过 75% 的患者重新应用了曲妥珠单抗，其中 88% 的患者的心脏参数无任何明显变化[3]。

2009 年，英国国家癌症研究所发布了对曲妥珠单抗治疗乳腺癌患者的心脏健康管理的建议。读者可以参考这一临床资源，从而对曲妥珠单抗诱导的心肌病进行有效管理[92]。此外，《MD 安德森心脏肿瘤学的实践指南》中也概述了如何治疗在化学治疗药物背景下的心力衰竭，以及如何进行各种治疗[72]。我们鼓励读者将这些来源免费的信息用于临床实践中。

预防策略

合并心血管疾病会使应用心脏毒性化学治疗药物的患者产生不良预后。疾病和治疗双负担已被证明可导致体重增加[93]和体力活动减少[94,95]，从而可能增加心血管疾病风险。5721 例无症状女性参加了 St. James 女性心脏项目进行基线评估，利用"跑步机测试代谢当量（MET）"测量运动耐力。这些患者中，MET 水平每下降一个单位，Framingham 预测风险评分调整后的死亡率增加 17%[96]。这种结果可以通过女性运动训练来缓解，运动训练可以改善心血管功能，尤其是乳腺癌患者[97,98]。此外，2012 年的 Cochrane 综述评价显示了定期锻炼对癌症患者的生活质量有益处[99]。总之，这些报告强调了心血管健康的重要性。因此，预防和治疗应围绕这些不利的风险因素进行。

建议所有患者在使用已知会导致癌症治疗相关心功能不全（CRTCD）的药物化学治疗前进行基线筛查，应用经胸超声心动图检查 [欧洲肿瘤内科学会（ESMO）指南的Ⅰ A 级推荐][100]。该指南建议应确定已存在心功能受损的患者，以便可以修改他们的治疗方案。其他方法如生物标志物和风险预测模型，可用于对患者进行风险分层。然而，生物标志物的使用和风险预测模型尚未纳入实践标准。ESMO 指南建议在基线治疗期间的第 3、6 和 9 个月，以及治疗开始后第 12 个月和第 18 个月（Ⅰ A 级推荐）评估心脏功能[100]。此后，根据临床指征，建议经胸超声心动图监测频率为每年 1 次或每年 2 次[100]。一项经胸超声心动图检查应包括评估 LVEF、室壁运动、舒张功能障碍和应激性。美国超声心动图学会（ASE）和欧洲超声心动图学会（EAE）都建议使用改良的双平面 Simpson 方法结合室壁运动评分指数来计算 LVEF[1,101,102]。这些建议主要基于蒽环类药物治疗研究，有关曲妥珠单抗的数据很少。然而，表 6.3 概述了各种医疗机构推荐的多种监测策略[103-105]。

在二级预防上，对于早期乳腺癌女性患者，应该

表 6.3　心功能下降检测指南

	指南	年	推荐
Plana 等[103]	美国超声心动图学会/欧洲心血管成像协会：多方式成像评价	2014	蒽环类药物治疗→采用 3D 或 2D 超声、GLS 和肌钙蛋白 I 测量行基线 LVEF 评估。如果不正常，心内科会诊。如果正常，完成治疗时和 6 个月后随访。如果剂量>240mg/m²，在每增加 50mg/m² 之前，推荐 LVEF、GLS 和肌钙蛋白检查
Virani 等[104]	加拿大心血管协会指南：评估和管理癌症治疗的心血管并发症	2016	1.我们推荐在癌症治疗之前、期间和之后使用相同的成像方式和方法来确定 LVEF（建议，低水平证据） 2.我们建议在接受有潜在心脏毒性癌症治疗的患者中，把"心肌应变成像"列为是一种早期检测亚临床左心室功能障碍的方法（建议，低水平证据） 3.我们建议在接受有心脏毒性药物且造成早期左心室功能障碍的癌症患者中，考虑连续使用心肌标志物（如 BNP、肌钙蛋白），以便早期发现心脏毒性（弱建议，中等水平证据）
Zamorano 等[105]	在 ESC 实践准则委员会的主持下编写的关于癌症治疗和心血管毒性的意见书	2016	超声心动图：①基于 3D 的 LVEF；②基于 2D Simpson 方法 LVEF；③GLS • LVEF：下降到 LLN 以下 >10% 的值时，表明存在心脏毒性 • GIS：从基线减少相对>15%时，表明存在心脏毒性风险 核医学心脏成像（MUGA） • 降低>10%且 LVEF<50%时，确定患者有心脏毒性 心脏磁共振 • 当其他技术是非诊断性的或目的是确认存在左心室功能障碍时（LVEF 为边缘值），通常使用 心脏生物标志物：（肌钙蛋白 I-高敏感性，肌钙蛋白 I-BNP-NT-proBNP） • 上升时，确定接受蒽环类药物的患者能够受益于 ACEI • 在监测高危患者中哪些患者需要进一步调查时，常规应用 BNP 和 NT-proBNP

ESC，欧洲心脏病学会；BNP，脑钠肽；GLS，整体纵向应变测量；LIN，正态性下限值。

停止使用心脏毒性药物治疗，并尽可能用非心脏毒性治疗替代。对于患有转移性 HER2 扩增乳腺癌的女性患者，暂停 HER2 靶向药物，使用 β 受体阻滞剂和 ACEI 治疗，然后谨慎地重新开始 HER2 靶向药物通常是可行的，同时要长期使用 β 受体阻滞剂和 ACEI[106]。此外，一般人群经验显示，无症状但射血分数低于50%的个体在随后的 9~10 年内的全因死亡率增加约 3.5 倍[107]。因此，根据 ESMO 指南，在 LVEF<50%的无症状女性中应考虑使用 ACEI。此外，对于有症状和无症状但 LVEF<40%的患者，建议联合使用 ACEI 和 β 受体阻滞剂[100]。ESMO 临床实践指南还提出了基于连续 LVEF 测量法去指导暂时或停止使用曲妥珠单抗治疗的算法[100]。需注意的是，修改或停止癌症治疗的决定应由心脏科医生、肿瘤科医生、其他医疗保健参与者和患者本人组成的治疗团队做出。

重新审视病例 2

52 岁女性患者，化学治疗前超声心动图显示 LVEF 为57%，曲妥珠单抗应用后 6 个月，出现疲劳症状，超声心动图显示 Simpson 方法的 LVEF 为47%。因此，停止应用曲妥珠单抗。开始使用心脏保护剂如 ACEI 和 β 受体阻滞剂，并行超声心动图的密切监测。一旦达到目标射血分数（≥54%），可以重新使用曲妥珠单抗。该恢复过程是快速的，并且心功能下降的复发可能性很小。

结论

心肌病是一种公认的由许多抗癌药物引起的心脏毒性疾病。一级预防是必不可少的基本措施，因此采用识别和治疗潜在心脏危险因素的主动方法是至关重要的。另外，在患有化学治疗相关心肌病的患者中，应该在疾病早期采取简洁且有效的方法。学会区别心肌病的类型也很重要，因为它们的治疗方法不仅不同，而且结果也是多样的。因此，所有其他可能的病因（如冠心病、心肌炎），无论是促进因素，还是单一原因,都应该被排除。我们不能用相同的方法描述所有的心肌病或心脏毒性,并且我们仍然需要提高在该领域的认识以识别、理解并减弱(如果不能改善的话)化学治疗诱导的心肌病。

参考文献

1. Seidman A, Hudis C, Pierri MK, et al. Cardiac dysfunction in the trastuzumab clinical trials experience. J Clin Oncol. 2002;20:1215–21.
2. Theodoulou M, Seidman AD. Cardiac effects of adjuvant therapy for early breast cancer. Semin Oncol. 2003;30:730–9.
3. Ewer MS, Lippman SM. Type II chemotherapy-related cardiac dysfunction: time to recognize a new entity. J Clin Oncol. 2005;23:2900–2.
4. Hayek ER, Speakman E, Rehmus E. Acute doxorubicin cardiotoxicity. N Engl J Med. 2005;352:2456–7.
5. Bristow MR, Mason JW, Billingham ME, Daniels JR. Doxorubicin cardiomyopathy: evaluation by phonocardiography, endomyocardial biopsy, and cardiac catheterization. Ann Intern Med. 1978;88:168–75.
6. Lenihan DJ. Progression of heart failure from AHA/ACC stage A to stage B or even C: can we all agree we should try to prevent this from happening? J Am Coll Cardiol. 2012;60:2513–4.
7. Bristow MR, Thompson PD, Martin RP, Mason JW, Billingham ME, Harrison DC. Early anthracycline cardiotoxicity. Am J Med. 1978;65:823–32.
8. Dazzi H, Kaufmann K, Follath F. Anthracycline-induced acute cardiotoxicity in adults treated for leukaemia. Analysis of the clinico-pathological aspects of documented acute anthracycline-induced cardiotoxicity in patients treated for acute leukaemia at the University Hospital of Zurich, Switzerland, between 1990 and 1996. Ann Oncol. 2001;12:963–6.
9. Pivot X, Romieu G, Debled M, et al. 6 months versus 12 months of adjuvant trastuzumab for patients with HER2-positive early breast cancer (PHARE): a randomised phase 3 trial. Lancet Oncol. 2013;14:741–8.
10. Von Hoff DD, Layard MW, Basa P, et al. Risk factors for doxorubicin-induced congestive heart failure. Ann Intern Med. 1979;91:710–7.
11. Swain SM, Whaley FS, Ewer MS. Congestive heart failure in patients treated with doxorubicin: a retrospective analysis of three trials. Cancer. 2003;97:2869–79.
12. Nysom K, Holm K, Lipsitz SR, et al. Relationship between cumulative anthracycline dose and late cardiotoxicity in childhood acute lymphoblastic leukemia. J Clin Oncol. 1998;16:545–50.
13. Vandecruys E, Mondelaers V, De Wolf D, Benoit Y, Suys B. Late cardiotoxicity after low dose of anthracycline therapy for acute lymphoblastic leukemia in childhood. J Cancer Surviv. 2012;6:95–101.
14. van der Pal HJ, van Dalen EC, Hauptmann M, et al. Cardiac function in 5-year survivors of childhood cancer: a long-term follow-up study. Arch Intern Med. 2010;170:1247–55.
15. Bodley A, Liu LF, Israel M, et al. DNA topoisomerase II-mediated interaction of doxorubicin and daunorubicin congeners with DNA. Cancer Res. 1989;49:5969–78.
16. Zhang S, Liu X, Bawa-Khalfe T, et al. Identification of the molecular basis of doxorubicin-induced cardiotoxicity. Nat Med. 2012;18:1639–42.
17. L'Ecuyer T, Sanjeev S, Thomas R, et al. DNA damage is an early event in doxorubicin-induced cardiac myocyte death. Am J Physiol Heart Circ Physiol. 2006;291:H1273–80.
18. Liu J, Mao W, Ding B, Liang CS. ERKs/p53 signal transduction pathway is involved in doxorubicin-induced apoptosis in H9c2 cells and cardiomyocytes. Am J Physiol Heart Circ Physiol. 2008;295:H1956–65.
19. Hasinoff BB, Herman EH. Dexrazoxane: how it works in cardiac and tumor cells. Is it a prodrug or is it a drug? Cardiovasc Toxicol. 2007;7:140–4.
20. Herman EH, el-Hage A, Ferrans VJ. Protective effect of ICRF-187 on doxorubicin-induced cardiac and renal toxicity in spontaneously hypertensive (SHR) and normotensive (WKY) rats. Toxicol Appl Pharmacol. 1988;92:42–53.
21. Herman EH, Ferrans VJ. Preclinical animal models of cardiac protection from anthracycline-induced cardiotoxicity. Semin Oncol. 1998;25:15–21.
22. Herman EH, Zhang J, Chadwick DP, Ferrans VJ. Comparison of the protective effects of amifostine and dexrazoxane against the toxicity of doxorubicin in spontaneously hypertensive rats. Cancer Chemother Pharmacol. 2000;45:329–34.
23. Herman EH, Ferrans VJ. Timing of treatment with ICRF-187 and its effect on chronic doxorubicin cardiotoxicity. Cancer Chemother Pharmacol. 1993;32:445–9.
24. Rao VA, Zhang J, Klein SR, et al. The iron chelator Dp44mT inhibits the proliferation of cancer cells but fails to protect from doxorubicin-induced cardiotoxicity in spontaneously hypertensive rats. Cancer Chemother Pharmacol. 2011;68:1125–34.
25. Imondi AR. Preclinical models of cardiac protection and testing for effects of dexrazoxane on doxorubicin antitumor effects. Semin Oncol. 1998;25:22–30.
26. Lipshultz SE, Colan SD, Gelber RD, Perez-Atayde AR, Sallan SE, Sanders SP. Late cardiac effects of doxorubicin therapy for acute lymphoblastic leukemia in childhood. N Engl J Med. 1991;324:808–15.
27. Marty M, Espie M, Llombart A, et al. Multicenter randomized phase III study of the cardioprotective effect of dexrazoxane (Cardioxane) in advanced/metastatic breast cancer patients treated with anthracycline-based chemotherapy. Ann Oncol. 2006;17:614–22.
28. Swain SM, Whaley FS, Gerber MC, et al. Cardioprotection with dexrazoxane for doxorubicin-containing therapy in advanced breast cancer. J Clin Oncol. 1997;15:1318–32.
29. Nitiss JL. Targeting DNA topoisomerase II in cancer chemotherapy. Nat Rev Cancer. 2009;9:338–50.
30. Minotti G, Menna P, Salvatorelli E, Cairo G, Gianni L. Anthracyclines: molecular advances and pharmacologic developments in antitumor activity and cardiotoxicity. Pharmacol Rev. 2004;56:185–229.
31. van Dalen EC, van der Pal HJ, Caron HN, Kremer LC. Different dosage schedules for reducing cardiotoxicity in cancer patients receiving anthracycline chemotherapy. Cochrane Database Syst Rev. 2009;(4):CD005008.
32. Lipshultz SE, Miller TL, Lipsitz SR, et al. Continuous versus bolus infusion of doxorubicin in children with ALL: long-term cardiac outcomes. Pediatrics. 2012;130:1003–11.
33. Gupta M, Steinherz PG, Cheung NK, Steinherz L. Late cardiotoxicity after bolus versus infusion anthracycline therapy for childhood cancers. Med Pediatr Oncol. 2003;40:343–7.
34. Levitt GA, Dorup I, Sorensen K, Sullivan I. Does anthracycline administration by infusion in children affect late cardiotoxicity? Br J Haematol. 2004;124:463–8.
35. Pignata S, Scambia G, Ferrandina G, et al. Carboplatin plus paclitaxel versus carboplatin plus pegylated liposomal doxorubicin as first-line treatment for patients with ovarian cancer: the MITO-2 randomized phase III trial. J Clin Oncol. 2011;29:3628–35.
36. Sharpe M, Easthope SE, Keating GM, Lamb HM. Polyethylene glycol-liposomal doxorubicin: a review of its use in the management of solid and haematological malignancies and AIDS-related Kaposi's sarcoma. Drugs. 2002;62:2089–126.
37. Al-Batran SE, Guntner M, Pauligk C, et al. Anthracycline rechallenge using pegylated liposomal doxorubicin in patients with metastatic breast cancer: a pooled analysis using individual data from four prospective trials. Br J Cancer. 2010;103:1518–23.
38. Keller AM, Mennel RG, Georgoulias VA, et al. Randomized phase III trial of pegylated liposomal doxorubicin versus vinorelbine or

mitomycin C plus vinblastine in women with taxane-refractory advanced breast cancer. J Clin Oncol. 2004;22:3893–901.

39. O'Brien ME, Wigler N, Inbar M, et al. Reduced cardiotoxicity and comparable efficacy in a phase III trial of pegylated liposomal doxorubicin HCl (CAELYX/Doxil) versus conventional doxorubicin for first-line treatment of metastatic breast cancer. Ann Oncol. 2004;15:440–9.

40. Agency EM. Caelyx (doxorubicin hydrochloride in a pegylated liposomal formulation). 2011. http://www.ema.europa.eu/docs/en_GB/document_library/EPAR_-_Product_Information/human/000089/WC500020180.pdf

41. Duggan ST, Keating GM. Pegylated liposomal doxorubicin: a review of its use in metastatic breast cancer, ovarian cancer, multiple myeloma and AIDS-related Kaposi's sarcoma. Drugs. 2011;71:2531–58.

42. Smith DH, Adams JR, Johnston SR, Gordon A, Drummond MF, Bennett CL. A comparative economic analysis of pegylated liposomal doxorubicin versus topotecan in ovarian cancer in the USA and the UK. Ann Oncol. 2002;13:1590–7.

43. Creighton AM, Birnie GD. The effect of bisdioxopiperazines on the synthesis of deoxyribonucleic acid, ribonucleic acid and protein in growing mouse-embryo fibroblasts. Biochem J. 1969;114:58P.

44. Lyu YL, Kerrigan JE, Lin CP, et al. Topoisomerase IIbeta mediated DNA double-strand breaks: implications in doxorubicin cardiotoxicity and prevention by dexrazoxane. Cancer Res. 2007;67:8839–46.

45. Lipshultz SE, Rifai N, Dalton VM, et al. The effect of dexrazoxane on myocardial injury in doxorubicin-treated children with acute lymphoblastic leukemia. N Engl J Med. 2004;351:145–53.

46. Lipshultz SE, Scully RE, Lipsitz SR, et al. Assessment of dexrazoxane as a cardioprotectant in doxorubicin-treated children with high-risk acute lymphoblastic leukaemia: long-term follow-up of a prospective, randomised, multicentre trial. Lancet Oncol. 2010;11:950–61.

47. Seymour L, Bramwell V, Moran LA. Use of dexrazoxane as a cardioprotectant in patients receiving doxorubicin or epirubicin chemotherapy for the treatment of cancer. The Provincial Systemic Treatment Disease Site Group. Cancer Prev Control. 1999;3:145–59.

48. Speyer JL, Green MD, Zeleniuch-Jacquotte A, et al. ICRF-187 permits longer treatment with doxorubicin in women with breast cancer. J Clin Oncol. 1992;10:117–27.

49. Swain SM, Vici P. The current and future role of dexrazoxane as a cardioprotectant in anthracycline treatment: expert panel review. J Cancer Res Clin Oncol. 2004;130:1–7.

50. Yu Y, Kalinowski DS, Kovacevic Z, et al. Thiosemicarbazones from the old to new: iron chelators that are more than just ribonucleotide reductase inhibitors. J Med Chem. 2009;52:5271–94.

51. van Dalen EC, Caron HN, Dickinson HO, Kremer LC. Cardioprotective interventions for cancer patients receiving anthracyclines. Cochrane Database Syst Rev. 2011;(6):CD003917.

52. Schuchter LM, Hensley ML, Meropol NJ, Winer EP, American Society of Clinical Oncology C, Radiotherapy Expert P. 2002 update of recommendations for the use of chemotherapy and radiotherapy protectants: clinical practice guidelines of the American Society of Clinical Oncology. J Clin Oncol. 2002;20:2895–903.

53. Kalay N, Basar E, Ozdogru I, et al. Protective effects of carvedilol against anthracycline-induced cardiomyopathy. J Am Coll Cardiol. 2006;48:2258–62.

54. Seicean S, Seicean A, Alan N, Plana JC, Budd GT, Marwick TH. Cardioprotective effect of beta-adrenoceptor blockade in patients with breast cancer undergoing chemotherapy: follow-up study of heart failure. Circ Heart Fail. 2013;6:420–6.

55. Kaya MG, Ozkan M, Gunebakmaz O, et al. Protective effects of nebivolol against anthracycline-induced cardiomyopathy: a randomized control study. Int J Cardiol. 2013;167:2306–10.

56. Bosch X, Rovira M, Sitges M, et al. Enalapril and carvedilol for preventing chemotherapy-induced left ventricular systolic dysfunction in patients with malignant hemopathies: the OVERCOME trial (preventiOn of left Ventricular dysfunction with Enalapril and caRvedilol in patients submitted to intensive ChemOtherapy for the treatment of Malignant hEmopathies). J Am Coll Cardiol. 2013;61:2355–62.

57. Heck SL, Gulati G, Ree AH, et al. Rationale and design of the prevention of cardiac dysfunction during an Adjuvant Breast Cancer Therapy (PRADA) Trial. Cardiology. 2012;123:240–7.

58. Gulati G, Heck SL, Ree AH, et al. Prevention of cardiac dysfunction during adjuvant breast cancer therapy (PRADA): a 2 × 2 factorial, randomized, placebo-controlled, double-blind clinical trial of candesartan and metoprolol. Eur Heart J. 2016;37(21):1671–80.

59. Cardinale D, Colombo A, Sandri MT, et al. Prevention of high-dose chemotherapy-induced cardiotoxicity in high-risk patients by angiotensin-converting enzyme inhibition. Circulation. 2006;114:2474–81.

60. Jensen BV, Skovsgaard T, Nielsen SL. Functional monitoring of anthracycline cardiotoxicity: a prospective, blinded, long-term observational study of outcome in 120 patients. Ann Oncol. 2002;13:699–709.

61. Lipshultz SE, Lipsitz SR, Sallan SE, et al. Long-term enalapril therapy for left ventricular dysfunction in doxorubicin-treated survivors of childhood cancer. J Clin Oncol. 2002;20:4517–22.

62. Silber JH, Cnaan A, Clark BJ, et al. Enalapril to prevent cardiac function decline in long-term survivors of pediatric cancer exposed to anthracyclines. J Clin Oncol. 2004;22:820–8.

63. Barry E, Alvarez JA, Scully RE, Miller TL, Lipshultz SE. Anthracycline-induced cardiotoxicity: course, pathophysiology, prevention and management. Expert Opin Pharmacother. 2007;8:1039–58.

64. Sieswerda E, van Dalen EC, Postma A, Cheuk DK, Caron HN, Kremer LC. Medical interventions for treating anthracycline-induced symptomatic and asymptomatic cardiotoxicity during and after treatment for childhood cancer. Cochrane Database Syst Rev. 2011;(9):CD008011.

65. Cadeddu C, Piras A, Mantovani G, et al. Protective effects of the angiotensin II receptor blocker telmisartan on epirubicin-induced inflammation, oxidative stress, and early ventricular impairment. Am Heart J. 2010;160:487.e1–7.

66. Nakamae H, Tsumura K, Terada Y, et al. Notable effects of angiotensin II receptor blocker, valsartan, on acute cardiotoxic changes after standard chemotherapy with cyclophosphamide, doxorubicin, vincristine, and prednisolone. Cancer. 2005;104:2492–8.

67. Dessi M, Madeddu C, Piras A, et al. Long-term, up to 18 months, protective effects of the angiotensin II receptor blocker telmisartan on Epirubin-induced inflammation and oxidative stress assessed by serial strain rate. Springplus. 2013;2:198.

68. Akpek M, Ozdogru I, Sahin O, et al. Protective effects of spironolactone against anthracycline-induced cardiomyopathy. Eur J Heart Fail. 2015;17:81–9.

69. Seicean S, Seicean A, Plana JC, Budd GT, Marwick TH. Effect of statin therapy on the risk for incident heart failure in patients with breast cancer receiving anthracycline chemotherapy: an observational clinical cohort study. J Am Coll Cardiol. 2012;60:2384–90.

70. Acar Z, Kale A, Turgut M, et al. Efficiency of atorvastatin in the protection of anthracycline-induced cardiomyopathy. J Am Coll Cardiol. 2011;58:988–9.

71. Cardinale D, Colombo A, Lamantia G, et al. Anthracycline-induced cardiomyopathy: clinical relevance and response to pharmacologic therapy. J Am Coll Cardiol. 2010;55:213–20.

72. Hassan SB, Banchs J. Monitoring cardiotoxicity with left ventricular ejection fraction; MD Anderson Practices in Onco-Cardiology. 2016 by Department of Cardiology, The University of Texas MD Anderson Cancer Center. ISBN;978-1-944785-94-9.

73. Yarden Y. The EGFR family and its ligands in human cancer. signalling mechanisms and therapeutic opportunities. Eur J Cancer.

2001;37 Suppl 4:S3–8.

74. Slamon DJ, Leyland-Jones B, Shak S, et al. Use of chemotherapy plus a monoclonal antibody against HER2 for metastatic breast cancer that overexpresses HER2. N Engl J Med. 2001;344:783–92.

75. Chen B, Peng X, Pentassuglia L, Lim CC, Sawyer DB. Molecular and cellular mechanisms of anthracycline cardiotoxicity. Cardiovasc Toxicol. 2007;7:114–21.

76. Bird BR, Swain SM. Cardiac toxicity in breast cancer survivors: review of potential cardiac problems. Clin Cancer Res. 2008;14:14–24.

77. Hudis CA. Trastuzumab—mechanism of action and use in clinical practice. N Engl J Med. 2007;357:39–51.

78. Yavas O, Yazici M, Eren O, Oyan B. The acute effect of trastuzumab infusion on ECG parameters in metastatic breast cancer patients. Swiss Med Wkly. 2007;137:556–8.

79. Keefe DL. Trastuzumab-associated cardiotoxicity. Cancer. 2002;95:1592–600.

80. Perez EA, Rodeheffer R. Clinical cardiac tolerability of trastuzumab. J Clin Oncol. 2004;22:322–9.

81. Ewer MS, Vooletich MT, Durand JB, et al. Reversibility of trastuzumab-related cardiotoxicity: new insights based on clinical course and response to medical treatment. J Clin Oncol. 2005;23:7820–6.

82. de Azambuja E, Bedard PL, Suter T, Piccart-Gebhart M. Cardiac toxicity with anti-HER-2 therapies: what have we learned so far? Target Oncol. 2009;4:77–88.

83. Zhao YY, Sawyer DR, Baliga RR, et al. Neuregulins promote survival and growth of cardiac myocytes. Persistence of ErbB2 and ErbB4 expression in neonatal and adult ventricular myocytes. J Biol Chem. 1998;273:10261–9.

84. Crone SA, Zhao YY, Fan L, et al. ErbB2 is essential in the prevention of dilated cardiomyopathy. Nat Med. 2002;8:459–65.

85. Junttila TT, Akita RW, Parsons K, et al. Ligand-independent HER2/HER3/PI3K complex is disrupted by trastuzumab and is effectively inhibited by the PI3K inhibitor GDC-0941. Cancer Cell. 2009;15:429–40.

86. De Keulenaer GW, Doggen K, Lemmens K. The vulnerability of the heart as a pluricellular paracrine organ: lessons from unexpected triggers of heart failure in targeted ErbB2 anticancer therapy. Circ Res. 2010;106:35–46.

87. Badache A, Hynes NE. A new therapeutic antibody masks ErbB2 to its partners. Cancer Cell. 2004;5:299–301.

88. Cameron DA, Stein S. Drug Insight: intracellular inhibitors of HER2—clinical development of lapatinib in breast cancer. Nat Clin Pract Oncol. 2008;5:512–20.

89. Rusnak DW, Lackey K, Affleck K, et al. The effects of the novel, reversible epidermal growth factor receptor/ErbB-2 tyrosine kinase inhibitor, GW2016, on the growth of human normal and tumor-derived cell lines in vitro and in vivo. Mol Cancer Ther. 2001;1:85–94.

90. Xia W, Mullin RJ, Keith BR, et al. Anti-tumor activity of GW572016: a dual tyrosine kinase inhibitor blocks EGF activation of EGFR/erbB2 and downstream Erk1/2 and AKT pathways. Oncogene. 2002;21:6255–63.

91. Cardinale D, Colombo A, Torrisi R, et al. Trastuzumab-induced cardiotoxicity: clinical and prognostic implications of troponin I evaluation. J Clin Oncol. 2010;28:3910–6.

92. Jones AL, Barlow M, Barrett-Lee PJ, et al. Management of cardiac health in trastuzumab-treated patients with breast cancer: updated United Kingdom National Cancer Research Institute recommendations for monitoring. Br J Cancer. 2009;100:684–92.

93. Rock CL, Flatt SW, Newman V, et al. Factors associated with weight gain in women after diagnosis of breast cancer. Women's Healthy Eating and Living Study Group. J Am Diet Assoc. 1999;99:1212–21.

94. Koelwyn GJ, Khouri M, Mackey JR, Douglas PS, Jones LW. Running on empty: cardiovascular reserve capacity and late effects of therapy in cancer survivorship. J Clin Oncol. 2012;30:4458–61.

95. Irwin ML, Crumley D, McTiernan A, et al. Physical activity levels before and after a diagnosis of breast carcinoma: the Health, Eating, Activity, and Lifestyle (HEAL) study. Cancer. 2003;97:1746–57.

96. Gulati M, Pandey DK, Arnsdorf MF, et al. Exercise capacity and the risk of death in women: the St James Women Take Heart Project. Circulation. 2003;108:1554–9.

97. Giallauria F, Fattirolli F, Tramarin R, et al. Clinical characteristics and course of patients with diabetes entering cardiac rehabilitation. Diabetes Res Clin Pract. 2015;107:267–72.

98. Giallauria F, Maresca L, Vitelli A, et al. Exercise training improves heart rate recovery in women with breast cancer. Springplus. 2015;4:388.

99. Mishra SI, Scherer RW, Snyder C, Geigle PM, Berlanstein DR, Topaloglu O. Exercise interventions on health-related quality of life for people with cancer during active treatment. Cochrane Database Syst Rev. 2012;(8):CD008465.

100. Curigliano G, Cardinale D, Suter T, et al. Cardiovascular toxicity induced by chemotherapy, targeted agents and radiotherapy: ESMO Clinical Practice Guidelines. Ann Oncol. 2012;23 Suppl 7:vii155–66.

101. Lang RM, Bierig M, Devereux RB, et al. Recommendations for chamber quantification: a report from the American Society of Echocardiography's Guidelines and Standards Committee and the Chamber Quantification Writing Group, developed in conjunction with the European Association of Echocardiography, a branch of the European Society of Cardiology. J Am Soc Echocardiogr. 2005;18:1440–63.

102. Moja L, Tagliabue L, Balduzzi S, et al. Trastuzumab containing regimens for early breast cancer. Cochrane Database Syst Rev. 2012;(4):CD006243.

103. Plana JC, Galderisi M, Barac A, et al. Expert consensus for multimodality imaging evaluation of adult patients during and after cancer therapy: a report from the American Society of Echocardiography and the European Association of Cardiovascular Imaging. Eur Heart J Cardiovasc Imaging. 2014;15:1063–93.

104. Virani SA, Dent S, Brezden-Masley C, et al. Canadian Cardiovascular Society Guidelines for Evaluation and Management of Cardiovascular Complications of Cancer Therapy. Can J Cardiol. 2016;32:831–41.

105. Zamorano JL, Lancellotti P, Rodriguez Munoz D, et al. 2016 ESC Position Paper on cancer treatments and cardiovascular toxicity developed under the auspices of the ESC Committee for Practice Guidelines: The Task Force for cancer treatments and cardiovascular toxicity of the European Society of Cardiology (ESC). Eur Heart J. 2016;37:2768–801.

106. Vaz-Luis I, Keating NL, Lin NU, Lii H, Winer EP, Freedman RA. Duration and toxicity of adjuvant trastuzumab in older patients with early-stage breast cancer: a population-based study. J Clin Oncol. 2014;32:927–34.

107. Yeboah J, Rodriguez CJ, Stacey B, et al. Prognosis of individuals with asymptomatic left ventricular systolic dysfunction in the multi-ethnic study of atherosclerosis (MESA). Circulation. 2012;126:2713–9.

第 7 章

放射相关性心血管疾病

S. Wamique Yusuf

摘 要

众所周知,放射治疗的常见并发症包括心血管疾病。这尤其见于已接受纵隔治疗的霍奇金淋巴瘤存活者中。

在本章中,我们将介绍一些与放射性心脏病相关的常见情况。

关键词

放射;血管;心脏病

癌症治疗方法的进步使得儿童恶性肿瘤存活者数量不断增加。仅在美国,2014 年 1 月 1 日就有近 1450 万有癌症病史的儿童和成人存活,据估计,到 2024 年,癌症存活者人数将增加到近 1900 万[1]。但是这些癌症患者中的一些患者正受到治疗的长期副作用的折磨。接受纵隔和胸壁放射治疗的患者中有一个公认的晚期继发效应就是心血管疾病(CVD)[2]。

放射和心脏病可能的因果关联数据主要来自对接受放射治疗(RT)的霍奇金淋巴瘤(HL)和乳腺癌患者的研究。

在以前接受过 RT 的 HL 的长期存活者中,CVD 是最常见的死亡原因之一[3]。接受纵隔 RT 的 HL 患者,其死于心肌梗死的相对风险比普通人群高 3 倍[4]。先前接受纵隔 RT 的患者发生冠状动脉疾病(CAD)、心脏瓣膜病、充血性心力衰竭(CHF)、心包和传导系统疾病的风险也是增加的[1,5]。心脏病事件的发生率随着时间的推移而增加,可影响年轻人,并且与心脏的放射剂量有关[5,6]。

包括 8 项乳腺癌随机试验的 Meta 分析发现,接受 RT 治疗女性患者的心脏病死亡率增加了 62%[7]。心脏病和随后的心脏病发展曲线在经过 RT 10 年后急剧上升[8]。

放射性血管损伤的基本机制是内皮功能障碍、炎症机制的激活、细胞因子和生长因子的释放伴有细胞浸润、纤维蛋白渗入组织促进胶原沉积(最终可能导致纤维化)[9]。

本章将阐述在有先前 RT 病史患者中常见的一些心血管疾病。

RT 可影响心包、心肌、冠状血管、瓣膜和传导系统,其中心包最常受累(表 7.1)。

急性心包炎

在 RT 期间患有急性心包炎的患者,常出现胸痛、低烧和非特异性心电图改变。有时可以看到经典的心电图表现(图 7.1)。

患者接受常规治疗,包括非甾体抗炎药(NSAID)、秋水仙碱和类固醇(用于其他耐药病例)。通常会继续

表 7.1　放射相关性心血管疾病临床表现

受累组织	临床表现	组织学表现
心包	急性心包炎 慢性心包积液 收缩性心包炎	纤维心包增厚、纤维粘连、慢性炎性浸润
心肌	心肌炎 心肌病 充血性心力衰竭 舒张性功能障碍	胶原蛋白(特别是 1 型)增加、间质纤维化、心肌灌注缺损
血管树	冠状动脉疾病 血管阻塞 颈动脉狭窄	血管内皮的纤维组织增殖、中间层损坏伴外层明显增厚和纤维化
传导系统	心脏阻滞	传导系统的纤维化
心内膜	瓣膜病(狭窄/反流)	叶瓣/尖突纤维化、钙化、增厚

治疗主要恶性肿瘤。超声心动图可能显示或不显示少量的心包积液。心包积液的病例应在 4~6 周后进行一定限制性超声心动图检查跟踪。大多数情况下,积液可通过药物治疗解决。RT 后发生心包积液的患者,即使是较少量时,也应定期进行超声心动图检查,因为有极少数患者可能会演变成慢性心包积液。

慢性心包积液

慢性心包积液可在 RT 完成数月或数年后发生。慢性心包积液的发生通常是通过偶然观察到胸片的心影扩大,或在 CT 扫描时发现心包积液的,影像检查是以随访的方式常规进行的(图 7.2 和图 7.3)。部分患者可能出现疲劳、劳累时呼吸困难和下肢水肿这些症状。

以下病例为由 RT 引起的慢性心包积液。

49 岁男性患者,Ⅲ期肺癌,2006 年 1 月完成 70Gy 的胸部 RT。于 2007 年 12 月 3 日在诊所随访,一般情况良好,诉每天步行 5 英里(1 英里=1.6km)仅感到最轻微呼吸急促。胸部 X 线检查显示心脏增大(图 7.2)。CT 扫描显示缓慢增加的心包积液(图 7.3)。

后行超声心动图显示大量心包积液,具有心脏压塞表现,为此行心包穿刺术。心包积液仅显示炎症细

急性心包炎

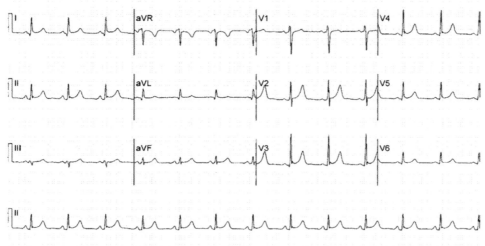

图 7.1　12 导联心电图显示所有导联下的凹形 ST 升高和 aVR 压低,提示急性心包炎。肺癌患者 RT 期间的心包性胸痛表现。

心包积液

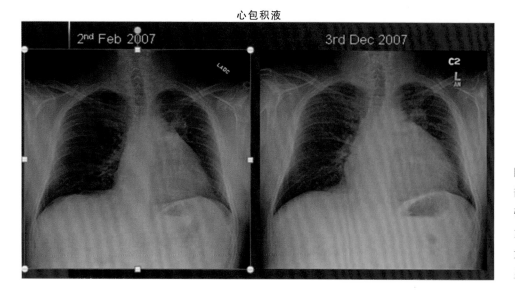

图 7.2　2007 年 2 月 2 日,胸部 X 线片显示较少心包积液引起的轻微心脏增大。2007 年 12 月 3 日,胸部 X 线片显示大量心包积液引起的心脏明显增大。

慢性心包积液

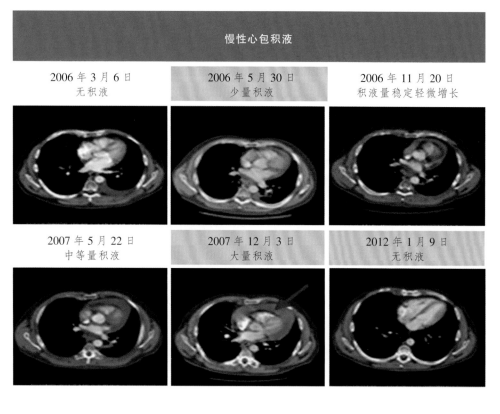

图 7.3　CT 扫描显示慢性心包积液的发展情况。2006 年 3 月 6 日的 CT 扫描显示无心包积液。随后于 2006 年 5 月 30 日进行的 CT 扫描显示少量心包积液,后在 2007 年 12 月逐渐增量变多,需要行心包积液引流。2012 年 1 月 9 日 CT 扫描显示心包积液已没有再积聚。红色箭头所示为大量心包积液。

胞,无恶性肿瘤细胞。随后的多次随访超声心动图显示无液体重新积聚。最后一次是 2014 年在诊所随访时,患者无不适症状且一般情况良好。

缩窄性心包炎

　　心包缩窄可在 RT 完成多年后发生。患者通常表现为疲劳、呼吸困难和心力衰竭。

　　图 7.4 显示了一例年轻男性患者在 1984 年因 HL 完成纵隔和颈部 RT(40Gy)的情况。他在 2005 年因完全房室传导阻滞行永久起搏器植入术。2007 年 3 月,他出现了心包积液,行心包穿刺和心包开窗。症状持续存在,进一步评估证实有心包缩窄,患者于 2007 年 4 月接受了心包剥离术。冠状动脉造影也显示 LAD 狭窄 50%。图 7.5 显示了缩窄性心包炎的血流动力学表现。

缩 窄 性 心 包 炎

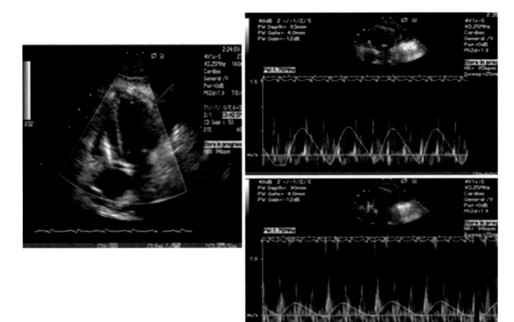

图 7.4 超声心动图显示心包增厚、随呼吸变化的二尖瓣和三尖瓣流入变化和右心室永久性起搏器。红色箭头所示为增厚的心包,蓝色箭头所示为右心室的起搏器导线。

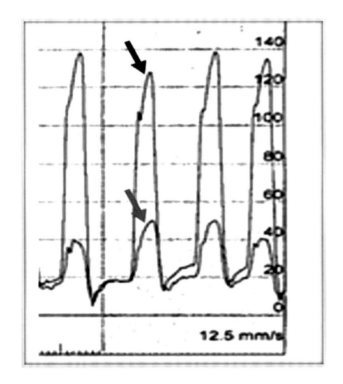

图 7.5 缩窄性心包炎:血流动力学显示心室不协调(相互依存),右心室(RV)压力增加,以及在呼吸吸入期间的同期左心室(LV)压力减少。该患者患有因胸外科手术引起的缩窄性心包炎(红色箭头所示为 RV,黑色箭头所示为 LV)。

冠状动脉疾病(CAD)

RT 完成后,可能会出现多例 CAD。经常受到影响的是在 RT 野内的近端血管。然而,已知照射也会影响小血管。大约 50%的乳腺癌 RT 患者会出现无症状的心脏血液灌注缺损,并且可以早在 RT 后 6 个月就出现[10]。

以下诸多病例说明了症状性和无症状性放射性CAD 的发展过程(图 7.6 和图 7.7)。

根据 ACC / AHA 指南,在治疗患有放射性 CAD 的患者时,对稳定疾病采用积极的药物治疗,对不稳定的疾病进行经皮血管干预。由于显著纵隔纤维化和乳内动脉受累,外科手术干预有时可能更具有挑战性。

心脏瓣膜病

在纵隔照射后,无症状性瓣膜病(特别是主动脉)的发病率很高[11]。大多数病变为轻度反流[11]。严重瓣膜病很少发生。图 7.8 显示的病例为放射性瓣膜病。

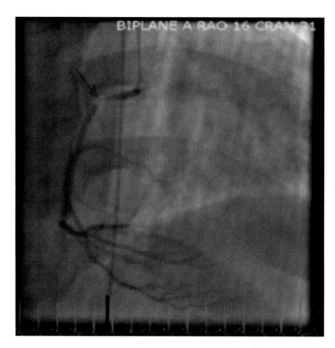

图 7.6　34 岁女性患者,糖尿病史,无其他危险因素。她于 2005 年 11 月完成了 HL 的 RT。2014 年 1 月,她出现了非 ST 段抬高心肌梗死(NSTEMI)。冠状动脉造影显示右冠状动脉(RCA)近端狭窄, 因此她接受经皮冠状动脉介入治疗。红色箭头所示为 RCA 近端狭窄。(Image courtesy of Dr. C. Iliescu.)

血管钙化和狭窄

以下病例说明了主要血管的钙化和狭窄的发展过程(图 7.9 至图 7.11)。

心肌病

心肌病也是一种已知并发症,而心肌应变成像是一种检测行 RT 患者心肌异常的新方法[12](图 7.12)。

传导系统障碍

在完成 RT 多年后, 可发生由于传导系统纤维化引起的房室传导阻滞(图 7.13)。

讨论

如上述诸多病例所示,放射会导致心包、瓣膜、血管、心肌和传导系统的疾病。

应努力防止这些并发症的发生。随着 RT 技术进展和剂量减少, 这些发病率可能会在一段时间内降低,但从全球范围讲,仍有许多患者会受到这些 RT 后心血管副作用的影响。

对于接受纵隔 RT 的患者,在基线评估时,应根据现有指南确定和治疗临床危险因素,如吸烟、高脂血症、糖尿病和高血压。在基线评估时,还应完善血脂谱、甲状腺功能、12 导联心电图和超声心动图等。

RT 相关瓣膜病(RAVD)的发病率和发展程度与 RT 后的时间有关。例如,一项针对具有 RT 史的患者的研究发现,2~10 年前接受 RT 患者的中–重度主动

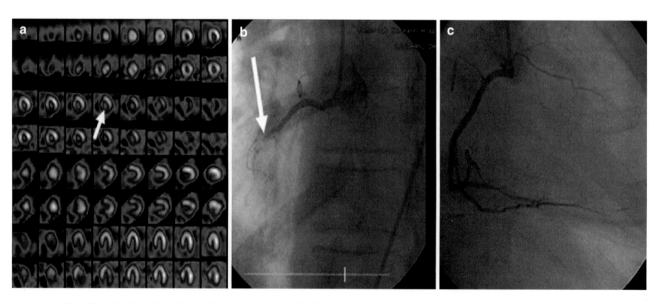

图 7.7　冠状动脉疾病:50 岁男性患者,恶性间皮瘤史和心脏区域 RT 史,完全无症状。术前常规应力试验显示,心脏下壁(在以前的 RT 区域)严重缺血。(a)核扫描显示下壁缺血。(b)冠状动脉造影显示明显 RCA 狭窄。(c)成功行冠状动脉介入和支架植入术后。

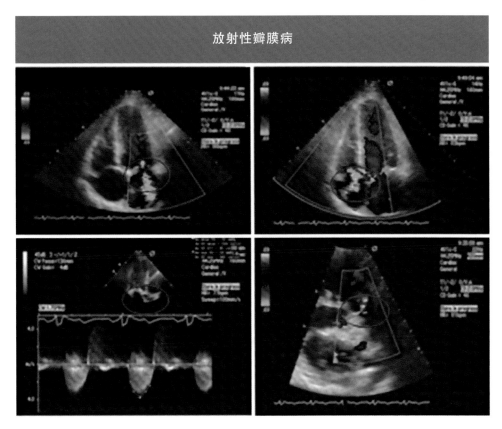

图 7.8 46 岁女性患者,1976 年治疗 HL 行 30Gy 纵隔和颈部照射,目前无任何症状。继 2005 年超声心动图(RT 完成 29 年后)后常规随访。超声心动图显示所有瓣膜均轻度反流伴有中度主动脉狭窄。

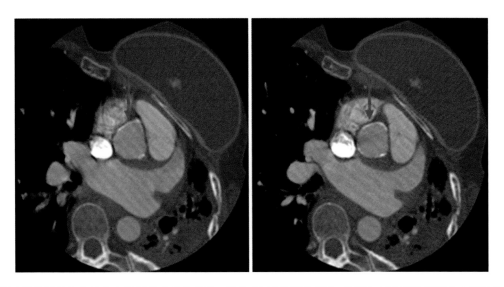

图 7.9 儿童淋巴瘤存活者的非缺血心肌病的主动脉钙化。患者 36 年前接受 48Gy 的 RT。红色箭头所示为主动脉的钙化。(Image courtesy of Dr. I. Daher.)

脉瓣关闭不全反流的发病率为 1.1%,20 多年前接受 RT 患者的发病率增加至 15%[11]。因此,应在 RT 后至少 10 年的间隔后行超声心动图随访。

可能由于肿瘤位置,放射性 CAD 主要被认为累及近端血管、冠状动脉口和左主动脉[13,14]。放射性 CAD

患者通常表现为心绞痛、心肌梗死或与完全性房室传导阻滞有关的晕厥[14]。极少数情况下,这些患者的最初症状可能是猝死[14]。在左心室曾受照射的无症状患者中,心肌灌注缺损也表明了 RT 可引起小血管损伤[15]。在一项研究中,包括了曾接受剂量超过 35Gy 的 RT 患

血管狭窄

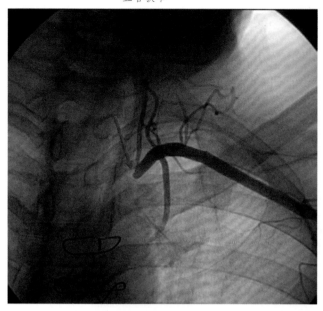

图 7.10 66 岁男性患者,下咽肿瘤史和锁骨下动脉区域 RT 史,左锁骨下动脉完全闭塞(桡骨侧入路)。既往在 2000 年行 CABG。异常心脏负荷试验结果后,2008 年 11 月行冠状动脉造影用于术前评估。除此之外,患者无其他症状。发现左桡动脉脉搏缺失,左臂动脉脉搏微弱。图像显示左锁骨下动脉完全闭塞(红色箭头所示)(左肱动脉入路)。左侧乳内动脉(LIMA)可见。另外,左椎骨动脉的起始处大约狭窄 50%。(Slide courtesy of Dr. Iliescu.)

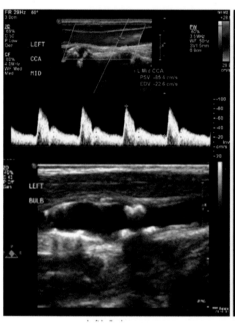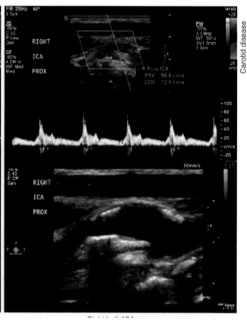

图 7.11 图像显示了一例患者的颈动脉粥样硬化狭窄。25 年前接受了鼻咽癌 RT。77 岁男性患者,身体活跃,无神经症状,无其他血管疾病史。颈动脉多普勒显示左、右动脉球部均有钙化斑块,伴继发性左颈内动脉段 50%~69% 狭窄,右颈内动脉段 <50% 狭窄。右椎动脉和左椎动脉正常向前流量。

者,约 8.4% 的患者在心脏负荷试验中存在某种血流灌注缺损。在这些患者中,2~10 年内接受过 RT 的患者只有 5%,相比之下,20 多年前接受过 RT 的患者占 20%[16]。在该研究中,参加研究的曾在 5~10 年内接受过 RT 的患者组中,仅有 1.7% 患者根据心脏负荷试验结果行了冠状动脉造影检查[16]。

对于高风险的无症状患者,建议在完成 RT 后 5~10 年进行功能性、非侵入性心脏负荷试验(高风险定义为,接受过前胸或左侧胸部 RT 的患者并合并放射性心脏病的危险因素 1 项以上)[17]。

颈动脉狭窄被认为是颈部 RT 的并发症。它可能会影响较长的颈动脉段。在一项研究中,入组患者为接受平均累积放射剂量为 6420cGy(范围 5500~7680cGy)及自上次 RT 后持续时间为平均 10.2 年,其中 16 例患者(40%)有明显的颈动脉狭窄[18]。基于很少的数据,我们不能对这些患者的多普勒筛查得出确切的结论。但是,在 RT 后 10 年行颈动脉多普勒超声筛查并不是不合理的措施,如果发现任何杂音,可以提前行多普勒检查。

心肌病

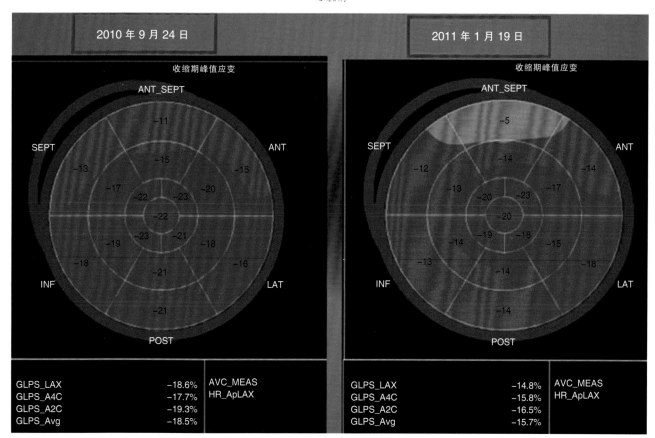

图 7.12　35 岁男性患者,纵隔淋巴瘤,有吸烟史,Chol=234,LDL=150,在 2010 年 9 月至 10 月期间共接受 39.6Gy 照射。首次整体应变均值(GLPSAvg)(2010 年 9 月 24 日)为-18.5,RT 后下降到-15.7(2011 年 1 月 19 日),表明 RT 导致心肌应变力异常(正常心肌紧张量为>-18.5)。

传导系统疾病

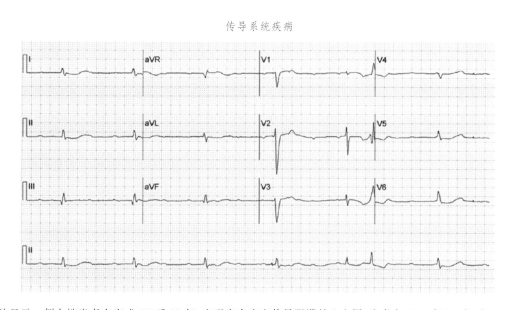

图 7.13　图片显示一例女性患者在完成 RT 后 29 年,出现完全房室传导阻滞的心电图。患者在 1978 年(16岁)患 HL 而行 RT。1998 年发现有中度主动脉瓣反流。2001 年行主动脉瓣置换术(AVR)和冠状动脉旁路移植术(CABG)。2009 年(47 岁),出现晕厥,发现完全房室传导阻滞,后接受永久性起搏器植入术。

关键点

- 放射治疗后的霍奇金淋巴瘤和乳腺癌存活者患心血管疾病的风险增加。

- 放射相关的心脏损伤会影响心包、心肌、瓣膜和冠状血管,其中心包最常见。

- 大约 50% 的乳腺癌患者接受放射治疗后会出现无症状心脏灌注缺损,最早可发生在放射治疗后 6 个月。

- 由于放射技术的改善,与放射治疗相关的心血管并发症的发生风险可能随着时间的推移而下降,但霍奇金淋巴瘤患者心肌梗死的死亡风险仍然增加,即使是 1985 年以后行放射治疗的患者。最近,一项基于在 1958—2001 年间接受放射治疗的女性乳腺癌人群中有主要冠状动脉事件的病例–对照研究报告发现,缺血性心脏病发病率与心脏平均剂量成正比,每增加 1Gy 剂量,相对风险则增加 7.4%[19]。

- 血管内皮损伤是放射治疗引起的血管损伤的早期征兆。

- 放射性纤维化似乎是由炎症细胞因子、血管炎症和内皮细胞功能障碍介导的多细胞相互作用的结果。

- 预防放射性心脏病应该是所有参与这些患者医护临床工作者的主要目标。

- 应根据现行指南积极地、有针对性地去管理吸烟、高血压、糖尿病、高脂血症等危险因素。

- 超声心动图应在放射治疗后 5~10 年随访时进行,如果有临床指征则应更早。

- 对于高危患者,建议在放射治疗完成后 5~10 年进行功能性、非侵入性心脏负荷试验。

参考文献

1. American Cancer Society. Cancer treatment and survivorship facts & figures 2014–2015. 2014. http://www.cancer.org/

2. Yusuf SW, Sami S, Daher IN. Radiation-induced heart disease: a clinical update. Cardiol Res Pract. 2011;2011:317659. doi:10.4061/2011/317659.

3. Ng AK, Bernardo MP, Weller E, et al. Long-term survival and competing causes of death in patients with early-stage Hodgkin's disease treated at age 50 or younger. J Clin Oncol. 2002;20(8): 2101–8.

4. Hancock SL, Tucker MA, Hoppe RT. Factors affecting late mortality from heart disease after treatment of Hodgkin's disease. JAMA. 1993;270(16):1949–55.

5. Mulroney DA, Easel MW, Kawashima T, et al. Cardiac outcomes in a cohort of adult survivors of childhood and adolescent cancer: retrospective analysis of the childhood cancer survivor study cohort. BMJ. 2009;339:b4606.

6. Swerdlow AJ, Higgins CD, Smith P, et al. Myocardial infarction mortality risk after treatment for Hodgkin disease: a collaborative British cohort study. J Natl Cancer Inst. 2007;99(3): 206–14.

7. Cuzick J, Stewart H, Rutqvist L, et al. Cause-specific mortality in long-term survivors of breast cancer who participated in trials of radiotherapy. J Clin Oncol. 1994;12(3):447–53.

8. Galper SL, Yu JB, Mauch PM, et al. Clinically significant cardiac disease in patients with Hodgkin lymphoma treated with mediastinal irradiation. Blood. 2011;17(2):412–8.

9. Stone HB, Coleman CN, Anscher MS, McBride WH. Effects of radiation on normal tissue: consequences and mechanisms. Lancet Oncol. 2003;4:529–3.

10. Hardenberg PH, Munley MT, Bentel GC, et al. Cardiac perfusion changes in patients treated for breast cancer with radiation therapy and doxorubicin; preliminary results. Int J Radiation Oncol Biol Phys. 2001;49(4):1023–8.

11. Heidenreich PA, Hancock SL, Lee BK, Mariscal CS, Schnittger I. Asymptomatic cardiac disease following mediastinal irradiation. J Am Coll Cardiol. 2003;42(4):743–9.

12. Thavendiranathan P, Poulin F, Lim KD, et al. Use of myocardial strain imaging by echocardiography for the early detection of cardiotoxicity in patients during and after cancer chemotherapy: a systematic review. J Am Coll Cardiol. 2014;63(25 Pt A):2751–68. doi:10.1016/j.jacc.2014.01.073. Epub 2014 Apr 2

13. Brosius FC 3rd, Waller BF, Roberts WC. Radiation heart disease. Analysis of 16 young (aged 15 to 33 years) necropsy patients who received over 3,500 rads to the heart. Am J Med. 1981;70(3):519–30.

14. Orzan F, Brusca A, Conte MR, Presbitero P, Figliomeni MC. Severe coronary artery disease after radiation therapy of the chest and mediastinum: clinical presentation and treatment. Br Heart J. 1993;69(6):496–500.

15. Gyenes G, Fornander T, Carlens P, Glas U, Rutqvist LE. Myocardial damage in breast cancer patients treated with adjuvant radiotherapy: a prospective study. Int J Radiat Oncol Biol Phys. 1996;36(4):899–905.

16. Heidenreich PA, Schnittger I, Strauss HW, et al. Screening for coronary artery disease after mediastinal irradiation for Hodgkin's disease. J Clin Oncol. 2007;25(12):43–9.

17. Lancellotti P, Nkomo VT, Badano LP, BerglerKlein J, Bogaert J, Davin L, et al. Expert consensus for multi-modality imaging evaluationof cardiovascular complications of radiotherapy in adults: a report from the European Association of Cardiovascular Imaging and the American Society of Echocardiography. J Am Soc Echocardiogr. 2013;26(9):1013–32.

18. Steele SR, Martin MJ, Mullenix PS, et al. Focused high-risk population screening for carotid arterial stenosis after radiation therapy for head and neck cancer. Am J Surg. 2004;187:594–8.

19. Darby SC, Ewertz M, McGale P, et al. Risk of ischemic heart disease in women after radiotherapy for breast cancer. N Engl J Med. 2013;368:987–98.

第 **8** 章

癌症患者的急性冠脉综合征

Ezequiel Munoz，Dana Elena Giza，Ricardo Bellera，Cezar Iliescu

摘 要

对具有急性冠脉综合征的癌症患者的治疗必须根据患者的共存疾病进行调整，要与行侵入性血运重建措施的潜在风险相平衡。应仔细选择那些因血管狭窄诱导缺血而需要心导管插入的患者，要避免在癌症患者中发生危险并发症所导致的不良预后。一般而言，在急性冠脉综合征患者中，实行早期侵入性策略（冠状动脉造影和经皮冠状动脉介入治疗或冠状动脉旁路移植术）优于单独的最佳药物保守治疗策略。应用进行病变评估的术中工具（血管内超声、光学相干断层扫描）使得腔内手术过程更明朗，以及对影响血流动力学病变血管的评估更准确。保留>0.75的分数流量储备能够允许推迟支架植入的时间，以及可立即继续抗癌治疗且不增加死亡风险。必须特别考虑的是原发性或获得性血小板减少症，与作为促炎症状态的癌症相关血栓形成增加倾向以及潜在的药物相互作用。使用裸金属支架或药物洗脱支架进行经皮冠状动脉造影还需要联合抗血小板治疗（阿司匹林和P2Y12抑制剂），以防止早期支架内血栓形成。心脏病专家和血液学家或肿瘤学家之间的重要合作对于优化肿瘤患者的护理和提高总体生存率至关重要。

关键词

冠状动脉疾病（CAD）；癌症；血小板减少症；经皮冠状动脉介入治疗（PCI）；分数血流储备（FFR）；血管内超声（IVUS）；光学相干断层扫描（OCT）；冠状动脉旁路移植术（CABG）；心脏毒性；Takotsubo 综合征

缩略语

ACS	急性冠脉综合征
BMS	裸金属支架
CABG	冠状动脉旁路移植术
CAD	冠状动脉疾病
DAPT	双重抗血小板治疗（阿司匹林和噻吩吡啶）
DES	药物洗脱支架

FFR	分数流量储备
IVUS	血管内超声
NSTEMI	非 ST 段抬高心肌梗死
PCI	经皮冠状动脉介入治疗
POBA	普通球囊血管成形术
UA	不稳定型心绞痛

引言

　　癌症患者的缺血性心脏病可能是以前就存在的，也可能是由接触"心脏毒性"治疗（化学治疗、放射治疗）和恶性肿瘤导致的高凝状态造成的[1]。

　　当该患者群体需要介入性心血管手术，就会出现独特的问题，比如适应证、手术时机、包括血小板减少症和副肿瘤性疾病在内的额外并发症，还有血管通路选择等。通常，需要药物和介入措施联合应用以最佳地平衡这些患者的风险–收益状态[2]。

　　本章重点介绍急性心肌梗死患者的治疗方法，强调 PCI 以及术中工具改善患者预后的重要性。

　　在本章中，我们将重点关注以下内容。

　　1.癌症患者心肌梗死的管理：总体考虑。

　　2.冠状动脉介入治疗。

　　● 病变评估的术中工具：

　　　–FFR；

　　　–IVUS；

　　　–光学相干断层扫描（OCT）。

　　● 冠状动脉左主干病变。

　　3.Takotsubo 应激性心肌病。

　　4.血小板减少症患者的特殊注意事项。

癌症患者心肌梗死的管理：总体考虑

　　目前，癌症患者急性心肌梗死（MI）的治疗管理面对重大的挑战。建议对患者的共存疾病进行个性化治疗并平衡其潜在风险。癌症患者 MI 的可用治疗方案（阿司匹林、β 受体阻滞剂、他汀类药物、无支架 PCI、裸金属支架或药物洗脱支架 PCI、CABG）主要基于在一般人群中进行的研究结果，因此这一特定患者的治疗尚缺乏证据[2]。在一项研究中，极少数患者接受冠状动脉介入治疗，以及阿司匹林和 β 受体阻滞剂的药物治疗，生存率得到了改善[3]。在另一项研究中，癌症患

者和非癌症患者的 1 年因心脏原因死亡率相似，这可能与冠状动脉介入治疗早期再灌注有关[4]。

　　有关文献提供了早期侵入性治疗与保守治疗相比相互矛盾和有争议之处[4]。对具有 ACS 癌症患者的传统管理方法包括强化药物治疗，以及使用非侵入性方法行风险分层来甄别可能需要冠状动脉造影的患者[2]。然而，有报道显示，风险较高的患者似乎可受益于早期侵入性治疗[5]。最近发表的一项多中心随机对照试验，入组人群为伴有 NSTEMI 或不稳定型心绞痛（UA）的年龄≥80 岁的患者，结果显示：早期侵入性治疗策略（冠状动脉造影，随后行 PCI、CABG）优于单纯的最佳药物治疗，前者能够减少心肌梗死、血运重建紧急需要、卒中或死亡的发生率[6]。早期血管造影（24 小时内）可加速血运重建，进一步防止 ACS 并发症的发生，且住院时间明显缩短[7]。

　　目前针对总体人群，指南推荐根据 TIMI 评分和（或）全球急性冠状动脉事件（GRACE）风险预测模型，对高风险患者行早期侵入性干预的策略[8]。其他推荐人群包括[8]：

　　● 难治性心绞痛或者血流动力学或心电不稳定的 NSTEMI 患者；

　　● 伴有心力衰竭的症状或体征或者新发二尖瓣反流或反流程度加重的患者；

　　● 持续的室性心动过速或心室颤动的患者。

　　最初步骤包括采用 MDACC 风险评分行风险分层。存在危险因素≥3 时选择早期血管造影（理想情况下，24 小时以内）有利，而后有可能通过 PCI 或 CABG 行血运重建。如果不能做到上述步骤，根据目前的心血管指南开始对患者行强化药物治疗。MD 安德森癌症中心对癌症患者的治疗方法如图 8.1 所示。

　　在心源性休克或血流动力学不稳定的患者中应考虑放置 IABP，直到可以进行血运重建，同时进行了最大剂量的药物治疗后心肌缺血仍然复发的患者也可放置 IABP[2]。最近 MD 安德森癌症中心诊断为急性心肌梗死的患者数据显示，癌症患者更有可能从积极的药物治疗中获益，阿司匹林和 β 受体阻滞剂的使用可以明显提高总体生存率[3]。该研究还发现，血液恶性肿瘤患者的预后比实体瘤的患者差[3]。

　　如果无法通过最佳药物治疗控制心绞痛症状且需要进一步加强缓解疼痛措施时，应当将 PCI 或 CABG 作为下一步的选择（图 8.2 和图 8.3）。当在考虑

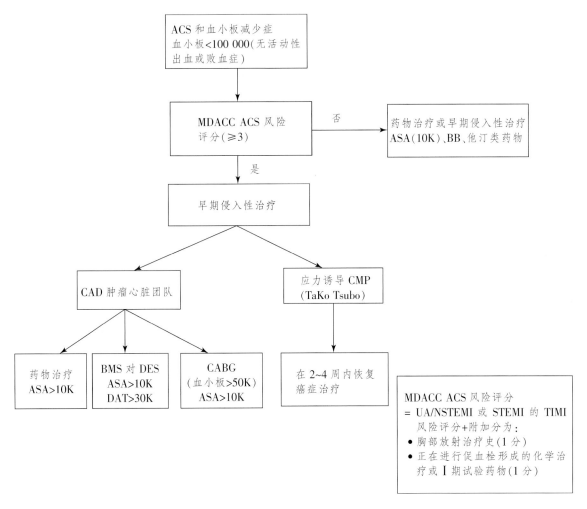

图 8.1　MD 安德森癌症中心对癌症患者的 ACS 和血小板减少症的处理方法。

行侵入性血运重建时,PCI 和 CABG 之间的选择还存在争议。影响决策的因素包括患者的一般情况、恶性肿瘤分期和心脏疾病的严重程度。患者预后良好且恶性肿瘤可能治愈时,选择应用 CABG。而当疾病更具侵袭性时,则使用 PCI[2]。如果 PCI 方式可选择,行球囊血管成形术,以及植入 BMS 或 DES 均可。然而,与普通人群相比,患有冠状动脉疾病和有 BMS 植入的癌症患者有较高发生支架内血栓形成的风险[9]。对于血小板计数正常且无其他禁忌证的癌症患者,建议对所有急性 MI 患者进行阿司匹林和氯吡格雷的双联抗血小板治疗[10]。早期停用氯吡格雷已经证明与亚急性和晚期的支架血栓形成及心肌梗死复发有关。与行 DAPT 但仍有较多不良事件发生的一般人群相比,有 BMS 植入的癌症患者似乎具有更高的支架内血栓形成风险。这种风险可能是通过癌症炎症状态和易凝血情况而增强的。一些化学治疗药物(顺铂和沙利度胺)易导致血栓形成或诱发血小板减少症,医生们会因此考虑是否

需要使用血小板抑制剂[11]。此外,支架植入后服用化学治疗药物的癌症患者,重新内皮化需要更长时间。任何非心脏手术建议的推迟时间是:植入 BMS 后 6 周至 3 个月和植入 DES 后 6~12 个月[2]。

冠状动脉介入治疗:病变评估的术中工具

分数流量储备

血管造影结果显示中度狭窄,但患者症状明显,此时可能会因高估血管狭窄的严重程度而行介入治疗[12]。血管狭窄程度与冠状动脉血流速度之间存在一定次优的重叠。血管狭窄达到直径的 45% 以上,与其他因素一样,都会限制血流量(如剩余血管横截面积、血管病变长度和侧支循环影响阻力和流速)[13]。

FFR 代表病变特异性指数,定义为在没有阻塞性

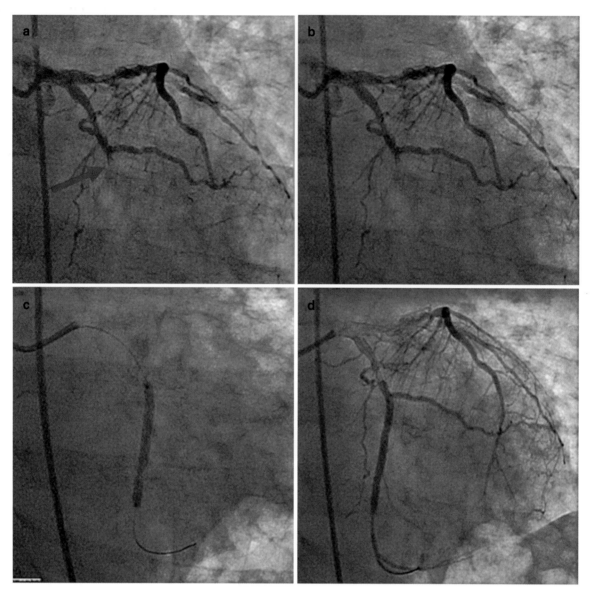

图 8.2　(a~d)68 岁男性患者，Ⅲ B 期非小细胞肺癌的放化疗期间，因胸痛和肌钙蛋白水平升高入院。(a)左回旋支完全闭塞(CTO)。(b)左回旋支血管成形术。(c)左冠状动脉支架植入。(d)左冠状动脉血流恢复。

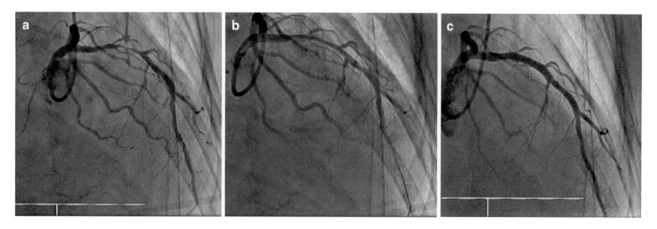

图 8.3　(a~c)61 岁男性患者，既往病史有高血压、多发性硬化症，2004 年确诊非小细胞肺癌，化学治疗多疗程疗效间有差异，已开始进行试验性化学治疗方案。(a)左前降支(LAD)的近端至中部接近全闭塞。(b)POBA 后，LAD 残余狭窄率>60%，需要植入支架。(c)行支架扩张后的 LAD 残留狭窄<10%，血流恢复。

心外膜冠状动脉疾病的情况下,发生狭窄时可达到的最大血流量除以最大流量所得的比值[14](图8.4)。与通过血管造影信息驱动血运重建策略相比,依靠FFR指导行PCI有更少的冠状动脉事件。FAME试验结果显示,在一般人群中,通过FFR量化血流动力学意义上的病变程度,降低了1年死亡率、心肌梗死和重复血运重建三项主要的复合终点[15]。死亡和心肌梗死的综合发生率也显著降低。一些研究提供了在缺血性冠状动脉疾病中,依靠FFR指导PCI使用的正当性;Nascimento等人[16]最近的一项Meta分析共观察了19项研究,并强调了FFR正常患者的延期干预的安全性,以及FFR异常者接受干预的安全性。

癌症患者是否可从PCI中获益还存在争议。应仔细选择因血管狭窄导致心肌缺血而需要血运重建的患者,以及对手术风险进行衡量,以避免预后良好的患者出现危险并发症。非癌症患者的冠状血管FFR为≤0.80时显示血流动力学上有显著性狭窄,其准确率为90%[15]。

根据未发表的针对接受过冠状动脉造影和FFR测量的癌症患者数据结果显示,推迟对FFR>0.75的癌症患者进行干预,允许其持续抗癌治疗且不会增加死亡风险。建议在可能的情况下测量FFR,以评估病变对血流动力学受累的程度。

血管内超声

血管内超声(IVUS)由于其较高的特殊分辨率,在确定病变严重程度方面优于单独的血管造影,且可以更好地表现管腔变化的过程(图8.5)[17]。在干预之前,它提供了与病变特征相关的信息,包括易损斑块、病变严重程度、病变长度和病变形态;在干预后期,IVUS提供关于支架的最佳扩张、扩展和并置信息;在支架植入后,IVUS可提供出现的并发症信息[18]。最近发表的数据表明,与血管造影引导的PCI相比,IVUS引导的DES植入可降低主要心脏事件、支架内血栓形成和靶病变血运重建的发生率[19]。FFR和IVUS的使用显著丰富了冠状动脉狭窄的检测技术,并且目前经常用于评估冠状动脉左主干的狭窄严重程度。

光学相干断层扫描

光学相干断层扫描(OCT)是一种高分辨率成像模式,它使用红外光发射来提供组织的横截面图像,分辨率≤10~20μm[20]。由于其高分辨率,它可以区分冠状动脉血管壁各层,准确地分类其组织特征并识别易损斑块的形态特征,如薄纤维帽、富含脂质的斑块和血栓形成[21]。冠状动脉的离体研究已经证明了OCT图像对于斑块特征定义的准确性(与组织学比较,显示几

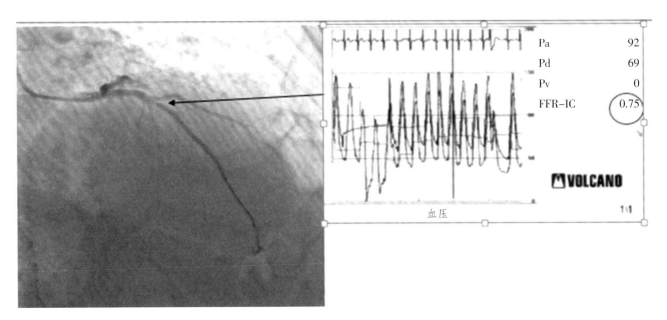

图8.4　72岁男性患者,长期进行性骨髓发育不良综合征和非ST段抬高心肌梗死病史,考虑FFR测量。超声心动图显示LAD区域低动力。血小板计数为15×10⁹/L。需要采用桡侧入路和使用微穿刺针等特殊考虑以降低出血风险。初步血管造影结果显示,远端LAD病变与80%的狭窄相对应。我们进行FFR测量。FFR显示不显著的血流动力学下降。患者接受了药物治疗,可再启动癌症治疗。

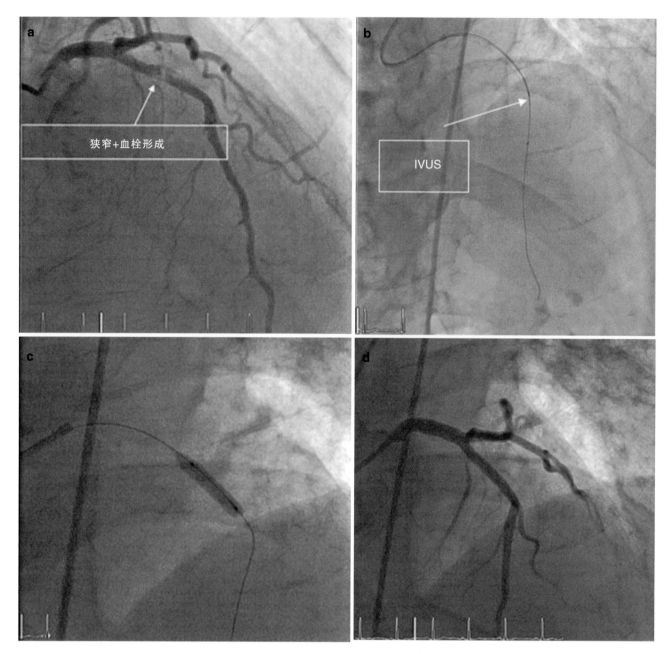

图 8.5 转移性黑色素瘤患者 IVUS 引导下支架植入。患者用卡铂和紫杉醇与阿瓦斯汀治疗了 1 年，然后用 GSK-MEK 抑制剂治疗。原发性肿瘤位于左颈部区域，手术后行放射治疗。患者左颈部不适，肌钙蛋白水平升高。(a)冠状动脉造影显示 LAD 近端段狭窄。(b)在支架放置之前的 IVUS 评估。(b)IVUS 引导支架放置。(d)LAD 血液流动恢复。

乎相同的图像)[22](图 8.6)。

OCT 在癌症患者中实用性很强，其可以确定支架是否具有足够支撑性和内皮化功能[2]。这些发现能够降低支架内血栓形成的风险，可帮助指导抗血小板治疗临时停用以继续癌症治疗，且不会出现心血管不良反应。

OCT 还可以可视化动脉粥样硬化斑块的关键组分，这些组分似乎对纤维帽的破裂厚度、坏死核心的大小和巨噬细胞的存在具有破坏性[23]。OCT 的薄纤维

帽分界值<65μm[24]。坏死核心(脂质池的更广泛组织病理学类别) 被认为是信号较差的区域，边界不清，OCT 信号快速下降[23,25]。在纤维帽和坏死核心的边界处，有时可以看到巨噬细胞聚集。这种聚集超过了图像的背景噪声，表现为点状信号丰富的斑点[25]。

冠状动脉左主干评估和治疗策略

由于纵隔照射，心脏冠状动脉左主干狭窄在癌症存活者中越来越常见[26]。在冠状动脉造影的基础上增

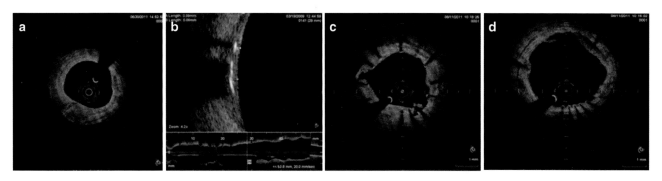

图 8.6 60 岁女性患者,患乳腺癌,多次 PCI 并出现复发性胸痛,应用 OCT 进行术前评估。(a)OCT 显示脂质池覆盖薄纤维帽;脂质核心具有弥漫性边界和高光衰减,导致组织渗透不良。这是典型的薄纤维帽动脉粥样硬化(TCFA)外观。(b)钙化斑块的 OCT 外观:具有清晰的边界、低信号、低衰减的钙化区域、深层渗透。(c)OCT 显示在一些支架支柱上覆盖血栓。(d)常见新生内膜和新生动脉粥样硬化的 OCT 图像。常见的新生内膜是通过其高信号强度和支架内的均匀区域来识别的。所有的图像都来自同一例患者,患者在支架植入后出现新生动脉粥样硬化。

加的 FFR 和 IVUS 等病变评估方法进一步提高了诊断准确性(图 8.7)。目前对癌症患者心脏左主干动脉的侵入性评估还没有数据参考。我们的经验是,对接受过冠状动脉造影的癌症患者,推迟行血运重建手术的临界标准是有症状者 FFR 值应>0.80 或 IVUS 测量的绝对横截面积应>7mm²,无症状患者>6mm²。我们的临床经验中,50%的患者推迟了干预,但癌症治疗没有中断。

支架与 CABG 比较

临床实践中采用左主干支架是对先前发表的研究的回应,这些研究报道了与 CABG 血运重建相比得到的一些结果[27]。

对普通人群的 LMCA 疾病,目前指南建议推荐行 PCI 的包括患有主干及开口处病变的患者(Ⅱa 级推荐)、SYNTAX 评分低(<23)的患者或那些行 PCI 比 CABG 更快、更安全的患者[28]。

Takotsubo 应激性心肌病

Takotsubo 应激性心肌病(TSC)是一种以短暂性心肌功能障碍为特征的综合征,病因不明[29]。它代表了一种类似急性心肌梗死的临床综合征,具有难以区分的心电图表现,以及升高的非特异性生物标志物。最近 MD 安德森癌症中心研究的数据发现,有近 10%的 NSTEMI 癌症患者表现出 TSC 的临床特征[30]。身体和心理压力已被确定为一般人群中最常见的诱因,主要包括交感神经激活[31]。Takotsubo 综合征也被认为是抗肿瘤的化学治疗药物如 5-FU、舒尼替、柔红霉素、阿糖胞苷等引发的副作用[32]。然而,在这些癌症患者中,绝大多数病例都曾进行过外科手术(图 8.8)。

梅奥诊所的研究人员提出了以下 TSC 诊断标准[33]:

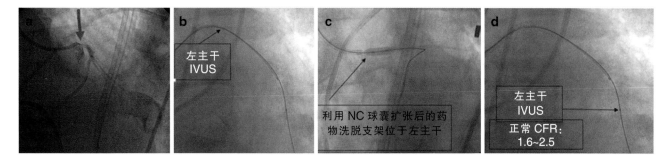

图 8.7 45 岁男性患者,黑色素瘤转移至肺和肝脏合并复发性肺水肿,IVUS 引导的左主干狭窄评估。(a)左心导管插入显示开口处狭窄。箭头所示为狭窄处。(b,c)患者被认为是搭桥手术高危患者。最终决定行左主干的药物洗脱支架(DES)植入。应用 Cypher 药物洗脱支架(35mm×8mm),在 14 个大气压下预扩张后释放支架,再应用 Quantum 球囊于 14 个大气压下进行支架内后扩张,膨胀后回撤。(d)术后血管内超声检查核实支架植入良好。患者应用主动脉内球囊反搏和 Swan Ganz 导管后转入 ICU。

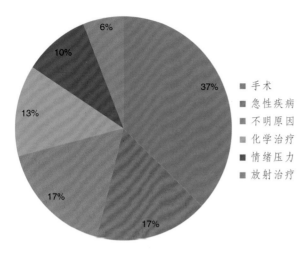

图 8.8　癌症患者中触发 Takotsubo 应激性心肌病的因素。

■ 手术
■ 急性疾病
■ 不明原因
■ 化学治疗
■ 情绪压力
■ 放射治疗

　　1.左心室中段的暂时性运动功能减退、无运动或运动障碍,伴或不伴心尖受累。

　　2.区域性室壁运动异常,范围超出单个心外膜血管分布;经常有一个紧张的触发因素。

　　3.缺乏急性斑块破裂的阻塞性冠状动脉疾病或血管造影证据。

　　4.新的 ECG 异常[ST 段抬高和(或)T 波倒置]或心脏肌钙蛋白的适度升高。

　　5.没有嗜铬细胞瘤和心肌炎。

　　明确区分 AMI 和 TSC 的金标准是心导管检查(图 8.9)。在癌症患者中鉴别 TSC 是至关重要的,因为

他们可能代表一组在射血分数完全恢复的情况下迅速恢复癌症治疗的患者。同时,确定 TSC 后,有出血风险的患者可以停用抗血小板治疗。TSC 未确诊时则要接受抗血小板治疗。如果没有明显的主要并发症,预后一般良好。癌症治疗应该在 2~4 周内恢复,长期使用 β 受体阻滞剂治疗可降低心脏的交感神经刺激程度。过去的经验表明,需要进一步肿瘤治疗的患者中有 95%可以继续肿瘤治疗,而且在 21 天的平均时间内,无 TSC 复发[34]。

　　对于 TSC 长期预后研究发现,与 AMI 相比,患者在生存方面没有差异[29],提示这种临床综合征不像以前认为的那样"良性"或预后好。医生应该意识到对高度可疑 TSC 的患者采用较低的心导管检查阈值。

血小板减少症患者的特殊注意事项

　　在癌症患者中,血小板减少症(TP)的发病率为 10%~25%,大约 10%的患者血小板计数<100×10⁹/L[35]。TP 可能是潜在恶性肿瘤的一个特征,也可能是由于癌症治疗本身引起,其增加了出血和其他心脏事件的风险。化学治疗诱导的 TP 会导致血小板计数<100×10⁹/L 的患者出现自发性出血(不危及生命的或颅内出血)[36]。TP 患者的出血风险增加,但低的血小板计数并不能防止血栓形成(图 8.10)。

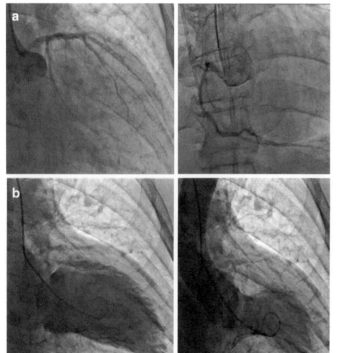

舒张期　　　　　　　　　　　　　　　收缩期

图 8.9　70 岁女性患者,白种人,既往有边缘细胞淋巴瘤病史,曾行 3 周期米托沙酮和氟达那滨化学治疗,进行性加重的活动后呼吸困难,拟行血管造影检查。发现有新的收缩期心力衰竭、心脏区域室壁运动异常和心脏酶升高。(a)冠状动脉造影显示正常,没有任何梗阻迹象。(b)左心室造影显示心尖部球囊。诊断为 Takotsubo 心肌病,患者恢复良好,出院回家后没有任何后遗症。

血小板计数为(400~500)×10⁹/L 足以保证大部分介入手术完成。手术过程中的安全措施,包括超声引导、微穿刺针和荧光镜引导,可能有助于达到最佳结果[2]。接受 PCI 治疗引起的血小板减少症,如果血小板计数<50×10⁹/L,30~50U/kg 肝素是最初的推荐剂量,注意在手术过程中行 ACT 监测,如果 ACT<250 秒时,可给予额外的肝素。

目前,有关抗血小板治疗的应用仍存在争议。然而,MD 安德森癌症中心的经验是,血小板减少症和缺血性心脏病的患者在治疗方案中加入 ASA 治疗后,该队列患者的生存率显著提高,并且未发现出血并发症[37]。

这一发现意味着,无论血小板计数如何,都应考虑使用抗血小板治疗。血小板计数>10 000/mL 时,可使用阿司匹林。鉴于早期支架内血栓形成的风险很高,当血小板计数>(30~50)×10⁹/L 时,建议使用阿司匹林或氯吡格雷参与的双联抗血小板治疗。通常,在患有血小板减少症的癌症患者中,氯吡格雷可以在 150~300mg 的初始负荷剂量后,每天给药 75mg[38]。

如果血小板计数>50×10⁹/L,DAPT 可能仅限于:①PTCA 单独使用后 2 周;②裸金属支架(BMS)植入后 4 周;③第二代或第三代药物洗脱支架(DES)植入后 6 个月。严重血小板减少的癌症患者出现 MI 时,行

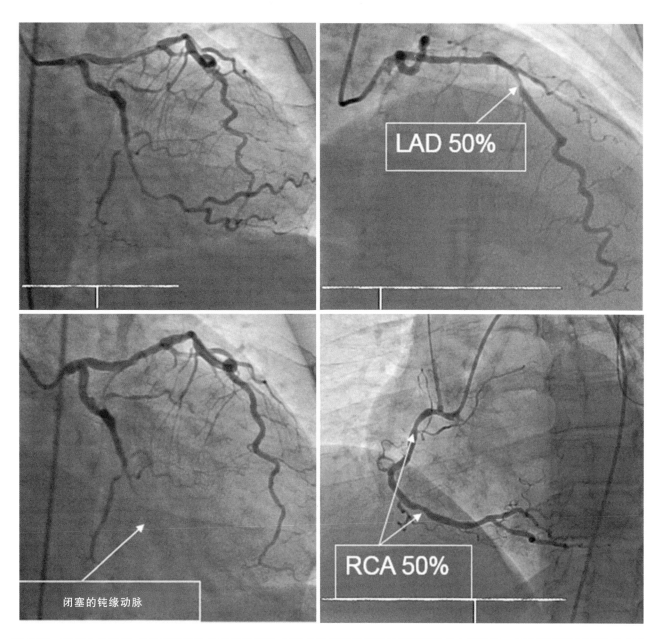

图 8.10　39 岁女性患者,急性髓细胞性白血病缓解期,冠状动脉造影图像显示冠状动脉多血管狭窄。在干细胞移植(SCT)前 2 周,患者出现急性心肌梗死并发现血小板减少症,血小板计数为 32×10⁹/L。LAD,左前降支;RCA,右冠状动脉。

心导管检查需咨询血液学家或肿瘤学家。按照 MD 安德森癌症中心的经验，血小板减少症的患者均没有接受 GP Ⅱ b/Ⅲ a 抑制剂[10]。在患有 MI 的癌症患者中，使用阿昔单抗、依替非巴肽、替罗非班等药物和侵入性治疗的关联性数据暂时缺乏。而在一般人群中，低出血（<25%）和血小板减少症（<0.5%）的风险已经有报道。

结论

与一般人群一样，冠状动脉疾病稳定的癌症患者仅进行保守药物治疗，就可以控制症状。然而，对于涉及左前降支的严重三支血管疾病患者，且有 UA/MI 症状的，行血运重建是至关重要的。由于大多临床试验排除了这一特殊人群，因此，缺乏有关伴有活动性冠状动脉疾病的癌症患者行侵入性操作后的预后数据。目前需要特别考虑的是癌症相关并发症，如血小板减少症、血栓形成倾向增加，以及冠状动脉疾病患者常用的药物和癌症治疗中的抗肿瘤药物之间潜在的药物相互作用。为了使患者接受适当的治疗并避免行侵入性治疗的危险后果，必须正确选择能从血运重建中获益的患者。通过使用 FFR 或 IVUS 可以检测冠状动脉造影有意义的冠状动脉疾病，以确定哪些患者可以推迟干预。如果 FFR 或 IVUS 不可用，可以考虑使用 OCT 或非侵入性的心脏 PET。无论是裸金属支架还是药物洗脱支架，PCI 均需要联合抗血小板治疗（阿司匹林和 P2Y12 抑制剂）以防止早期支架内血栓形成。心脏病科医生、血液科医生、肿瘤科医生之间的重要合作，对于优化肿瘤患者的护理并提高总体生存率至关重要。

参考文献

1. Whitlock MC, Yeboah J, Burke GL, Chen H, Klepin HD, Hundley WG. Cancer and its association with the development of coronary artery calcification: an assessment from the multi-ethnic study of atherosclerosis. J Am Heart Assoc. 2015;4(11).
2. Iliescu CA, Grines CL, Herrmann J, et al. SCAI expert consensus statement: evaluation, management, and special considerations of cardio-oncology patients in the cardiac catheterization laboratory (endorsed by the Cardiological Society of India, and Sociedad Latino Americana de Cardiologia Intervencionista). Catheter Cardiovasc Interv. 2016;87(5):E202–23.
3. Yusuf SW, Daraban N, Abbasi N, Lei X, Durand JB, Daher IN. Treatment and outcomes of acute coronary syndrome in the cancer population. Clin Cardiol. 2012;35(7):443–50.
4. Kurisu S, Iwasaki T, Ishibashi K, Mitsuba N, Dohi Y, Kihara Y. Comparison of treatment and outcome of acute myocardial infarction between cancer patients and non-cancer patients. Int J Cardiol. 2013;167(5):2335–7.
5. Pratap P, Gupta S, Berlowitz M. Routine invasive versus conservative management strategies in acute coronary syndrome: time for a "hybrid" approach. J Cardiovasc Transl Res. 2012;5(1):30–40.
6. Tegn N, Abdelnoor M, Aaberge L, et al. Invasive versus conservative strategy in patients aged 80 years or older with non-ST-elevation myocardial infarction or unstable angina pectoris (After Eighty study): an open-label randomised controlled trial. Lancet. 2016;387(10023):1057–65.
7. Patel MR, Dehmer GJ, Hirshfeld JW, Smith PK, Spertus JA. ACCF/SCAI/STS/AATS/AHA/ASNC/HFSA/SCCT 2012 appropriate use criteria for coronary revascularization focused update: a report of the American College of Cardiology Foundation Appropriate Use Criteria Task Force, Society for Cardiovascular Angiography and Interventions, Society of Thoracic Surgeons, American Association for Thoracic Surgery, American Heart Association, American Society of Nuclear Cardiology, and the Society of Cardiovascular Computed Tomography. J Am Coll Cardiol. 2012;59(9):857–81.
8. Amsterdam EA, Wenger NK, Brindis RG, et al. 2014 AHA/ACC guideline for the management of patients with non-ST-elevation acute coronary syndromes: a report of the American College of Cardiology/American Heart Association Task Force on Practice Guidelines. J Am Coll Cardiol. 2014;64(24):e139–228.
9. Gross CM, Posch MG, Geier C, et al. Subacute coronary stent thrombosis in cancer patients. J Am Coll Cardiol. 2008;51(12):1232–3.
10. Iliescu C, Durand JB, Kroll M. Cardiovascular interventions in thrombocytopenic cancer patients. Tex Heart Inst J. 2011;38(3):259–60.
11. Krone RJ. Managing coronary artery disease in the cancer patient. Prog Cardiovasc Dis. 2010;53(2):149–56.
12. Takashima H, Waseda K, Gosho M, et al. Severity of morphological lesion complexity affects fractional flow reserve in intermediate coronary stenosis. J Cardiol. 2015;66(3):239–45.
13. Abbott JD. More than addition the use of fractional flow reserve in serial stenoses. J Am Coll Cardiol Interv. 2012;5(10):1019–20.
14. Pijls NHJ, Van Gelder B, Van der Voort P, et al. Fractional flow reserve: a useful index to evaluate the influence of an epicardial coronary stenosis on myocardial blood flow. Circulation. 1995;92(11):3183–93.
15. Tonino PAL, De Bruyne B, Pijls NHJ, et al. Fractional flow reserve versus angiography for guiding percutaneous coronary intervention. New Engl J Med. 2009;360(3):213–24.
16. Nascimento BR, Belfort AF, Macedo FA, et al. Meta-analysis of deterral versus performance of coronary intervention based on coronary pressure-derived fractional flow reserve. Am J Cardiol. 2015;115(3):385–91.
17. Cheneau E, Leborgne L, Mintz GS, et al. Predictors of subacute stent thrombosis: results of a systematic intravascular ultrasound study. Circulation. 2003;108(1):43–7.
18. Hong SJ, Kim BK, Shin DH, et al. Effect of intravascular ultrasound-guided vs angiography-guided everolimus-eluting stent implantation: the IVUS-XPL randomized clinical trial. JAMA. 2015;314(20):2155–63.
19. Jang JS, Song YJ, Kang W, et al. Intravascular ultrasound-guided implantation of drug-eluting stents to improve outcome: a meta-analysis. JACC Cardiovasc Interv. 2014;7(3):233–43.
20. Khandhar SJ, Yamamoto H, Teuteberg JJ, et al. Optical coherence tomography for characterization of cardiac allograft vasculopathy after heart transplantation (OCTCAV study). J Heart Lung Transplant. 2013;32(6):596–602.
21. Jang IK, Tearney GJ, MacNeill B, et al. In vivo characterization of coronary atherosclerotic plaque by use of optical coherence tomography. Circulation. 2005;111(12):1551–5.
22. Otsuka F, Joner M, Prati F, Virmani R, Narula J. Clinical classification of plaque morphology in coronary disease. Nat Rev Cardiol.

2014;11(7):379–89.

23. Sinclair H, Bourantas C, Bagnall A, Mintz GS, Kunadian V. OCT for the identification of vulnerable plaque in acute coronary syndrome. JACC Cardiovasc Imaging. 2015;8(2):198–209.

24. Miyamoto Y, Okura H, Kume T, et al. Plaque characteristics of thin-cap fibroatheroma evaluated by OCT and IVUS. JACC Cardiovasc Imaging. 2011;4(6):638–46.

25. Tearney GJ, Regar E, Akasaka T, et al. Consensus standards for acquisition, measurement, and reporting of intravascular optical coherence tomography studies: a report from the International Working Group for Intravascular Optical Coherence Tomography Standardization and Validation. J Am Coll Cardiol. 2012;59(12):1058–72.

26. Yusuf SW, Sami S, Daher IN. Radiation-induced heart disease: a clinical update. Cardiol Res Pract. 2011;2011:317659. doi:10.4061/2011/317659.

27. Buszman PE, Buszman PP, Banasiewicz-Szkróbka I, et al. Left main stenting in comparison with surgical revascularization: 10-year outcomes of the (Left Main Coronary Artery Stenting) LE MANS Trial. JACC: Cardiovasc Interv. 2016;9(4):318–27.

28. Dash D, Chen SL. Stenting of left main coronary artery stenosis: data to clinical practice. J Cardiovasc Dis Diagn. 2015;3:222.

29. Tornvall P, Collste O, Ehrenborg E, Jarnbert-Petterson H. A case-control study of risk markers and mortality in Takotsubo stress cardiomyopathy. J Am Coll Cardiol. 2016;67(16):1931–6.

30. Munoz E, Iliescu G, Vejpongsa P, et al. Takotsubo stress cardiomyopathy: "good news" in cancer patients? J Am Coll Cardiol. 2016;68(10):1143–4.

31. Akashi YJ, Nef HM, Lyon AR. Epidemiology and pathophysiology of Takotsubo syndrome. Nat Rev Cardiol. 2015;12(7):387–97.

32. Fakhri Y, Dalsgaard M, Nielsen D, Lav Madsen P. 5-Fluorouracil-induced acute reversible heart failure not explained by coronary spasms, myocarditis or takotsubo: lessons from MRI. BMJ Case Rep. 2016;2016.

33. Akashi YJ, Goldstein DS, Barbaro G, Ueyama T. Takotsubo cardiomyopathy: a new form of acute, reversible heart failure. Circulation. 2008;118(25):2754–62.

34. Vejpongsa P, Banchs J, Reyes M, Iliescu G, Akinyemi M, Yusuf SW, Iliescu C. Takotsubo cardiomyopathy in cancer patients. Triggers, recovery, and resumption of therapy. J Am Coll Cardiol. 2015;65(10S):A927.

35. Elting LS, Rubenstein EB, Martin CG, et al. Incidence, cost, and outcomes of bleeding and chemotherapy dose modification among solid tumor patients with chemotherapy-induced thrombocytopenia. J Clin Oncol. 2001;19(4):1137–46.

36. Wang J, Cai X, Cheng X, Song P, Jiang S, Gong J. Acute myocardial infarction caused by tumor-associated thrombotic thrombocytopenic purpura: case report. Med Princ Pract. 2014;23(3):289–91.

37. Sarkiss MG, Yusuf SW, Warneke CL, et al. Impact of aspirin therapy in cancer patients with thrombocytopenia and acute coronary syndromes. Cancer. 2007;109(3):621–7.

38. Yusuf SW, Iliescu C, Bathina JD, Daher IN, Durand JB. Antiplatelet therapy and percutaneous coronary intervention in patients with acute coronary syndrome and thrombocytopenia. Tex Heart Inst J. 2010;37(3):336–40.

第 9 章

癌症患者的动脉并发症

Tam T.T. Huynh，Hue T. Cao，Susana G. Palma，Karen C. Broadbent

摘 要

癌症患者的并发症——外周动脉疾病与发病率和死亡率增加相关。改变血管危险因素的医疗管理仍然是合并有动脉闭塞性疾病癌症患者的一线治疗方法。血管内或外科血运重建适用于患有严重肢体缺血或致残性跛行症状的患者。在本章中，我们将综述癌症患者外周动脉疾病的医疗管理，并介绍一系列在肿瘤治疗期间或之后发生的常见和罕见动脉并发症的病例。

关键词

血管造影；血管成形术；动脉疾病；癌症；动脉内膜切除术；肢体缺血；PAD；放射；支架植入；血管

引言

心血管并发症是接受肿瘤治疗患者的常见疾病和常见死亡原因。在癌症患者中，恶性肿瘤的存在导致患者出现高凝状态且增加了静脉血栓栓塞（VTE）的发生风险[1-3]。已知某些化学治疗药物有潜在的心血管副作用[4,5]。心脏肿瘤学领域已成为我们抗击癌症的重要亚专业[5,6]。然而，虽然癌症患者的动脉并发症的治疗与心脏没有直接关系，但在许多方面仍然还存在争议。

在诊断患有癌症的老年患者中，外周动脉疾病（PAD）的发病率为15%~40%[6]。癌症患者急性动脉血栓形成的发病率虽然很低，但与晚期癌症分期和预后不良有关[7,8]。一些专家认为，姑息性期待治疗可能是癌症患者发生动脉并发症后最合适的治疗方法，毕竟

这些患者的生存率较差[8-10]。但也有一些专家在治疗癌症患者的动脉并发症方面已取得良好的效果[11,12]。在本章中，我们将综述癌症患者PAD的医疗管理，并介绍一系列在肿瘤治疗期间或之后发生的常见和罕见动脉并发症的病例。

PAD 流行病学及临床意义

在美国，40岁以上的人大约有850万患有动脉粥样硬化PAD，其中60岁以上的占12%~20%[13,14]。大多数慢性PAD患者无症状，少数患者出现典型间歇性跛行症状，少于5%的患者有严重的肢体缺血[15,16]。大多数PAD患者的截肢终身风险小于5%，反映了该疾病的相对"稳定"或"缓慢进展"的性质。PAD的临床重要性主要是其作为其他部位动脉粥样硬化疾病的标志物，而不是导致截肢。与没有PAD的个体相比，患有

PAD 的个体具有更高的心脑血管疾病发病率和死亡风险[17]。研究表明，抗血小板和他汀类药物治疗可降低 PAD 患者的心肌和缺血性脑卒中事件发生率[18,19]。然而，仍然没有良好的临床预测因子来提示患肢 PAD 进展。

慢性重度肢体缺血是疾病的更严重形式，患者 1 年截肢风险可超过 25%。通常，慢性重度肢体缺血是由多水平动脉闭塞性疾病（影响多个动脉段）或广泛胫动脉疾病引起的。通过血管内手术或外科手术技术或两种方法的组合（混合）对闭塞主-髂动脉或股-下肢动脉段的干预可达到较高的保肢率。胫动脉闭塞性疾病患者的血运重建仍然是一项具有挑战性的任务。

高达 10% 的重度肢体缺血患者可伴有恶性肿瘤[20]。众所周知，严重下肢缺血的恶性肿瘤患者，比没有恶性肿瘤的患者生存期短。尚不清楚伴随恶性肿瘤和严重下肢缺血患者的死亡是由于潜在的恶性肿瘤，还是与其心血管并存疾病有关。此外，这些患者的保肢结果在文献中没有很好地被报道过。因此，重度下肢缺血的癌症患者仍然需要确定最佳的管理方法。

诊断评估

由于存在诸如癌症相关疼痛或由化学治疗药物引起的外周神经病的症状等混杂因素，癌症患者的动脉功能不全的诊断通常被延迟。然而，根据患者的详细病史和体格检查能够预先诊断动脉功能不全。髋关节、大腿或小腿肌肉间歇性跛行症状，通常表现为可重复的行走加重，休息可缓解。足部缺血性静息疼痛可将患者从睡眠状态唤醒，但受累足部悬垂并不能使疼痛缓解，这些均是严重动脉功能不全的可靠指标。在体格检查中，受影响肢体的可触诊脉冲的丢失是 PAD 的诊断标志。通常可触诊的脉冲会在完全动脉闭塞的水平以下丢失。中度至重度下肢缺血的其他慢性体征还包括受累肢体的毛发脱落和肌肉萎缩。其他重度缺血的慢性体征包括依赖性红肿和组织缺失，例如伤口不愈合或组织坏死。急性肢体缺血（ALI）的患者通常主诉一系列新的突然发作的症状，包括下肢疼痛、寒冷、苍白、麻木和虚弱。

踝肱指数（ABI）的测量通常可以确认或估计缺血的严重程度，也可在正常时用于排除缺血（0.9~1.1）。双功能超声检查是疑似 PAD 患者的首选血管成像模式。它可对主-髂动脉、股-腘动脉和胫动脉提供实时动态的可视化影像。当血管双功能超声不能诊断时，高分辨率 CT 血管造影可用于进一步评估。对于碘造影过敏或严重肾功能不全的患者，我们使用 MRA 作为替代影像诊断模式。传统的可选择性的强化动脉造影术，目前主要作为血管内治疗性干预手段的一部分，很少在诊断检查中使用。

跨大西洋社会共识（TASC），也称为社会间共识（ISC），提出 PAD 的 TASC Ⅱ 分类，目前已被国内和国际临床实践和研究界广泛采用[21]。TASC Ⅱ 分类允许根据疾病位置和严重程度进行分层。TASC Ⅱ 分类将 PAD 解剖学上分为主-髂动脉、股-腘动脉和下肢-腘窝节段。按照 TASC Ⅱ 分类，PAD 的严重程度分为 A、B、C 和 D，并且包括单个短部分节段性闭塞到多个长部分完全闭塞。此外，TASC 的指南已成为来自不同学科血管专家的宝贵资源。目前，药物治疗仍然是 PAD 患者的一线治疗方法。对于患有 TASC Ⅱ A 或 B 病变的有症状的 PAD 患者，通常要考虑血管内介入治疗。尽管内皮血管技术越来越多地被用于更广泛的疾病，但外科手术干预仍然是 TASC Ⅱ C 或 D 病变的可接受的血管再通方法。当血管内介入被认为不合适或失败时，手术血运重建仍然是保肢的良好辅助选择。

医疗管理

癌症患者 PAD 的推荐医学治疗原则与没有同时伴随癌症诊断 PAD 患者的指导原则相同。对于有症状的 PAD 来说，有效且经过充分验证的干预措施包括生活方式改变、戒烟和在指导下运动锻炼，可以对体能状态、生活质量评分和症状有所改善[22,23]。此外，建议所有 PAD 患者采用最佳药物治疗，包括抗血小板、他汀类药物以及对血压和糖尿病的控制。最佳药物治疗已经表明可以降低 PAD 患者卒中或心肌梗死等心血管事件的发生率和死亡率，并且除非有禁忌证，否则应该贯穿于整个肿瘤治疗期间[24,25]。对于正在接受可引起严重血小板减少症的化学治疗药物的癌症患者，暂时不用抗血小板药物，以将出血风险降到最低，但当血小板计数恢复到>50 000/μL 的水平时，应恢复抗血小板药物的应用。同样，需要肿瘤切除手术的 PAD 患者可暂时停用抗血小板药物治疗，但一旦术后出血风险消退，应立即恢复该类药物。西洛他唑和己酮可可碱是美国唯一专门批准用于间歇性跛行治疗的两种药物。这两种药物可抑制血小板聚集，并具有改变血流变和舒张血管的作用。西洛他唑和己酮可可碱可在肿瘤治疗期间停止使用，且不会增加心血管疾病风险。

一般来说，我们鼓励患有轻度至中度间歇性跛行症状的患者继续进行锻炼。此外，我们保证，肢体损失的风险极低，并且跛行疼痛是无害的。在有严重致残性跛行症状的癌症患者中，可以考虑血运重建以缓解症状，但最好延迟至完成肿瘤治疗之后。相比之下，癌症患者显示严重缺血证据，例如缺血性静息疼痛或有受累肢体的组织缺失时，提示具有很高的肢体损失风险，应该紧急评估血运重建。

手术与血管内血运重建术

对于有症状的 PAD 和严重下肢缺血患者，血管重建手术仍然是治疗的金标准。用于血管旁路重建的两种最常见的合成移植物材料是聚酯（涤纶）和聚四氟乙烯（PTFE）。前者是通常用作主–股动脉旁路的导管选择，后者用于股–腘旁路术。然而，自体隐静脉仍然是腹股沟下重建的首选移植物，因为与该位置的合成移植物相比，它具有更高的通畅率[26]。一般而言，主–股动脉旁路手术的长期通畅率在 5 年内为 80%~85%[27]。腹股沟下旁路重建术的长期通畅率为 50%~80%[26,28]。虽然血管内干预措施尚未显示出比开放式血管外科再通术更好的效果，但在过去的 20 年中，临床实践上已无可否认地实现了向"血管内治疗方法"的转变[29,30]。一般认为，在血管内干预治疗后的重复干预要比外科手术血运重建的更常见。然而，与外科旁路手术相比，血管内方法的微创性质与较低的疾病发病率相关，使其在患者和医疗服务提供者中更有吸引力和更受欢迎。

血管内技术和设备的进步逐渐提高了介入血管内治疗的成功率。对主–髂动脉闭塞性疾病的血管内干预，已知能够获得高的成功率和长的持续使用时间。相比之下，腹股沟下闭塞性疾病的血管内介入治疗报告结果仍然存在较大差异。目前，可商购的几种不同类型的血管内工具包括球囊、支架和其他装置。新型药物涂层球囊和药物洗脱支架平台在 PAD 治疗中显示出良好的短期和中期结果[31-33]。紫杉醇和依维莫司的抗增殖作用（目前在该技术中使用的两种药物）已被证明与再狭窄率和目标血管的血运重建率降低有关[31,34,35]。血管支架可自行扩张或球囊扩张。与自膨式支架相比，我们更倾向于使用球囊扩张支架来治疗髂总动脉病变，因为它们具有更高的径向力、更好的可视性和更可预测的植入位置。相比之下，我们更倾向于使用更灵活的自膨式支架来治疗髂外动脉病变，因为这类血管可能更弯曲，易受到外力的影响。覆膜支架（也称为支架–移植物）正越来越多地被应用于治疗 PAD。相对于裸金属支架，覆膜支架的主要优点包括排除血栓和破裂血管区。在主–髂动脉和股–腘动脉闭塞性疾病的治疗中，覆膜支架比裸金属支架的使用长期优势仍有待证实[36-39]。覆膜支架上移植物材料（PTFE）的存在被认为能够提供机械屏障，以防止内膜增生和支架断裂。这两个因素与股–腘动脉病变中的支架内再狭窄有关。与用于相当尺寸的裸金属支架的较小护套相比，覆膜支架的较大直径（血管直径>6mm）需要更大尺寸的输送护套。

对于同时接受肿瘤治疗的患者，血管内介入治疗比旁路手术治疗恢复更快的优势是显而易见的。患者通常可在血管内介入治疗后 1~2 周内恢复化学治疗或放射治疗。相反，我们建议待旁路手术后 3~6 周才恢复或开始化学治疗，这样才有足够的时间使伤口愈合。通常可在手术后的 2~3 周内开始放射治疗，但需要远离手术伤口。虽然首选抗血小板药物（阿司匹林对氯吡格雷）和治疗持续时间仍没有确定，但抗血小板治疗已成为血管内和外科手术血运重建后的标准辅助治疗。一般来说，我们建议旁路手术后终身服用阿司匹林。另一方面，我们建议在血管内支架植入术后 3~6 个月使用氯吡格雷，但终身服用阿司匹林。

急性肢体缺血

急性肢体缺血(ALI)的三个最常见原因是：①来自心脏或其他来源的急性血栓栓塞；②急性动脉移植物或支架内血栓形成（先前血管介入治疗患者）；③急性原发性动脉血栓形成，无论有无先前慢性动脉粥样硬化闭塞性疾病。对 ALI 患者的初步管理仍存在争议。对伴有恶性肿瘤的 ALI 患者的治疗更具争议性。据报道，与没有恶性肿瘤诊断的患者相比，ALI 伴有恶性肿瘤行外科手术血运重建的患者有较低的存活率和较高的发病率[8-10]。然而，Tsang 等人报道，同时患有恶性肿瘤的患者接受 ALI 外科手术血运重建术可获得比以前更好的结果[11]。同样，我们在恶性肿瘤患者发生ALI 以后，选择性治疗策略包括血管内治疗、外科手术血运重建、单独或联合医学治疗，已显示出良好的结果[12]。

我们目前的方法是要根据缺血严重程度、患者表现状况和相关共存疾病情况为癌症患者量身定制治疗方案。外科手术血运重建通常在术后3~6小时内达到再灌注。对于重度肢体缺血,需要及时再灌注的患者,我们首选的方法是血运重建。恢复动脉血流的外科手术方法从简单的血栓栓塞切除术(治疗急性血栓栓塞)到更广泛的动脉内膜切除术和旁路重建术(治疗急性或慢性动脉血栓形成)。血管内干预途径,包括药物-机械血栓切除术和导管定向溶栓,通常需要8~24小时才能实现血运重建。我们建议血运重建恢复时间较长的ALI患者可进行血管内介入治疗。在成功进行血管内再通后通常立刻需要辅助球囊和(或)支架血管成形术来维持血管通畅。血管内治疗方法在并发症发病率较低和恢复较快上优于手术治疗。根据我们的经验,在手术进入的部位出现瘀斑和轻微出血是导管溶栓治疗的常见现象,幸运的是,大出血和颅内出血发病率一直很低。除了活动性出血,近期做过大手术或脑卒中是导管直接溶栓的绝对禁忌证,我们还认为血小板减少症(血小板计数<100 000/μL)、肾细胞癌颅内转移、甲状腺癌或黑色素瘤原发性肿瘤是导管定向溶栓的相对禁忌证。

在治疗ALI以后,建议患有慢性心房颤动或心脏瓣膜疾病的患者进行长期抗凝血治疗以预防血栓栓塞并发症。已确定的高凝状态患者,同样具有长期抗凝血指征。对癌症患者,我们传统上使用皮下注射低分子量肝素作为首选的慢性抗凝治疗药物。然而,直接口服凝血酶抑制剂最近已经开始使用,并且对于患者来说,正在成为疗效相当且更具吸引力的选择。对血管介入治疗ALI后但没有发现心源性栓塞来源的恶性肿瘤患者,长期进行抗凝治疗还未被较好地描述。根据经验,我们建议这些患者进行3~6个月的抗凝治疗。

放射性血管病变

对于各种癌症,高剂量外照射治疗后数年可能会出现迟发性放射性血管病变。据推测,放射线可引起营养血管和内皮细胞的急性损伤,导致随后加速动脉粥样硬化,并在受照射的血管上形成闭塞性斑块[40]。与对应静脉相比,放射性血管病变似乎更容易影响主要动脉。放射性颈动脉疾病已在本书其他章节讨论。对

于因宫颈癌和外阴癌接受放射治疗的女性,髂外动脉似乎是最常受累的盆腔血管[41,42]。放射性血管病变还可能累及照射区域其他主要动脉,例如乳腺癌、肢体肉瘤、骨髓瘤、淋巴瘤等放射治疗野内的腋动脉或股动脉。我们对于与放射性血管病变有关的非严重缺血患者,建议采用"期待医学治疗",包括锻炼、阿司匹林和他汀类药物治疗。

对于有严重肢体缺血症状和体征的患者,考虑行血管干预以保肢。这些患者可出现急性、亚急性或慢性隐匿性缺血症状。包括导管定向溶栓和动脉支架术在内的血管内介入治疗已经取得了令人满意的结果,但再次介入率较高。旁路手术似乎有较好的长期移植物通畅性和较低的再干预率,并可提供给血管内介入治疗失败或不可行的患者。一般而言,旁路手术选择包括外部解剖旁路手术,例如从对侧股总动脉到同侧股总动脉的交叉旁路,或腋-股动脉旁路,是优选的旁路,可避免与在先前照射过腹部或骨盆内手术相关的风险。然而,由于严重双侧主-髂动脉闭塞性疾病不适合血管内介入治疗,因此,主动脉-双股动脉旁路仍然是肢体缺血患者的一种选择。我们目前任重而道远,早日明确放射性血管病变的发病机制,以便改善我们的疾病管理并最终阻止该类疾病的发展。

化学治疗和血管血栓形成

据报道,几种化学治疗药物会增加癌症患者的静脉血栓形成、动脉血栓形成或两者均有的风险。然而,它们引起血栓形成的机制尚未完全明确[4,43]。顺铂是一种烷化剂,贝伐珠单抗是一种针对血管内皮生长因子(VEGF)的单克隆抗体,这两种药物目前广泛用于治疗与心肌梗死、脑卒中和外周动脉血栓形成相关的实体恶性肿瘤[44,45]。新的酪氨酸激酶抑制剂(TKI),包括伊马替尼、尼罗替尼和波纳替尼,已作为慢性髓细胞性白血病(CML)的高效一线治疗药物,也发现其与外周动脉血栓形成风险增加有关[46]。然而,在最近一项使用(美国)SEER癌症登记和医疗保险索赔数据的病例-对照研究中,研究人员发现,老年CML患者的心肌梗死、脑卒中、肺栓塞和PAD的发病率比来自同一地区且年龄匹配的非癌症患者高很多[47]。接受TKI治疗的患者,这些事件的发病率并不更高,这表明CML患者血管事件的发生风险与CML患者的潜在心血管风险因素更相关,而不是TKI治疗。

得克萨斯大学–MD 安德森癌症中心的动脉并发症治疗

以下是在得克萨斯大学–MD 安德森癌症中心最近治疗的 10 例严重肢体缺血患者的概述。我们简述了这些患者的临床表现、治疗和结果。文中显示了血管成像和病例照片。此外，我们还就每个病例提供了简短的相关专家意见。我们选择这 10 例作为常见和罕见动脉并发症的示例。这些患者或者同时患有活动性恶性肿瘤，或者为癌症存活者。

病例 1：转移性食管癌和慢性重度下肢缺血

56 岁男性患者，白种人，转诊到我们医院治疗 IV 期远端食管腺癌，左臂肱三头肌远处转移。该患者曾有吸烟史，患有慢性肾功能不全。患者行右侧髂外动脉支架植入术和多次失败的左下肢旁路移植术（图 9.1a~d）。最初，患者仅主诉左下肢跛行和间歇性缺血性静息疼痛。血管评估显示在严重缺血范围内的 ABI 值和多级动脉闭塞性疾病。考虑到左侧缺血性下肢的存活能力并未受到威胁，我们首先建议应用阿司匹林、西拉司他和他汀类药物治疗。5-FU 和赫赛汀的化学治疗也开始进行。随后，患者对全身化学治疗显示出明显的肿瘤学反应，在治疗约 18 个月后，无肿瘤相

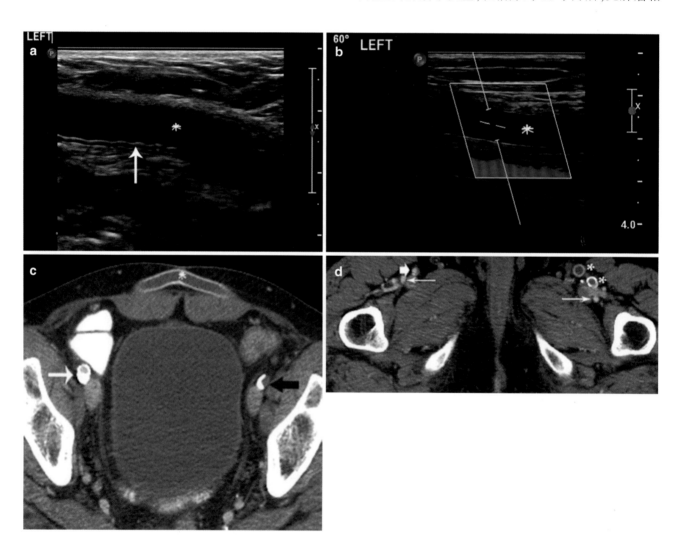

图 9.1　转移性食管癌和慢性重度下肢缺血。(a)灰度超声图像显示被闭塞的耻骨上区的交叉人工股–股动脉旁路移植术采用的合成移植物；星号所示为移植物腔（充满低回声血栓）(*)；箭头所示为移植物壁。(b)彩色血流超声图像显示被闭塞的左股–腘动脉合成移植物；星号所示为移植物腔（充满低回声血栓）(*)。蓝色血流出现在移植物邻近的原有股静脉中。(c)轴向 CT 图像显示被闭塞的原有远端左外侧髂动脉（黑色箭头所示）和钙化狭窄的远端右外侧髂动脉（白色箭头所示）。(d)轴向 CT 图像显示在左侧腹股沟区有明亮的边缘闭塞合成移植物(*)；长箭头所示为功能好的原有股深动脉，短箭头所示为功能良好的右股浅动脉。(待续)

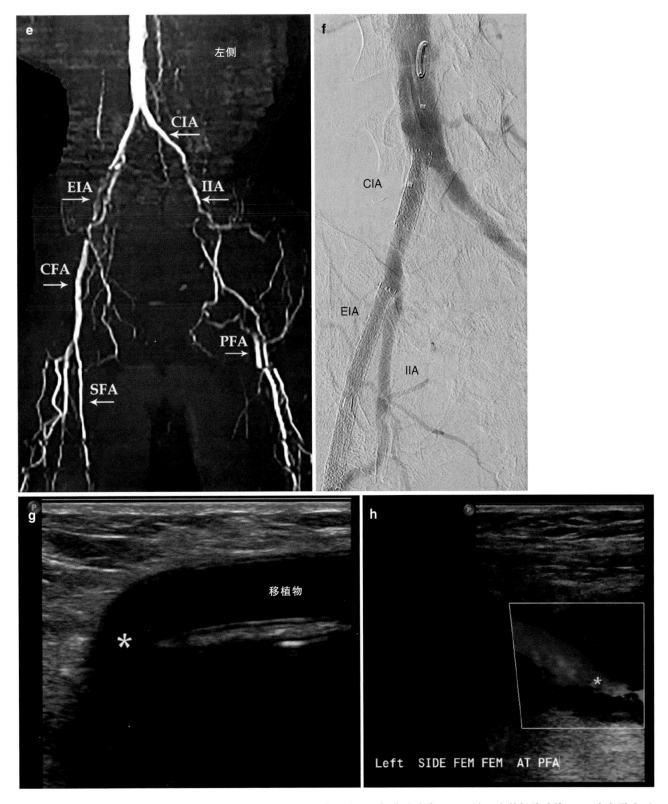

图 9.1(续)　（e）重建的磁共振血管成像（MRA）显示了腹主动脉远端和双侧髂总动脉（CIA）通畅。右外侧髂动脉（EIA）病变严重，左外侧髂动脉和股总动脉闭塞。右股总动脉（CFA）、股深动脉和股浅动脉（SFA）功能完好。在左侧，可以看到髂内动脉（IIA）和股深动脉（PFA）的许多血管分支。（f）右髂动脉支架植入术是作为混合血运重建术的一部分进行的，目的是为新交叉血管右到左股–股动脉旁路移植血管提供流入。支架显示位于右侧髂总动脉（CIA）和髂外动脉（EIA）；IIA，髂内动脉。（g）灰度超声图像显示新的交叉股–股动脉合成移植物，体现右侧股动脉–移植物吻合术（*）。（h）彩色血流超声图像显示新的股–股动脉合成移植物，位于股深动脉（PFA）吻合口（*）的左侧。

关症状。患者继续接受维持化学治疗,并恢复全职工作。

在癌症诊断后 20 个月,患者由于进行性跛行症状,下肢变得更加无力,并且左侧足部缺血性静息疼痛加重。血管检查显示左侧髂外动脉、股总动脉和股浅动脉的慢性闭塞,通过股深动脉的侧支血管重建远端膝下腘动脉血运(图 9.1e)。在右侧,右侧髂外动脉严重狭窄,决定继续进行左下肢血运重建以进行肢体抢救。我们选择采用右侧髂总动脉支架 (使用 8mm×27mm 球囊扩张支架) 和右侧髂外动脉支架 (7mm×10mm 覆盖自扩张支架-移植物)(图 9.1f) 的混合操作,以及使用 8mm 肝素结合的 PTFE 移植物,将右侧股总动脉交叉至左侧股深动脉旁路。在混合手术复苏后,患者恢复良好,解决了缺血性静息疼痛和跛行。股-股动脉 PTFE 移植物和左侧股深动脉的术后双重图像显示出令人满意的外观和流动(图 9.1g,h)。维持化学治疗在中断 6 周后恢复。患者目前是血运重建后 5 个月,没有下肢跛行或静息疼痛的症状。不幸的是,在撰写本手稿时,患者已经确诊远端食管癌复发导致狭窄,进一步的肿瘤治疗正在考虑中。

评论:尽管该患者在首次被诊断患有转移性食管癌时,就患有严重的慢性下肢缺血,但我们优先考虑进行癌症治疗来延长其生存,而非先治疗肢体缺血。推迟血运重建,直到患者显示出对化学治疗的临床反应。当时该患者的另一种血运重建方案可能是主动脉-双侧股动脉旁路重建,但需要更长的术后恢复时间,有可能会中断患者的维持化学治疗。还值得注意的是,患者的缺血性下肢症状在行流入手术后缓解,就不需要在闭塞的左侧股动脉和腘动脉间建立远侧旁路。

病例 2:转移性肾细胞癌的患者急性股动脉血栓栓塞

58 岁女性患者,白种人,因急性右侧下肢缺血症状(疼痛、麻木和虚弱)持续 24 小时就诊于急诊室。患者曾应用阿昔替尼(一种 TKI)治疗进展期转移性肾细胞癌肺转移。患者 7 年前进行了根治性右肾切除术,并在 4 年后行双侧肾细胞癌的左肾部分切除术。多普勒超声显示右股总动脉和股浅动脉的急性闭塞伴远端重建 (图 9.2a,b)。我们进行了外科血栓栓塞切除术,从股动脉分叉处清除闭塞血栓(图 9.2c,d)。她的原有髂动脉、股动脉、腘动脉和胫动脉正常,没有明显的斑块。在成功行血运重建后,患者开始进行长期抗

凝治疗,从普通静脉肝素转变为华法林。心脏检查显示正常窦性心律和正常左心室射血分数,无血栓或心脏瓣膜疾病的证据。患者在血栓栓塞切除术后数周恢复阿昔替尼的应用,并继续服用华法林。然而,她在第 2 年出现间歇性咯血,遂终止全身抗凝治疗。急性血栓栓塞事件发生 2 年后,患者转移性疾病已经发展到大脑。还出现了新发的心房颤动和心肌病。在使用卡博替尼基础上(一种新的 TKI,用于治疗晚期肾细胞癌),目前正在逐步恢复抗凝治疗。

评论:在急性动脉血栓栓塞事件发生时,尚不清楚急性动脉血栓形成是否与高凝状态、TKI 药物应用或心源性栓塞有关。当时,患者超声心动图正常并呈窦性心律。虽然停止了抗凝治疗,但患者在使用 TKI 期间未发生动脉血栓栓塞事件。在这种情况下,患者随后发生心房颤动、血栓栓塞事件的确切原因或来源仍不能确定。

病例 3:新辅助化学治疗后高级别浸润性膀胱癌和亚急性左侧下肢缺血

65 岁女性患者,重度吸烟史,因高级别侵袭性尿路上皮癌转诊到我们机构治疗。先前进行的经尿道部分肿瘤切除术导致膀胱穿孔,并建议在根治性膀胱切除术前行新辅助化学治疗(甲氨蝶呤、长春碱、阿霉素和顺铂联合应用)。患者完成了 5 个周期的化学治疗,但是到化学治疗结束时,患者出现了并不明显的左下肢致残性髋和左小腿跛行、缺血性静息疼痛和左足麻木。患者否认跛行症状史。先前 CT 图像显示主动脉和双侧髂动脉有非闭塞性动脉硬化斑块性疾病。重复 CT 成像显示左侧髂总动脉和髂外动脉间隔闭塞 (图 9.3a)。在 CT 上也偶然发现了右下叶肺动脉栓塞。心脏评估结果为阴性。

我们进行了导管引导的血栓溶解术,左侧髂总动脉和髂外动脉成功再通(图 9.3b)。在左侧髂外动脉的局灶性残余狭窄处行支架植入(图 9.3c)。血运重建后,患者继续保持应用治疗性低分子肝素和阿司匹林。在血管内介入治疗后 2 周,患者接受了根治性膀胱切除术、新膀胱尿流改道和双侧盆腔淋巴结清扫术。肿瘤手术后,患者恢复明显。她完成了 4 个月的抗凝治疗,并继续服用阿司匹林。她在几个月内恢复了全职工作。肿瘤手术 1 年后,患者出现局部晚期肿瘤复发。她还主诉又出现了左下肢跛行症状。影像学检查确认左

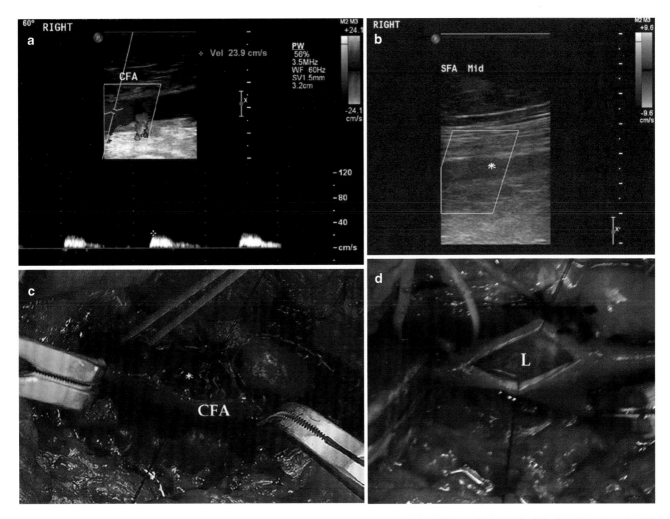

图9.2 转移性肾细胞癌患者的急性股动脉血栓栓塞。(a)超声图像显示,股总动脉的低流速减弱。(b)灰度超声图像显示股浅动脉(SFA)闭塞,腔内充满低回声血栓(*)。(c)术中照片显示,开放的股总动脉(CFA)腔内有新鲜的血凝块(*)。在血栓栓塞术中,动脉在近端和远端暂时被夹闭。(d)切除凝块后,CFA的术中照片显示腔表面(L标记处)和血管壁的正常外观。

髂动脉和支架的再闭塞。由于没有立即出现危及肢体缺血的症状或迹象,患者拒绝重复血管介入治疗。不幸的是,医生认为进一步的肿瘤治疗不会使患者受益,患者在癌症诊断后大约2年去世了。

评论:我们推测该患者可能为高凝状态。高级别恶性肿瘤和侵袭性化学治疗的联合促使了急性动脉血栓形成。有趣的是,在支架植入后6~9个月,患者行多普勒超声显示左髂动脉正常,提示血管再闭塞可能是由于癌症相关的超凝状态所致。可以设想的是,如果继续抗凝治疗,有可能防止左髂动脉和支架的再闭塞。

病例4:肾细胞癌和重度主-髂动脉闭合性疾病

67岁男性患者,因慢性进展性双侧致残性髋和小腿跛行、双足新发严重缺血性静息疼痛、右足趾溃疡

无法愈合就诊。血管检查行CT血管造影显示肾下主动脉和双侧髂总动脉慢性闭塞(图9.4a),以及偶然发现的巨大外翻性右肾脏肿块。由于下肢缺血性致残性疼痛,患者无法开始进行肿瘤治疗。因此,我们选择首先进行血运重建手术以缓解下肢缺血性疼痛。在成功进行腋动脉-双侧股动脉旁路移植术后,患者的疼痛得到缓解,其体能状态也迅速改善(图9.4b,c)。虽然患者是转移性疾病,但癌症在肿瘤学上被认为是"稳定的",因此推荐其行减瘤性根治性右肾切除术。患者在"解剖外"的外科手术旁路建立后大约3个月,接受肿瘤切除术,无并发症发生。然后,持续对患者进行监测,直到在最初的癌症诊断后大约2年时,影像学发现转移性疾病的进展,开始使用帕唑帕尼。患者的腋动脉-双侧股动脉旁路在26个月时仍然是通畅的(图9.4d,e)。

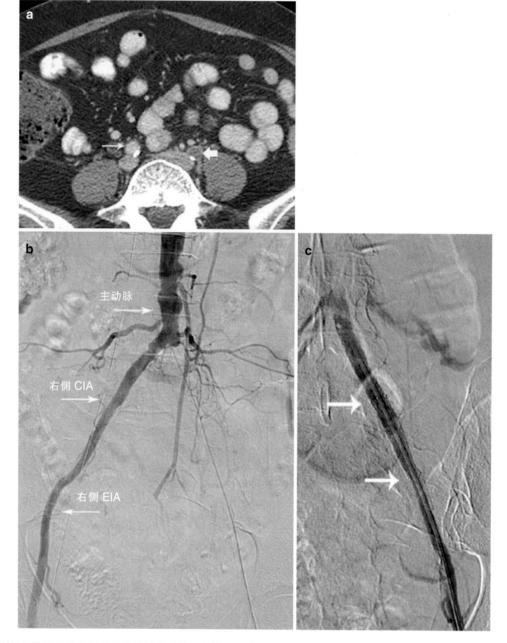

图 9.3　高级别浸润性膀胱癌和新辅助化学治疗后的亚急性左下肢缺血。(a)轴向 CT 图像显示,闭塞的左髂总动脉(短箭头所示)无对比剂填充,以及通畅的右髂总动脉(长箭头所示);双髂动脉后壁可见钙化斑块。(b)数字减影血管造影(DSA)图像显示左髂总动脉和髂外动脉完全闭塞(无造影剂填充)。主动脉远端不规则但无闭塞性斑块病。右侧髂总动脉(CIA)和髂外动脉(EIA)动脉通畅,无明显腔狭窄。(c)植入支架的左髂总动脉/髂外动脉(箭头所示为支架的近端和远端边缘)的 DSA 图像;左髂内动脉闭塞,无造影剂填充。

评论:该患者的慢性主-髂动脉闭塞不能够通过血管内介入治疗解决。另一种选择是同时进行外科主动脉-股动脉旁路移植术和根治性右肾切除术。然而,鉴于转移性疾病、不确定的癌症行为以及体能状态不佳等情况,最初认为同时行大手术,患者不能受益。虽然没有肿瘤切除情况下原发性化学治疗是最初推荐的肿瘤治疗方案,但由于观察到癌症的"稳定性"和患者在手术血运重建后改善的体能状态,肿瘤治疗策略改为外科肿瘤切除术。

病例 5:蓝趾综合征和肺癌

68 岁男性患者,右下肢深静脉血栓形成(DVT),开始服用利伐沙班。进一步检查发现非小细胞肺癌(NSCLC)。患者接受右上肺叶切除术。病理和临床分期均是ⅢA 期,重复 PET/CT 显示手术切除后纵隔肿瘤残留。安排患者手术后 6 周行同步放化疗。在马上开

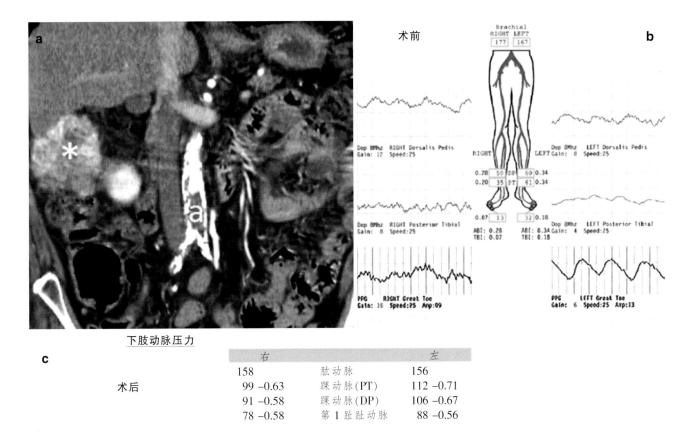

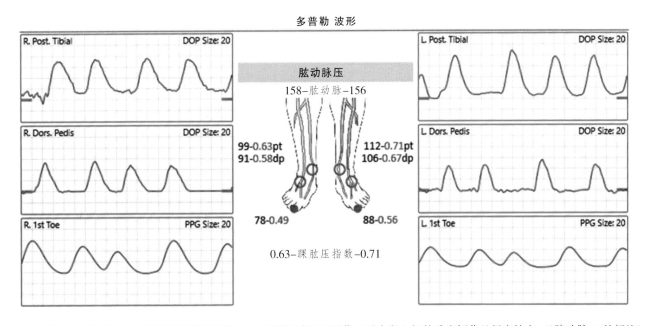

图 9.4　肾细胞癌和重度主–髂动脉闭塞性疾病。(a)腹部冠状 CT 图像显示右肾上极的重度钙化且闭塞性主–双髂动脉(a 处标注)和巨大外翻性肿块(*)。(b)生理动脉检查显示,术前严重降低的踝肱压指数(ABI):右 0.28,左 0.34。(c)术后 ABI 增加:右 0.63,左 071。(待续)

始放化学治疗前,他出现疼痛的蓝趾综合征,主要集中在左侧第 1 趾和第 5 趾(图 9.5a,b)。血管检查显示正常的足动脉搏动。CTA 显示主–髂动脉和腹股沟动脉的最小斑块疾病。抗凝治疗中添加阿司匹林。待处理后,受累足趾的缺血性疼痛和颜色得到缓解。患者耐受 3 个周期的卡铂和紫杉醇治疗后,没有进一步发

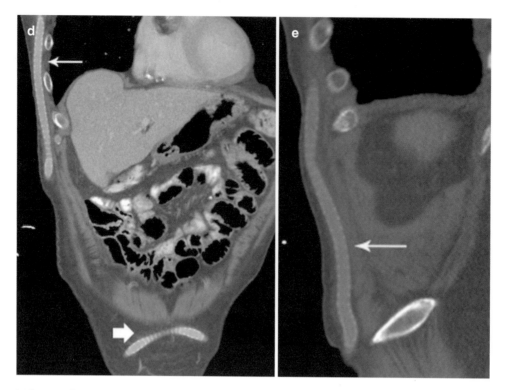

图9.4(续) (d)冠状CT图像显示"解剖外"旁路重建的腋动脉(细箭头所示)和股动脉(粗箭头所示)段均通畅。(e)矢状CT图像显示腋动脉–双侧股动脉旁路移植物(箭头所示)的腋动脉段通畅。

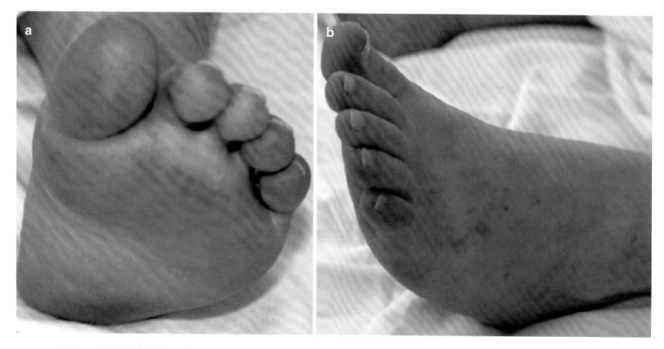

图9.5 蓝趾综合征与肺癌。照片显示患者左侧足底(a)和背侧(b)视图,缺血性第1趾和第5趾出现蓝色改变。

生血管并发症(在撰写本文时)。

评论: 蓝趾综合征通常是由于血栓或微小栓塞阻塞一个小的远端趾血管引起的。栓塞起源通常是近端大血管(如主动脉或髂动脉)的动脉粥样硬化斑块。

蓝趾综合征的典型描述是,在没有大血管闭塞性疾病的情况下,一个或多个足趾的缺血。我们已在各种类型实体瘤患者中观察到蓝趾综合征。一般建议患者使用抗血小板和他汀类药物治疗蓝趾综合征。

病例 6：多发性骨髓瘤和慢性下肢缺血的急性发作

一例白种人男性患者在 1995 年被诊断为多发性骨髓瘤。患者接受右髋和骶骨区域外照射放射治疗。1995 年，他接受了 3 个周期的美法仑和泼尼松龙治疗后一直用环磷酰胺维持治疗。该患者有 15 年的吸烟史，但在 1990 年戒烟。此外，既往有长期但控制良好的非胰岛素依赖型糖尿病和原发性高血压病史。该患者于 2011 年，年龄 66 岁时，发生急性缺血性脑右顶叶卒中，行右颈内动脉内膜切除术治疗颈内动脉近端严重狭窄。患者之后接受阿司匹林、他汀类药物、抗高血压药、二甲双胍和环磷酰胺维持治疗。他患有慢性双侧下肢跛行多年，在 2013 年，患者右下肢开始出现缓慢性的缺血性静息疼痛、麻木、足下垂，并在第 5 趾

底部出现伤口不愈合(图 9.6a)。血管检查显示右侧股总动脉分叉处包括近端股浅动脉(SFA)和股深动脉的严重闭塞性疾病，以及右侧 SFA 远端严重狭窄(图 9.6b~f)。我们行混合血运重建术，联合广泛的右股总动脉分叉的动脉内膜切除术和近端股深动脉和 SFA 的贴片式血管成形术(图 9.6g~j)；同时使用带覆膜的自体可扩张支架移植物进行右侧 SFA 中部和远端植入术(图 9.6k~m)。患者恢复良好，血运重建良好，缺血性趾伤最终愈合(图 9.6n,o)。

患者随后出现了类似的左下肢缺血性静息疼痛症状，并于 2015 年成功进行了同样类似的混合血运重建。次年，患者行右侧髋关节置换术后，突发急性心肌梗死并在右冠状动脉内放置药物洗脱支架。随后，添加了双重抗血小板治疗。右冠状动脉支架植入术刚刚超过 12 个月，患者目前一直被建议接受冠状动脉旁

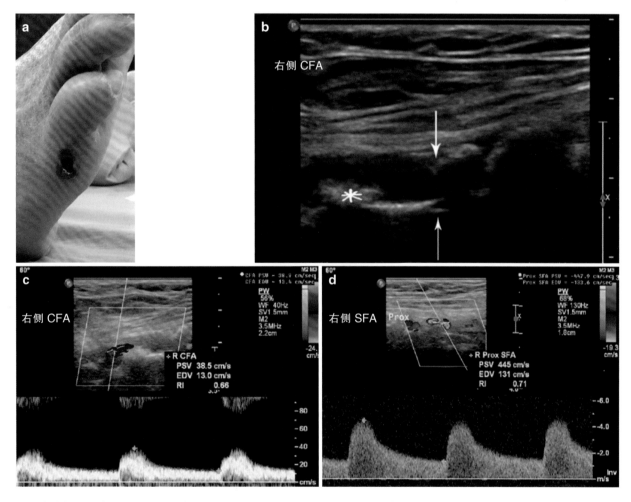

图 9.6 多发性骨髓瘤和慢性重度下肢缺血。(a)右足照片显示慢性缺血迹象；第 5 趾底部非愈合伤口、薄化皮肤、肌肉萎缩和足趾变色。(b)右股总动脉(CFA)灰度图像。箭头所示为血管壁；星号所示为密集斑块的位置(*)。(c)多普勒显示 CFA 内超出了闭塞斑块范围以外的流速明显降低。(d)多普勒显示近端股浅动脉(SFA)的流速增加，表明血管狭窄严重。 (待续)

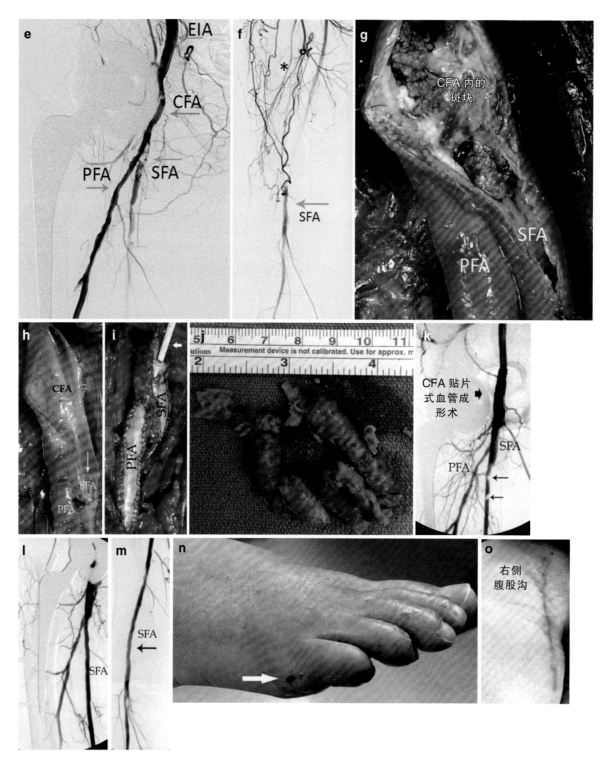

图 9.6(续) (e)DSA 图像显示非常通畅的髂外动脉(EIA)、狭窄的 CFA、几乎闭塞的近端 SFA 和通畅的股深动脉(PFA)。(f)DSA 图像显示较大的 SFA 远端分支(*)恢复 SFA 远端血流。(g)术中照片显示 CFA 动脉切开术延伸通过 SFA 近端,并显示广泛的偏心钙化闭塞性斑块疾病。(h)术中照片显示斑块和内膜切除术后的 CFA 内腔表面;箭头所示为 SFA 中的残留内膜增厚远端过渡点;在这张图片中的 PFA 仍然完整。(i)术中照片显示动脉内膜切除术后的 SFA 与 PFA 贴片式重建。箭头所示为血管鞘,它放置在 SFA 的遗留狭窄处按"向前"方式行混合血管内支架植入处。(j)图片显示内膜切除术的内膜化斑块的多个碎片标本。(k)DSA 图像显示,在股动脉分叉处的贴片式血管成形术后,行贴片血管成形术处远端的 SFA 内存在严重的残余狭窄。(l)DSA 完成图像显示近端至中端 SFA 支架植入的良好外观。(m)DSA 完成图像显示 SFA 远端支架植入(箭头所示为支架)的外观令人满意。(n)照片显示血运重建后足趾伤口愈合(箭头所示)。(o)通过右腹股沟单一切口完成混合血运重建术,包括同时的股动脉内膜切除术、重建和 SFA 支架植入术。

路移植术来治疗他的多支血管冠状动脉疾病。

评论：该病例强调了动脉粥样硬化疾病系统性的特点。在这例患者中，第一次心血管疾病是严重颈动脉疾病引发的栓塞性卒中。然后，双侧肢体血运重建以治疗多级严重动脉闭塞性疾病，随后进行冠状动脉血运重建。所有这些事件都发生在 5~6 年内，而患者同时仍然接受维持性化学治疗（环磷酰胺）以治疗多发性骨髓瘤。有趣的是，该病例表明，患有心血管危险因素的活动性癌症患者有长期存活的可能。对股总动脉分叉处的严重闭塞性疾病的治疗，经皮动脉内膜切除术和重建仍然是治疗首选。在这种情况下，混合血运重建允许同时进行股总动脉分叉处手术重建和动脉支架植入术以治疗 SFA 近端和远端的闭塞性病变。与传统的股-腘动脉旁路移植术相比，辅助股动脉支架植入术具有明显的优势，创伤小，术后疼痛和肿胀较少。

病例 7：PAD 患者的溃疡性皮肤鳞状细胞癌

68 岁女性患者，右小腿慢性疼痛，大面积溃疡，皮肤鳞状细胞癌（图 9.7a）。检查显示患者因腹主动脉瘤和右侧股浅动脉慢性闭塞曾行肾下主动脉移植重建和膝上腘动脉重建，游离 2~3 条血管（图 9.7b,c）。我们行分期治疗。首先，我们采用同侧大隐静脉移植，进行股-腘动脉的旁路移植术血运重建（图 9.7d）。随后，通过皮肤移植行皮肤癌广泛手术切除（图 9.7e）。

评论：长期慢性右侧股浅动脉的血管内再通是不可行的。然而，分期手术行血运重建和广泛肿瘤切除能够保肢，否则将面临另一种选择，即主要肢体截肢。

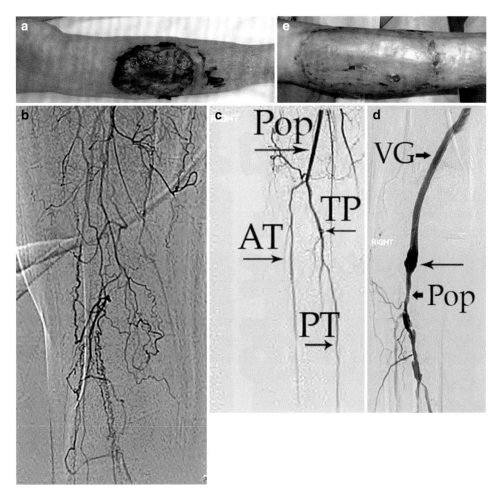

图 9.7　PAD 患者的溃疡性皮肤鳞状细胞癌。(a)照片显示大面积皮肤溃疡。(b)大腿中部的 DSA 图像显示，由股浅动脉慢性闭塞引起的深动脉分支的互联网络。(c)DSA 图像显示重组后的腘动脉(POP)、前胫动脉(AT)、胫腓(TP)主干和胫后(PT)动脉畅通。(d)股-腘动脉旁路移植术后，DSA 完成图像显示，静脉移植(VG；短箭头所示)的外观令人满意。长箭头所示为远端吻合。(e)照片显示，广泛肿瘤切除后愈合的皮肤移植伤口。

病例8:肢体硬纤维瘤手术切除和放射治疗后的放射性股动脉闭塞

37岁女性患者,左下肢严重疼痛长达几个月。既往病史包括16岁时左后大腿硬纤维瘤手术切除和术后辅助高剂量外照射。大约15年后,患者左大腿后部肿瘤局部复发,行第二次高剂量外照射和再次手术切除。此外,后续还需要多次整形外科来治疗左股骨的不愈合病理性骨折(图9.8a,b)。同时,患者继续接受全身单药化学治疗,药物首先包括他莫昔芬,然后是伊马替尼(TKI),最后是索拉非尼(TKI)治疗区域复发性疾病。在血管并发症发生时,由于其他副作用,索拉非尼处于暂停使用状态。血管检查显示左侧严重缺血,是由于放射引起左侧股浅动脉长期闭塞及与胭动脉血运重建(图9.8c~f)。我们使用同侧大隐静脉移植对左侧股总动脉–膝下胭动脉旁路重建达到保肢目的。左腿血管旁路移植物在重建后2年仍然很畅通(图9.8g,h)。目前,患者仍然活动自由,并已恢复了索拉非尼的应用以治疗进展的区域性疾病。

评论:在这个病例中,由于股浅动脉和远端小的靶血管的长期慢性闭塞,不考虑血管内介入治疗。这个病例中,在辐射后且有瘢痕的区域行外科血运重建确实非常具有挑战性。在照射野中,使用健康软组织覆盖血管移植物是必不可少的,可以帮助促进伤口愈

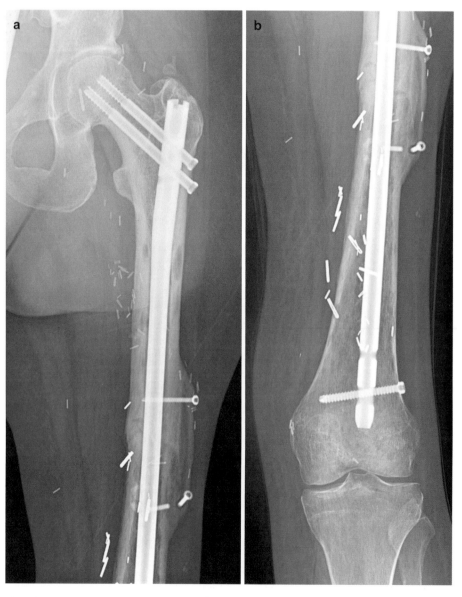

图9.8 下肢硬纤维瘤手术切除和放射治疗后的放射性股动脉闭塞。(a)影像学显示用于预防不愈合的左股骨骨髓金属内棒固定的顶部。(b)影像学显示用于预防不愈合的左股骨骨髓金属内棒固定的下部。(待续)

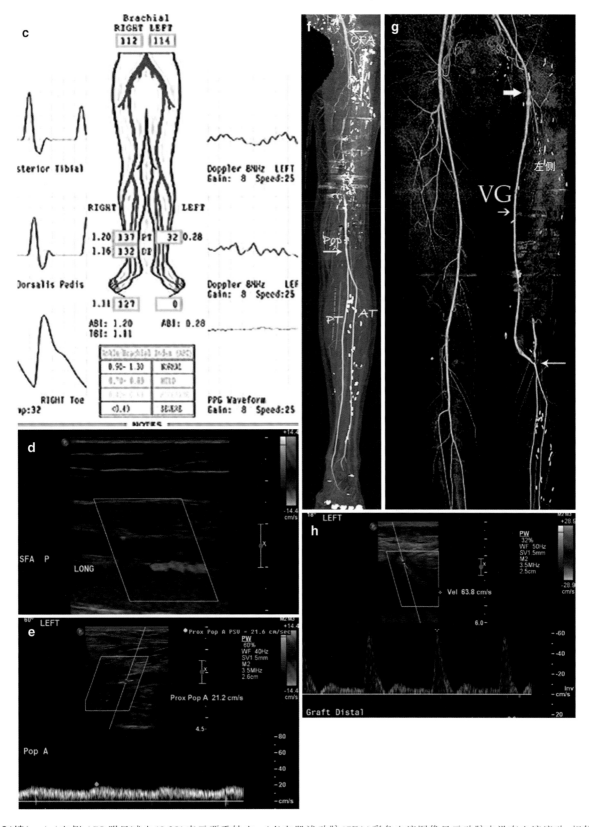

图 9.8(续) (c)左侧 ABI 明显减少(0.28)表示严重缺血。(d)左股浅动脉(SFA)彩色血流图像显示动脉内没有血液流动;相邻的左股静脉流动是可见的(蓝色)。(e)血运重建后的腘动脉的多普勒流速测量明显降低。(f)重建的 CT 血管造影显示慢性闭塞的左侧 SFA、重建 SFA–腘动脉的远端和血流畅通的 AT 和 PT;许多以前手术留下的金属夹导致光束伪影。(g)术后重建的 CT 血管造影显示左股–腘动脉旁路静脉移植(VG)外观令人满意。短箭头所示为吻合口近端。长箭头所示为吻合口远端。(h)彩色超声图像显示股–腘动脉吻合远端令人满意的血流速度。

合和预防并发症发生。对于该患者,我们转移左侧缝匠肌覆盖受照射的腹股沟伤口区的静脉移植物。患者应坚持服用阿司匹林,并应继续使用定期多普勒超声监测她的下肢旁路移植物。

病例 9:宫颈癌治疗后的放射性髂动脉闭塞性疾病

39 岁女性患者,2006 年因子宫颈鳞状细胞癌行子宫切除术、盆腔淋巴结清扫术和高剂量放射治疗。后患者出现右侧盆腔壁疾病复发,并于 2008 年行进一步手术切除治疗(包括右侧输尿管重建术)。此外,对复发性疾病部位行靶向质子放射治疗。2013 年,患者因慢性右下肢缺血性静息疼痛和麻木 1 个月就诊。血管检查显示右侧髂总动脉和髂外动脉闭塞,股总动脉血管重建 (图 9.9a,b)。患者无其他心血管危险因素。无吸烟史。行药物-机械方式血栓切除术和导管定向溶栓后,右下肢血运重建成功(图 9.9c~e)。在右髂外动脉的局灶性狭窄斑块区域,采用自膨式 6mm 支架行支架植入。后患者维持服用氯吡格雷。1 年后,患者右侧髂总动脉和髂外动脉及支架出现再闭塞,并出现反复缺血症状。再次行包括药物-机械方式血栓切除术、导管定向溶栓和额外的右侧髂外动脉(6mm)支架植入,以及使用覆膜的自膨式支架覆盖植入髂总动脉(7mm 和 8mm)在内的血管内介入治疗,最终治疗成功(图 9.9f~i)。血运重建后,患者继续接受抗血小板和抗凝治疗。不幸的是,大约 1 年后,右髂动脉植入支架再次闭塞,患者出现症状,决定行外科手术血运重建。采用 8mm PTFE 移植物构建左股总动脉至右股总动脉间交叉通道。患者在旁路移植术后表现良好,并继续阿司匹林治疗。在外科手术血运重建术后大约 1 年,患者再次出现急性缺血症状并伴有股动脉交叉旁路植入物内血栓形成,行导管定向溶栓治疗,恢复了旁路移植物的血流通畅和右下肢正常血液流动(图 9.9j,k)。自上次阿司匹林和利伐沙班干预以来 13 个月,患者无不适症状,一般情况良好。

评论:癌症存活者中,长期的放射性血管病变是罕见疾病。对于放射性血管病变,血管内治疗通常优于外科手术。但是,支架内再狭窄仍然是治疗放射性血管病变的一个难题。与血管内介入治疗相比,照射野内的旁路移植术技术具有更大的挑战性及更高的并发症发病率。根据我们的经验,与血管内治疗相比,放射性血管病变的旁路移植术似乎需要较少的重复干预。在这一病例中,我们确定了急性脱水可能是急性股动脉移植物血栓形成的原因。

病例 10:乳腺癌放射治疗 8 年后腋动脉闭塞

63 岁女性患者,主诉右手手指褪色、疼痛和麻木持续数月。8 年前,患者因乳腺癌行改良根治性右侧乳房切除术,胸壁和腋窝术后行辅助高剂量外照射放射治疗。尽管她患有慢性右臂淋巴水肿,但患者否认先前手臂跛行症状。体格检查发现第 5 指尖远端坏死(图 9.10a)。多普勒超声显示右腋动脉狭窄严重,右手远端流量减少(图 9.10b,c)。选择性血管造影显示右腋动脉多发狭窄,有两处接近闭塞。我们放置了两个重叠的自膨式 6mm 和 5mm 的支架,血管造影显示疗效很好(图 9.10d,e)。血运重建成功且缓解了患者缺血症状。第 5 指远端伤口愈合且无并发症(图 9.10f)。自最初支架血管成形术以来,在 16 个月内患者进行了 4 次额外的血管内介入治疗和支架植入术 (图 9.10g,h)。此外,在 17 个月时,患者出现急性右腋动脉血栓形成,后通过外科血栓栓塞切除术成功治疗。目前,患者维持服用氯吡格雷和抗凝药物。

评论:正如前面的病例中所提到的,支架内再狭窄高复发率仍然是放射性血管病变的血管内治疗的致命缺点。在该患者中,再狭窄病变主要发生在支架的最远端。该患者的外科血运重建有一长旁路,从锁骨下动脉到肱动脉,要穿过先前照射区域中的慢性水肿组织。这种情况与伤口并发症的风险增加有关。如果患者出现多次支架植入后的腋动脉再次闭塞,则需要进行旁路移植术以进行保肢。

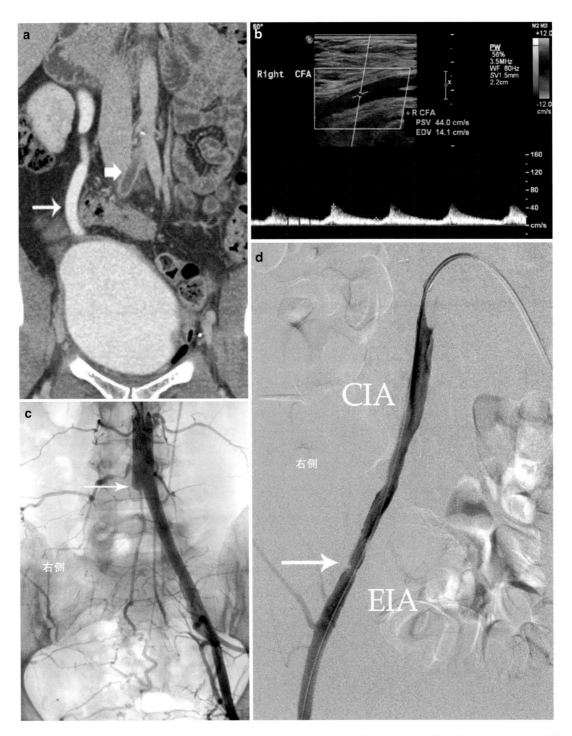

图 9.9 宫颈癌治疗后的放射性髂动脉闭塞性疾病。(a)冠状 CT 图像显示有血栓的右髂总动脉(短箭头所示)和右输尿管(长箭头所示)到膀胱交界处重建的导管。(b)重建的右股总动脉(CFA)多普勒流速降低。(c)DSA 图像显示右髂总动脉(箭头所示)的血流堵塞。左髂总动脉和髂外动脉正常和通畅。(d)在右髂总动脉(CIA)和髂外动脉(EIA)成功重建后,仍可在 EIA 见残余狭窄(箭头所示)。(待续)

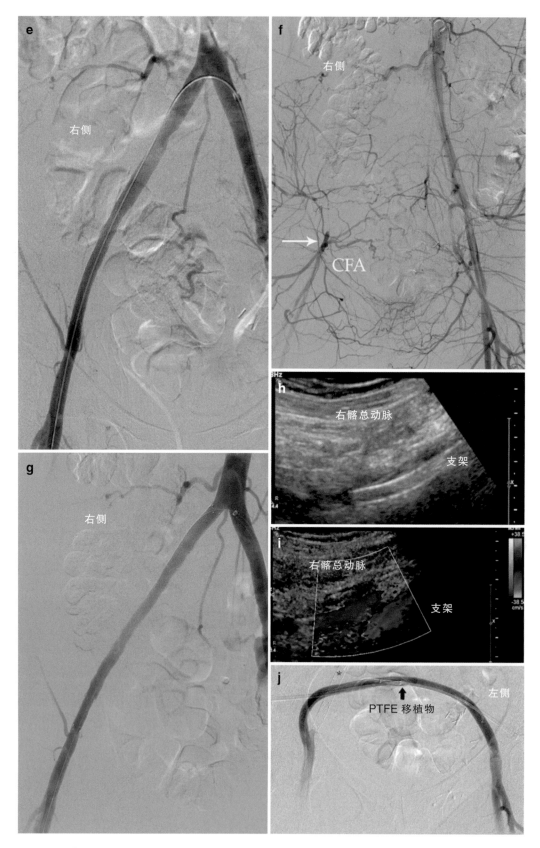

图 9.9(续)　(e)DSA 图像显示右 EIA 狭窄处植入支架后效果满意。(f)DSA 图像显示右 CIA 和 EIA 重新闭塞,CFA(箭头所示)进行重建。(g)重复血管内干预包括药物–机械式血栓切除术、导管定向溶栓。行 CIA 和 EIA 支架植入术成功恢复了血流,如 DSA 所示图像。(h)灰度超声图像显示右 CIA 支架相对于血管壁的位置良好。(i)超声彩色血流图像显示右 CIA 支架通畅。(j)DSA 图像显示重复血管内介入术后的股–股动脉交叉旁路移植物通畅;血管鞘仍在移植物(箭头所示)内。星号表示旧的已闭塞的髂动脉支架(*)。(待续)

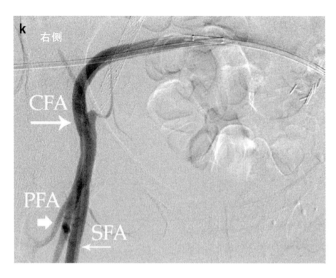

图 9.9(续) (k)DSA 图像显示右 CFA 吻合口、股深动脉(PFA)和股浅动脉(SFA)非常通畅。

总结

尽管外周动脉疾病在老年癌症患者中普遍存在，但在接受肿瘤治疗的患者中，动脉并发症相对并不常见。在癌症患者中，血管内或外科血运重建是严重缺血的适应证，并且能够达到较高的保肢率。生存结果通常与潜在的癌症预后相关。

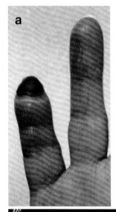

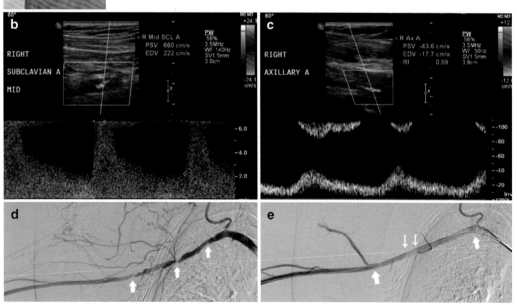

图 9.10 乳腺癌放射治疗 8 年后腋窝动脉闭塞。(a)照片显示右侧第 5 指远端的干燥坏死，与慢性指端缺血相符。(b)右腋窝动脉的超声图像显示多普勒血流速度显著增加，显示血管局部严重狭窄。(c)在狭窄病变远端的右腋窝动脉显示单通多普勒血流速度降低。(d)DSA 图像显示右腋窝动脉的多个串联狭窄病变(箭头所示)，与明显的侧支血管有关。(e)支架植入后 DSA 图像显示出令人满意的腋窝动脉支架外观;粗箭头所示为重叠的自膨式、无覆膜支架的近端和远端边缘(直径分别为 6mm 和 5mm)，而细箭头所示为支架的重叠部分。(待续)

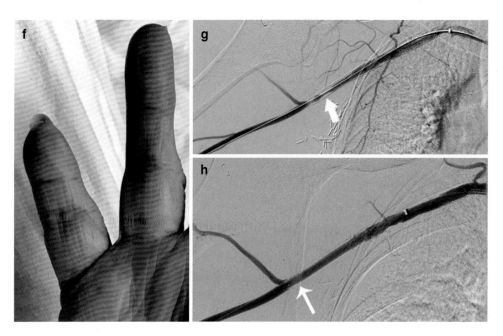

图9.10(续) (f)照片显示,血运重建成功3个月后,第5指完全愈合。(g)DSA 图像显示初始支架植入术6个月后,腋动脉支架远端的支架内再狭窄(箭头所示)。(h)DSA 完成图像显示在现有支架内,额外增加5mm 自膨胀式支架移植物(箭头所示)的重叠,有令人满意的外观。

参考文献

1. Levitan N, et al. Rates of initial and recurrent thromboembolic disease among patients with malignancy versus those without malignancy. Risk analysis using Medicare claims data. Medicine (Baltimore). 1999;78(5):285–91.
2. Sorensen HT, et al. Prognosis of cancers associated with venous thromboembolism. N Engl J Med. 2000;343(25):1846–50.
3. Prandoni P, Falanga A, Piccioli A. Cancer and venous thromboembolism. Lancet Oncol. 2005;6(6):401–10.
4. Herrmann J, et al. Vascular toxicities of cancer therapies: the old and the new--an evolving avenue. Circulation. 2016;133(13):1272–89.
5. Lenneman CG, Sawyer DB. Cardio-oncology: an update on cardiotoxicity of cancer-related treatment. Circ Res. 2016;118(6):1008–20.
6. Al-Kindi SG, Oliveira GH. Prevalence of preexisting cardiovascular disease in patients with different types of cancer: the unmet need for onco-cardiology. Mayo Clin Proc. 2016;91(1):81–3.
7. Di Nisio M, et al. Arterial thrombosis in ambulatory cancer patients treated with chemotherapy. Thromb Res. 2011;127(4):382–3.
8. Javid M, Magee TR, Galland RB. Arterial thrombosis associated with malignant disease. Eur J Vasc Endovasc Surg. 2008;35(1):84–7.
9. Bennett KM, et al. Outcomes of surgical revascularization for lower extremity arterial thromboembolism in patients with advanced malignancy. J Vasc Surg. 2014;60(4):987–92.
10. Morris-Stiff G, Lewis MH. Surgical treatment of acute limb ischaemia in the presence of malignancy. Int J Surg. 2010;8(3):233–5.
11. Tsang JS, et al. Acute limb ischemia in cancer patients: should we surgically intervene? Ann Vasc Surg. 2011;25(7):954–60.
12. Mouhayar E, et al. Outcome of acute limb ischemia in cancer patients. Vasc Med. 2014;19(2):112–7.
13. Allison MA, et al. Ethnic-specific prevalence of peripheral arterial disease in the United States. Am J Prev Med. 2007;32(4):328–33.
14. Peripheral Arterial Disease (PAD) Fact Sheet. http://www.cdc.gov/dhdsp/data_statistics/fact_sheets/fs_pad.htm. 2016. 06/16/2016 [cited 2016 9/05/2016].
15. Hirsch AT, et al. Peripheral arterial disease detection, awareness, and treatment in primary care. JAMA. 2001;286(11):1317–24.
16. McDermott MM, et al. Leg symptoms in peripheral arterial disease: associated clinical characteristics and functional impairment. JAMA. 2001;286(13):1599–606.
17. Diehm C, et al. Mortality and vascular morbidity in older adults with asymptomatic versus symptomatic peripheral artery disease. Circulation. 2009;120(21):2053–61.
18. Heart Protection Study Collaborative, G. MRC/BHF Heart Protection Study of cholesterol lowering with simvastatin in 20,536 high-risk individuals: a randomised placebo-controlled trial. Lancet. 2002;360(9326):7–22.
19. Poredos P, Jezovnik MK. Antiplatelet and antithrombotic treatment of patients with peripheral arterial disease. Int Angiol. 2010;29(1):20–6.
20. El Sakka K, et al. Association of malignant disease with critical leg ischaemia. Br J Surg. 2005;92(12):1498–501.
21. Norgren L, et al. Inter-Society Consensus for the Management of Peripheral Arterial Disease (TASC II). J Vasc Surg. 2007;45(Suppl S):S5–67.
22. Fowkes FG, et al. Comparison of global estimates of prevalence and risk factors for peripheral artery disease in 2000 and 2010: a systematic review and analysis. Lancet. 2013;382(9901):1329–40.
23. Fowler B, et al. Improving maximum walking distance in early peripheral arterial disease: randomised controlled trial. Aust J Physiother. 2002;48(4):269–75.
24. Hankey GJ, Norman PE, Eikelboom JW. Medical treatment of peripheral arterial disease. JAMA. 2006;295(5):547–53.
25. Rooke TW, et al. 2011 ACCF/AHA Focused Update of the Guideline for the Management of Patients With Peripheral Artery Disease (updating the 2005 guideline): a report of the American College of Cardiology Foundation/American Heart Association Task Force on Practice Guidelines. J Am Coll Cardiol. 2011;58(19):2020–45.
26. Klinkert P, et al. Vein versus polytetrafluoroethylene in above-knee femoropopliteal bypass grafting: five-year results of a randomized controlled trial. J Vasc Surg. 2003;37(1):149–55.
27. Indes JE, et al. Clinical outcomes of 5358 patients undergoing direct open bypass or endovascular treatment for aortoiliac occlusive disease: a systematic review and meta-analysis. J Endovasc Ther. 2013;20(4):443–55.
28. Conte MS, et al. Results of PREVENT III: a multicenter, random-

ized trial of edifoligide for the prevention of vein graft failure in lower extremity bypass surgery. J Vasc Surg. 2006;43(4):742–751; discussion 751.

29. Adam DJ, et al. Bypass versus angioplasty in severe ischaemia of the leg (BASIL): multicentre, randomised controlled trial. Lancet. 2005;366(9501):1925–34.

30. Aggarwal V, Waldo SW, Armstrong EJ. Endovascular revascularization for aortoiliac atherosclerotic disease. Vasc Health Risk Manag. 2016;12:117–27.

31. Dake MD, et al. Nitinol stents with polymer-free paclitaxel coating for lesions in the superficial femoral and popliteal arteries above the knee: twelve-month safety and effectiveness results from the Zilver PTX single-arm clinical study. J Endovasc Ther. 2011;18(5):613–23.

32. Tran K, et al. Real-world performance of paclitaxel drug-eluting bare metal stenting (Zilver PTX) for the treatment of femoropopliteal occlusive disease. Ann Vasc Surg. 2017;38:90–8.

33. Candy N, Ng E, Velu R. Paclitaxel-coated balloon reduces target lesion revascularization compared with standard balloon angioplasty. J Vasc Surg. 2017;65(2):558–70. e10

34. Laird JR, et al. Durability of treatment effect using a drug-coated balloon for femoropopliteal lesions: 24-month results of IN.PACT SFA. J Am Coll Cardiol. 2015;66(21):2329–38.

35. Duda SH, et al. Drug-eluting and bare nitinol stents for the treatment of atherosclerotic lesions in the superficial femoral artery: long-term results from the SIROCCO trial. J Endovasc Ther. 2006;13(6):701–10.

36. Hajibandeh S, et al. Covered vs uncovered stents for aortoiliac and femoropopliteal arterial disease: a systematic review and meta-analysis. J Endovasc Ther. 2016;23(3):442–52.

37. Mwipatayi BP, et al. Durability of the balloon-expandable covered versus bare-metal stents in the Covered versus Balloon Expandable Stent Trial (COBEST) for the treatment of aortoiliac occlusive disease. J Vasc Surg. 2016;64(1):83–94. e1

38. McQuade K, et al., Four-year randomized prospective comparison of percutaneous ePTFE/nitinol self-expanding stent graft versus prosthetic femoral-popliteal bypass in the treatment of superficial femoral artery occlusive disease. J Vasc Surg. 2010;52(3):584–90; discussion 590–1, 591 e1–591 e7.

39. Geraghty PJ, et al. Three-year results of the VIBRANT trial of VIABAHN endoprosthesis versus bare nitinol stent implantation for complex superficial femoral artery occlusive disease. J Vasc Surg. 2013;58(2):386–95. e4

40. Modrall JG, Sadjadi J. Early and late presentations of radiation arteritis. Semin Vasc Surg. 2003;16(3):209–14.

41. Baerlocher MO, et al. Primary stenting of bilateral radiation-induced external iliac stenoses. J Vasc Surg. 2004;40(5): 1028–31.

42. Moutardier V, et al. Iliac atherosclerotic occlusive disease complicating radiation therapy for cervix cancer: a case series. Gynecol Oncol. 2002;84(3):456–9.

43. Haddad TC, Greeno EW. Chemotherapy-induced thrombosis. Thromb Res. 2006;118(5):555–68.

44. Fernandes DD, et al. Acute aortic thrombosis in patients receiving cisplatin-based chemotherapy. Curr Oncol. 2011;18(2): e97–100.

45. Schutz FA, et al. Bevacizumab increases the risk of arterial ischemia: a large study in cancer patients with a focus on different subgroup outcomes. Ann Oncol. 2011;22(6):1404–12.

46. Alhawiti N, et al. The tyrosine kinase inhibitor, nilotinib potentiates a prothrombotic state. Thromb Res. 2016;145:54–64.

47. Lang K, et al. Mortality and vascular events among elderly patients with chronic myeloid leukemia: a retrospective analysis of linked SEER-Medicare Data. Clin Lymphoma Myeloma Leuk. 2016;16(5):275–285.e1.

第 10 章

癌症患者的颈动脉疾病

Tam T.T. Huynh, George T. Pisimisis, Karen C. Broadbent, Reza J. Mehran

摘 要

卒中仍然是导致永久性残疾的主要原因。颈动脉重度狭窄引起的栓塞性卒中是可以预防的。在本章中,我们特别关注了癌症患者颈动脉疾病的管理。颈动脉多普勒超声检查是检测颈动脉疾病的首选筛查方式。对于所有有症状的颈动脉重度狭窄的患者,颈动脉内膜切除术仍然是全标准治疗方法。对于因医学或解剖学被认为是颈动脉内膜切除术高风险的有症状患者,颈动脉支架植入术是一种微创的替代治疗方法。头颈部癌症患者由于颈动脉疾病的发病率较高,特别是在放射治疗后,需要着重考虑。

关键词

颈动脉;缺血性卒中;脑梗死;动脉粥样硬化;动脉内膜切除术;支架植入术;血管成形术;癌症;放射治疗;头颈部;狭窄;血管

引言

过去几十年来美国卒中死亡率的下降已被认为是医学领域的重大进步。卒中结局的进展主要来自控制心血管危险因素、降低卒中发病率和降低病死率的医学干预措施[1]。然而,卒中仍然是全球导致长期残疾的主要原因。在经历过急性卒中后,大约70%的卒中生存者需要进一步的医疗护理。据估计,87%的卒中是由于急性缺血性脑梗死,10%是颅内出血,3%是蛛网膜下隙出血。而其中,重度颈动脉斑块疾病占急性缺血性卒中的20%(图10.1)。由于美国婴儿潮一代人口老龄化,未来10年与颈动脉斑块疾病相关的缺血性卒中的发病率可能会继续上升。心血管并发症在癌症患者中很常见。对于癌症患者,急性卒中的发生通常会延迟该患者的肿瘤治疗,直到其恢复足够的功能或表现状态。在本章中,我们回顾了癌症患者的颈动脉疾病管理,并提供了一系列临床病例。

卒中危险因素

类似于冠状动脉和其他中等大小的动脉,高龄、吸烟、高血压、糖尿病和高脂血症也是颈动脉粥样硬化斑块形成的明确危险因素。从颈动脉斑块形成的动脉-动脉粥样硬化栓塞,到大的颅内分支动脉(如脑中动脉)或较小的皮质分支动脉,被认为是导致急性脑缺血的最常见机制(图10.2)。急性颈动脉血栓形成引起的卒中不太常见(图10.3)。一般而言,由颈动脉疾病动脉粥样硬化栓塞引起的急性缺血性卒中患者比小血管闭塞或心源性栓塞患者更容易发生复发性卒

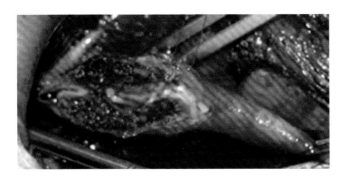

图 10.1　颈动脉斑块。颈动脉分叉处切开的术中照片,显示动脉粥样硬化斑块、壁内血栓出血和易碎碎片。

中[2]。因为小血管疾病导致的腔隙性梗死通常会导致较轻微的神经损伤,且与颈动脉粥样硬化引起的缺血性卒中相比,其预后较好。目前,对颈动脉斑块疾病患者的管理主要基于狭窄的严重程度,以及是否存在同侧缺血性神经系统症状(分别为症状性和无症状性)。

诊断成像

颈动脉多普勒超声检查是评估颈动脉分叉是否存在斑块疾病和狭窄的首选影像学方式(图 10.4)。多普勒超声是一种具有高敏感性和特异性的非侵入性测试。颈动脉分叉斑块灰度成像特征提供了其形态和组成的有用信息。与异质性和钙化斑块相比,某些特征如软斑块(均匀,低回声)、斑块内出血和斑块溃疡与远端栓塞的较高发病率相关。然而,管腔狭窄程度仍然是卒中发生风险的最强预测因子。按照惯例,颈动脉狭窄的程度是基于多普勒导出的流速范围确定的,而不是根据直径测量。超声共识小组推荐的标准仍然是最常用于确定颈内动脉狭窄程度的标准[3]。

头颈部癌症患者的颈动脉多普勒扫描通常具有挑战性。术前,颈部较大的肿瘤占位可以移位、压迫或包裹颈动脉血管(图 10.5)。继发于手术和(或)放射治疗的软组织变化可限制可视化程度。被照射过的组织,随着时间的推移变得纤维化,阻碍超声波束的传输,并引起可能遮蔽颈动脉段的声学阴影。通过根治性颈清扫术、胸锁乳突肌的切除,会丧失重要的声学窗口。该窗口用于通过后路接近颈动脉浅表的位置。气管切开造口术可进一步缩小扫描窗口,特别是

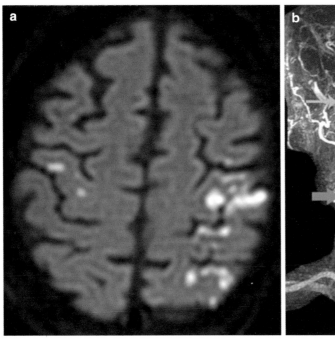

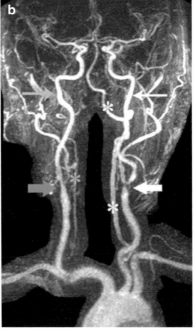

图 10.2　栓塞缺血性卒中。72 岁男性患者,在麻醉后护理观察室出现急性言语不清和右臂偏瘫,患者刚接受鼻瓣矫正术。3 周前,行皮肤黑色素瘤切除术造成缺损后,应用鼻瓣提供软组织覆盖。头颈部 MRI/MRA。(a)轴位 MRI 图像显示,左额叶和顶叶以及左枕叶和右后额叶出现多个分散限制性扩散的病灶(DWI 上的明亮信号),与多个急性栓塞梗死特征一致。(b)二维重新格式化 TOF MRA 冠状位图像显示,左颈内动脉近端(粗白色箭头所示)局灶性中-重度狭窄,这是典型的分叉处动脉粥样硬化性疾病,可见正常的颈内动脉远端(细白色箭头所示)。左椎动脉正常且明显(白色 *)。右颈动脉分叉处有轻度粥样硬化性疾病(粗灰色箭头所示),右颈内动脉远端正常(细灰色箭头所示)。右椎动脉发育不良(灰色 *)。患者还患有阵发性心房颤动。

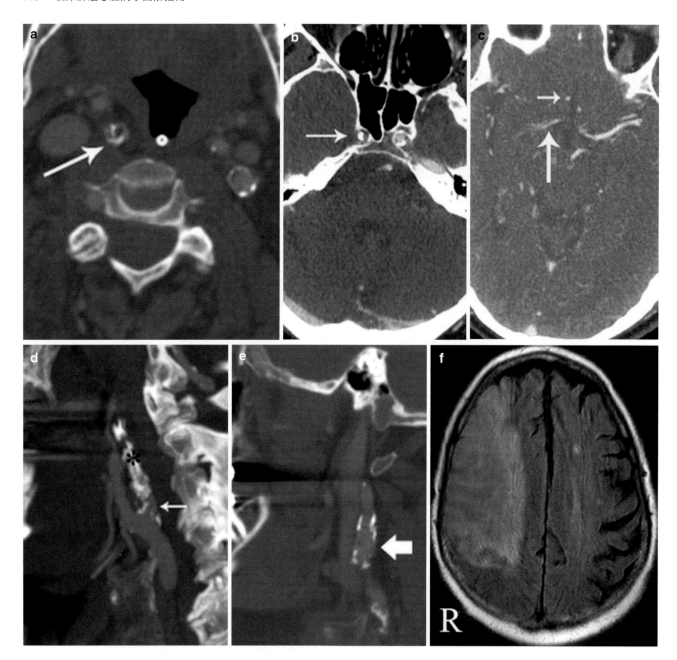

图 10.3　急性颈内动脉血栓形成。70 岁男性患者,患有急性大脑中动脉区域的大面积缺血性卒中。患者患股动脉假性动脉瘤,行股总动脉内膜切除术和贴片血管成形重建修补术,后发生急性右颈内动脉血栓形成。CT 血管造影轴位图像显示:(a)右颈内动脉近端急性血栓形成(箭头所示)。(b)血栓延伸到血管的床突段(箭头所示),该处钙化严重。(c)右大脑中动脉(大箭头所示)和前动脉(小箭头所示)通过侧支循环重建。(d)在矢状图上,右颈内动脉分叉处上方(箭头所示)的广泛钙化复合斑块疾病(*),伴有造影剂流动干扰。(e)左颈内动脉近端中度狭窄(箭头所示)。(f)大脑 MRI 轴位 T2 FLAIR 图像(急性卒中后 11 天)显示,累及右大脑中动脉区域的急性或亚急性大面积梗死,左大脑中动脉区域的较小的急性栓塞梗死。患者有冠状动脉旁路移植术史多年,并接受了大约 3 年的转移性泌尿肿瘤的免疫治疗(纳武单抗试验),在此期间癌症无进展。

对颈总动脉的观察可能不太理想,因为颈总动脉通常非常靠近造口位置。

　　由标准化血管实验室进行多普勒超声检查确诊的重度颈动脉狭窄(70%~99%)通常被认为是进行治疗或干预的充分证据[4]。当然,也有必要进行磁共振血管成像(MRA)或 CTA 的进一步评估,以确认狭窄的严重程度,并评估近端血管疾病或串联性颅内狭窄的存在。MRA 和 CTA 成像技术和后处理技术还在不断发展。在我们的机构中,CTA 比 MRA 更常用于评估患有疑似颈动脉疾病的患者,有一部分原因在于人员的专

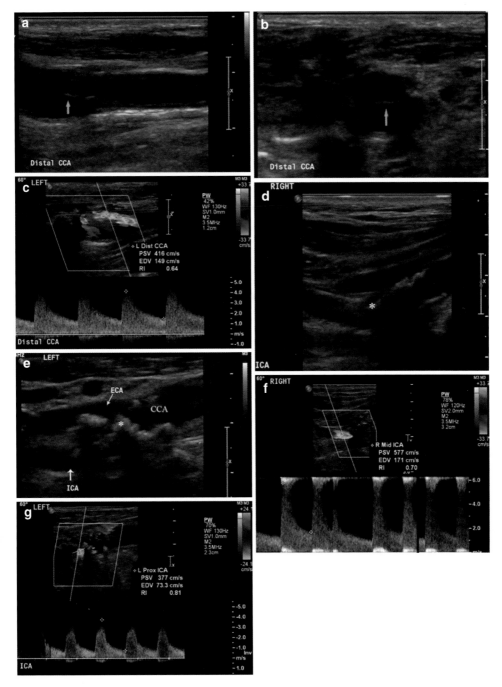

图 10.4　颈动脉多普勒超声检查。(a~c)一例无症状的 75 岁男性患者进行颈动脉多普勒超声检查,30 年前其曾因口咽鳞状细胞癌行颈清扫术、肌瓣重建和外照射。灰度超声的纵向视图(a)和轴位视图(b)显示颈总动脉(CCA)远端的局部剥脱的内膜瓣(箭头所示);内膜瓣可能是慢性形成的,与远程手术有关。(c)多普勒检查图像显示收缩期峰值速度显著增加,表明颈总动脉远端狭窄率>50%。(d~g)一例 72 岁的老年男性患者行多普勒颈动脉超声检查,显示其患有右侧小的声门癌和不对称的重度双侧颈动脉狭窄。灰度纵向超声图像显示右侧(d)和左侧(e)颈内动脉(ICA)的复杂斑块(*)疾病。多普勒检查图像显示右颈内动脉中段(f)和左颈内动脉近端(g)的重度狭窄。患者有吸烟史(75 包/年)和高血压史。开始克洛皮格雷和阿托伐他汀治疗,患者成功地进行了根治性目的的调强放射治疗(IMRT)。患者在放射治疗 2 年后出现轻度心肌梗死,但没有发生缺血性神经系统事件。

业知识(图 10.6)。多层螺旋 CT 扫描仪能提供比 MRI 更高的空间分辨率。CTA 优于 MRA 的另一个优势是其能更好地体现钙化特征。然而,当颈动脉分叉处存在广泛钙化时,常规 CTA(单能量源 CT)的诊断价值有限,狭窄的严重程度可能被高估或低估。最近引入的双能源 CT 系统可能潜在地克服了这种限制。碘和钙之间的管电压依赖性衰减差异分析,能够通过精细的后处理软件工具快速且完全自动地从 CTA 数据库

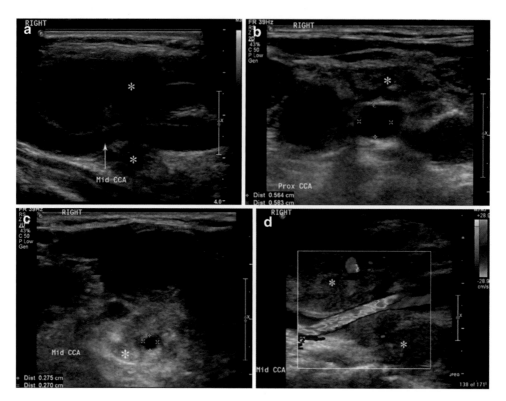

图 10.5 甲状腺肿瘤包裹颈动脉分叉。(a~e)52 岁女性患者,巨大乳头状甲状腺癌肿块(*)包裹并缩窄右颈总动脉(CCA)中段的超声图像。(a)CCA 中段被肿瘤包裹的灰度长视图。(b,c)横向视图显示正常直径的 CCA 近端和腔直径减小的 CCA 中段。(d)CCA 中段可见混乱的彩色血流。(e)混乱的彩色血流与多普勒收缩期速度峰值增加有相关性,表明血管腔狭窄(由于包裹肿瘤的外部压迫)。然而,血管壁(包括内膜)是正常的,无斑块疾病。(待续)

集中减去钙化。初步数据表明双能 CTA 可能成为评估颈动脉分叉重度钙化疾病患者的首选影像学方法[5]。在头颈部癌症存活者中,完成治疗后的前 5 年内和之后需要常规获得颈部软组织的增强 CT 监测。在这些 CT 上可以注意到颈动脉疾病的存在,但是通常不对其进行评估或报告,主要是因为其不是测试的重要原因。事实上,对于头颈部癌症患者进行的增强颈部 CT 监测应更多地关注颈动脉,因为意外发现明显的颈动脉狭窄并非罕见。在我们的机构中,我们正在与神经放射学家合作,对颈部软组织强化增强 CT 的报告进行标准化,旨在能对颈动脉进行评估。

MRA 图像不会产生辐射风险,也不需要使用静脉碘化造影剂。静脉注射钆的增强 MRA 可以准确评估斑块、残余腔和狭窄程度(图 10.2b)[6]。然而,在肾功能不全患者中,TOF-MRA 可以提供足够的颈动脉分叉评估且无须造影剂,避免了肾源性系统性纤维化的风险。侵入性颈内动脉血管造影(选择性数字减影血管造影)是评估颈动脉疾病的历史金标准检查方法。然而,随着非侵入性颈动脉多普勒超声、MRA 和 CTA 诊断准确性的提高,侵入性颈动脉血管造影目前被保留用于治疗性干预,例如颈动脉支架植入术,或者是非侵入性成像测试的结果不一致时。

预防卒中的药物治疗

有大量证据表明,常规使用阿司匹林和他汀类药物可预防有症状的动脉粥样硬化性心血管疾病或高风险患者的卒中发生[7]。阿司匹林(每日 75~325mg)已被证明可有效预防高心血管事件风险患者的卒中发生,包括急性心肌梗死或缺血性卒中患者、不稳定或稳定性心绞痛的患者,或有心肌梗死、卒中和外周动脉疾病史的患者[8,9]。然而,在没有已知心血管疾病或动脉粥样硬化危险因素的患者中,阿司匹林治疗的获益仍然不确定。多项大型临床试验显示,服用他汀类药物的高危患者,卒中首发和复发发病率显著降低[10,11]。此外,患有确定的心血管疾病的高危患者,无论其胆固醇水平如何,都可以从他汀类药物中获益。在一项包括 68 例颈动脉狭窄超过 50%的无症状患者的前瞻性队列研

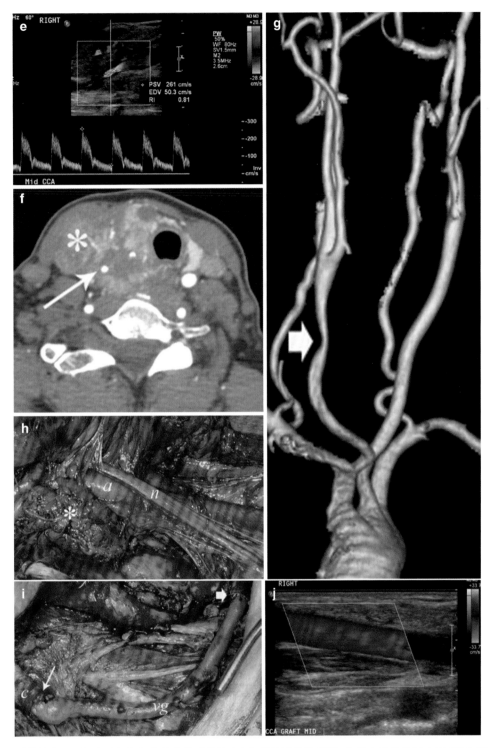

图 10.5(续) (f)颈部轴位 CT 显示巨大乳头状甲状腺癌肿块(*)和广泛区域性疾病,包裹右颈总动脉中段(箭头所示)。(g)重建的 3D CTA 显示,肿瘤包裹引起的右颈总动脉的局部狭窄(箭头所示)。(h)术中照片显示肿瘤(*)包裹着右颈总动脉(a)和右迷走神经 (n)。(i)图片显示,在肿瘤和颈动脉整体切除后,应用反向隐静脉移植重建术(vg)重建右颈总动脉(c);吻合的近端(短箭头所示)和 远端(长箭头所示)标记说明。(j)术后 6 个月和术后外部放射治疗后,重建右颈总动脉(静脉移植)的彩色血流超声图像。

究中,他汀类药物治疗的使用与 MRI 测量的颈动脉斑块进展降低率相关[12]。他汀类药物的有益作用与降脂无直接关系,但可能与多效性作用有关(目前仍未得

到充分了解)[13]。

在肿瘤患者中,通常会有竞争性治疗目标。由于化学治疗方案会引起骨髓抑制和血小板减少,抗血小

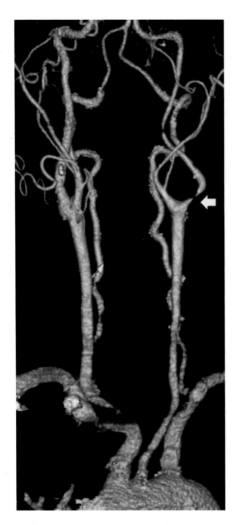

图 10.6　重建的 3D CTA。63 岁男性患者,患有 HPV 相关舌鳞状细胞癌,2009 年行调强放射治疗,剂量达到 66Gy。2015 年,CT 监测显示没有癌症复发证据,但意外发现左颈内动脉无症状重度狭窄。重建的 3D 图像描绘了左颈内动脉近端的局部严重狭窄(箭头所示)与狭窄血管远端的小管腔。随后,患者成功地进行了颈动脉内膜切除术。

板治疗经常被停用。但是,应提醒先前有冠状动脉或颈动脉疾病史(有或没有支架)、心肌事件或缺血性脑卒中的患者,在整个肿瘤治疗期间应保留抗血小板治疗以降低心血管事件的风险,除非他们出现大出血并发症。单纯的与血小板抑制和血小板减少症联合相关的潜在出血风险并不是肿瘤治疗期间中断抗血小板治疗的有效禁忌证(图 10.7)。有时,由于肿瘤治疗的副作用,患者可能暂时无法接受常规服药。当这些副作用消退时,患有上述心血管情况的患者应在完成癌症治疗的同时尽快恢复心血管药物的应用,包括他汀类药物治疗。

颈动脉内膜切除术

颈动脉内膜切除术(CEA)仍然是重度颈动脉狭窄患者卒中预防的金标准治疗方法。有症状的重度颈动脉疾病(70%~99%狭窄)患者在预防卒中方面,CEA 是优于单独药物治疗的。北美症状性颈动脉内膜切除术试验(NASCET)发现,随机分配至 CEA 的重度颈动脉狭窄患者的累积卒中发病率约为 9%,而药物治疗组患者为 26%[14]。CEA 也被证明对中度颈动脉狭窄(50%~69%)患者有益;5 年致死性或非致死性同侧卒中发病率在手术治疗组为 16%,而在药物治疗组为 22%[15]。欧洲颈动脉手术试验(ECST)证实了 CEA 在降低中-重度颈动脉狭窄患者的卒中复发率方面具有类似的疗效[16]。然而,与单独的药物治疗相比,CEA 并未降低颈动脉狭窄程度低于 50% 的有症状患者的卒中复发风险[15]。

CEA 的手术技术还有待完善。麻醉、神经系统监测、皮肤切口类型、动脉内膜切除术入路、动脉闭合和颈动脉分流方面的手术方式有所不同。下面将简要地描述我们操作的技术(图 10.8)。对于大多数患者,我们更倾向于应用全身麻醉。需专门的神经生理学团队监测患者的术中脑电图(EEG)和体感诱发电位(SSEP)。应用便携式多普勒超声,可视化待治疗的颈动脉分叉,并标记其水平和侧面。我们沿着以患病的颈动脉分叉为中心的皮肤褶皱进行曲线横切口。创建上层和下层的颈阔肌下肌皮瓣。我们打开颈动脉筋膜,并从动脉分叉以下近端方向,全周游离颈总动脉和颈内动脉,尽可能达到远端高处。有时,我们将肩胛舌骨肌的下腹部分开以便充分暴露颈总动脉下部。当采用动脉内分流时,这才是特别理想的方式。在远端,可以将二腹肌的后腹部分开以暴露颈内动脉远端部。面总静脉通常在它穿过颈动脉前离断。常规保留舌下神经和迷走神经。在颈动脉交叉钳夹前,静脉注射肝素(1mg/kg)。按颈外动脉、颈内动脉和颈总动脉顺序夹闭。进行纵向颈总动脉切开术时,要从分叉处下远端方向向远处切开,超出疾病斑块,要达到颈内动脉中段远端。行动脉内膜切除术,先轻轻地找到颈动脉斑块增厚壁内的正常血管平面,然后去除闭塞斑块,同时完整保留血管壁外层(外膜)。使用 6-0 或 7-0 聚丙烯缝合线,将缝合线放置在远端,在必要时以贴合内膜(并防止出现内膜瓣)。要小心地冲洗并去除心内膜切除表面的任何松散碎屑。为

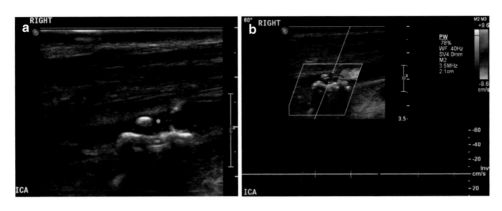

图 10.7 诱导化学治疗期间的急性缺血性卒中。62 岁男性患者,有心肌梗死、冠状动脉支架植入史,同时为重度吸烟者,在接受诱导化学治疗(多西他赛和卡铂)口底和口咽双重鳞状细胞癌时,患右脑半球卒中。虽然患者一直在服用氯吡格雷,但由于淋巴结活检停止服用氯吡格雷,直到他发生急性缺血性卒中才恢复服用。(a)多普勒颈动脉超声显示右颈动脉球部的钙化阻塞斑块(*)。(b)多普勒彩色血流支持颈内动脉完全闭塞。幸运的是,患者完全恢复了神经功能,并在卒中后 1 个月内成功完成根治性同期放化疗。患者在肿瘤治疗中一直服用氯吡格雷和阿托伐他汀,自卒中事件发生 2 年来,没有缺血性神经事件复发。

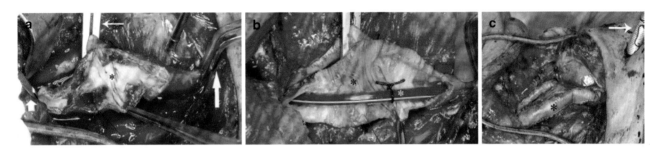

图 10.8 颈动脉内膜切除术(CEA)。55 岁男性患者,1997 年曾行右侧舌部分切除术、颈清扫术,以及术后外照射,右舌总剂量为 60Gy,右颈部为 50Gy。2013 年,患者出现新的原发性左外侧舌癌,行左侧舌部分切除术和颈清扫术。然后,接受额外的术后加强放射治疗,总剂量 60Gy。在 2016 年,出现双侧下颌骨骨坏死,以及右颈内动脉颈部的无症状重度狭窄并继续恶化。随后,患者接受联合下颌骨切除术,应用左腓骨游离骨皮瓣重建和右颈动脉内膜切除术。颈底部在照片右侧。(a)右颈动脉分叉的标准式暴露。横跨放置夹具在颈总动脉近端(粗箭头所示)、颈外动脉(细箭头所示)和颈内动脉远端(短箭头所示)。通过纵向动脉切口,可以看到溃疡斑块病变(*)。(b)在斑块切除后的动脉内膜切除表面(黑色 *),动脉内临时分流(白色 *)。(c)图像描绘斑块血管成形术闭合(*)和预防性气管切开术(箭头所示)。患者恢复良好,无神经或其他术后并发症。术后第 8 天,患者气管切开术导管移除后出院回家。

了优化远端脑血流,我们通常使用动脉内分流术,目的是在颈动脉打开期间,保持收缩压为 90~120mmHg。通常,我们通过缝合商用心包牛贴片(或自体隐静脉贴片)来缝合纵向动脉切口。在完成贴片血管成形术之前,移除临时分流管。血流首先恢复到颈外动脉,然后到颈内动脉。在伤口闭合之前,施用鱼精蛋白以逆转肝素(1:1)的作用。手术后立即恢复抗血小板治疗。通常,患者在 CEA 后 1~2 天出院。

颈动脉支架植入术

颈动脉支架植入术(CAS)的引入为重度颈动脉狭窄患者提供了微创替代治疗。在过去 10 年中,CAS 的血管内技术和临时栓塞保护的使用仍在继续发展。已经有许多临床研究调查了 CAS 在颈动脉血运重建中的作用。SAPPHIRE 研究(支架和血管成形术在高风险的动脉内膜切除术中具有保护作用的研究)是第一项大型临床试验,结果显示颈动脉支架植入术与动脉内膜切除术疗效相当(非劣效)[17]。然而,随着法国多中心随机对照试验结果的发表,学者们对 CAS 的热情受到了阻碍。该试验对比了动脉内膜切除术与血管成形术(EVA-3S),结果显示,有症状的颈动脉重度狭窄患者应用 CAS 比 CEA 有较高的致残性卒中发病率或死亡率(30 天致残性卒中发病率和死亡率分别为:CAS

3.4%,CEA 1.5%)[18]。此外,该研究结果表明,在 CAS 期间使用临时脑保护装置可以使围术期脑卒中的发生减少约 1/3[19]。随后,期待已久的"北美随机颈动脉血运重建术动脉内膜切除术与支架植入试验"(CREST)比较 CEA 与 CAS 的结果在 2011 年发表[20]。CREST 试验结果显示,CEA 和 CAS 都是颈动脉血运重建的良好选择,因为两种手术的总体并发症发病率都在当前治疗指南的范围内。然而,对于有症状的患者亚组,CAS 与 CEA 的卒中和死亡的围术期风险明显较高(6% 对 3.2%)。

自 2004 年 FDA 首次批准 CAS 以来,许多颈动脉支架和远端栓塞保护装置已经商业化。经股动脉入路仍然是标准的常规操作(图 10.9)。简而言之,CAS 通常在有意识的镇静下进行。在手术过程中,应定时评估患者的神经状态。术中经颅多普勒监测可以检测术中脑栓塞和血流紊乱。按照标准的弓形主动脉数据图,从颈外动脉插管,并将 6F 或 7F 鞘推进颈总动脉。给予比伐卢定(一种二价直接凝血酶抑制剂),初始静脉推注(0.75mg/kg),然后以 1.75mg/(kg·h)的速率连续输注。远端栓塞保护装置(过滤器)小心地穿过疾病斑块并放置在正常的远端颈内动脉中。有各种直径和长度的动脉支架可供选择。自扩张式的颈动脉支架撑开要覆盖靶病灶。支架后球囊血管成形术时,要轻轻且短暂地充气。通常会需要多次静脉注射阿托品治疗严重的心动过缓或心搏停止。二者可能发生在支架撑开或球囊血管成形术中。在完成血管造影后,移除临时过滤器,完成手术。围术期栓塞性卒中发生风险与跨主动脉弓部分相关,仍然是经股动脉 CAS 措施的致命弱点。最近,使用新型神经保护装置(血流逆转)的经颈动脉支架植入术已经有了较好的结果,并且围术期卒中发生风险较低[21]。我们建议在颈动脉支架植入术后进行长期氯吡格雷治疗。

无症状的颈动脉狭窄

2012 年,美国完成了 90 800 例 CEA 和 16 300 例 CAS 手术。70%~80% 的颈动脉干预(CEA 和 CAS)用于无症状颈动脉狭窄。目前,关于无症状颈动脉狭窄治疗的初级卒中预防仍然存在争议[22]。两项大型多中心随机

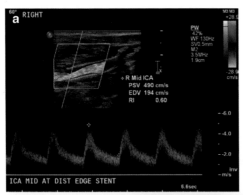

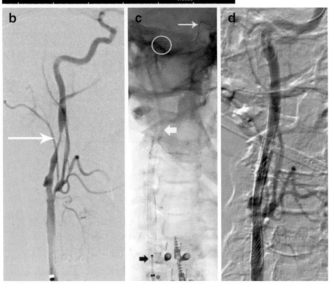

图 10.9　颈动脉支架植入术(CAS)。70 岁男性患者,患声门上鳞状细胞癌,2009 年行根治性同期放化疗。2012 年,患者在左咽后淋巴结发现癌细胞转移复发,接受了额外的 66Gy 质子放射治疗。患者随后出现右颈内动脉重度狭窄,伴有神经症状,并在 2015 年行颈动脉支架植入。(a)在以后 1 年随访中,多普勒超声监测显示右颈内动脉支架内再狭窄严重,再次出现神经症状。随后,患者成功接受了再次颈动脉支架植入术,无并发症。(b)选择性颈动脉造影证实,右颈内动脉内以前的支架远端边缘处狭窄严重。(c)点透视图像显示护套的尖端(*)、新支架顶部(仍固定在输送插管内;黑色箭头所示)、颈动脉中支架重叠(白色粗箭头所示为外侧边缘)和临时过滤线(尼替诺环状,白色圆圈所示;白色细箭头所示为远端尖端线)。(d)新支架植入术和支架后球囊血管成形术后的完整动脉造影显示满意结果。

临床试验显示,CEA 与药物治疗能够明显降低无症状颈动脉重度狭窄患者的卒中发生风险。北美无症状颈动脉粥样硬化研究(ACAS)于 1998 年发表,显示 CEA 患者围术期卒中或死亡的 5 年风险为 5.1%,药物治疗患者为 11.0%[23]。随后,欧洲无症状颈动脉手术试验(ACST)显示出类似的结果[24]。该试验的第一份报告显示,手术组的所有卒中 5 年风险为 6.4%,而药物治疗组为 11.8%。在 75 岁以下患者的长期随访研究中,这种风险降低也是可见的,CEA 患者的 10 年卒中发生风险降低率为 13.4%,而药物治疗患者为 17.9%[25]。而这些早期临床试验的批评者认为,药物治疗有了很大的改善,目前药物治疗的优化,特别是降脂药物的普遍使用和对高血压的良好控制,可能消除 CEA 的潜在益处。

最近,在服用现代药物的无症状颈动脉重度狭窄患者中,比较 CEA 与 CAS 疗效的试验结果越来越多。在 CREST 试验中,有 1181 例无症状的颈动脉重度狭窄患者被随机分配到 CAS 组或 CEA 组,两组的围术期卒中发病率和死亡率相似 (CAS 为 2.5%,CEA 为 1.4%)[20]。2016 年 2 月发表的 ACT 随机试验的结果比较了无症状颈动脉重度狭窄患者的 CAS 与 CEA 的使用疗效[26]。研究表明,对于无症状颈动脉重度狭窄患者,CAS 疗效不低于 CEA,30 天卒中发病率或死亡率在 CAS 组为 2.9%,CEA 组为 1.7%;5 年累积无卒中生存率在 CAS 组为 93.1%,在 CEA 组为 94.7%。目前在欧洲和北美进行的 3 项多中心随机试验,包括支架保护性血管成形术与颈动脉内膜切除术比较试验、颈动脉血运重建术动脉内膜切除术与支架植入比较试验、欧洲颈动脉手术试验(分别为 SPACE-2、CREST-2 和 ECST-2) 均正在招募患者来解决这个重要问题:CAS 或 CEA 的干预是否对无症状颈动脉重度狭窄患者在单独使用当代优化药物治疗时提供了额外的益处。

头颈部癌症患者的特殊考虑因素

颈动脉狭窄是头颈部癌症患者接受高剂量外照射的公认晚期并发症。据估计,头颈部放射治疗后缺血性卒中的相对风险至少增加了 1 倍[27]。对 1992—2012 年间 Medicare 队列研究中的 6862 例头颈部癌症患者(SEER 数据)进行回顾性分析发现,接受根治性放射治疗的患者脑血管事件的 10 年发病率为 34%,相比之下,手术联合术后放射治疗的患者发病率为 25%,单纯手术治疗的患者发病率为 26%[28]。虽然本研究结果没

有区分卒中位置或病因,但其表明较高的放射剂量与卒中总体风险增加之间存在关联。虽然导致放射性血管病变和动脉粥样硬化加速的因素尚未明确,但研究者认为一部分是由对血管内皮和外膜滋养血管的联合放射效应所致[29]。尽管与典型的动脉粥样硬化分叉疾病相比,放射野中的大多数颈动脉病变具有相似的外观(图 10.1 和图 10.6),但前者可能更广泛,累及颈总动脉近端和(或)颈内动脉中段至远端的不常见(图 10.10)。一些研究者建议对所有进行高剂量头颈部外照射的患者进行常规筛查和监测颈动脉闭塞性疾病[30-33]。然而,仍然缺乏用于治疗无症状放射性颈动脉疾病患者的基于证据的指南,并且尚未确定最佳药物治疗方案。不幸的是,大多数过去和现在的大型颈动脉多中心随机试验(在前面的章节中描述过)排除了有颈部照射、颈清扫术和活动期/近期癌症病史的患者。

虽然放射野内的颈动脉内膜切除术可以安全地进行,但可能会与手术并发症的风险增加有关,包括高达约 25% 的脑神经损伤发病率[34,35]。颈动脉支架植入术为放射性颈动脉重度狭窄的患者提供了另一种微创治疗方法。然而,颈动脉支架植入术治疗放射性颈动脉狭窄导致支架内再狭窄的概率仍较高(图 10.9)[35,36]。最近的一项三中心回顾性研究显示,颈动脉支架植入术在有或没有颈部放射治疗的患者中,围术期并发症和再狭窄的发病率无显著差异[37]。在我们机构中,放射性颈动脉狭窄患者的管理遵循与非放射患者相同的原则。对于中度至重度颈动脉狭窄的有症状患者,建议采用颈动脉介入治疗行支架植入术或动脉内膜切除术。颈动脉内膜切除术目前认为是有症状患者的第一选择。由于存在瘢痕组织并且正常组织平面缺失,受照射组织的外科解剖可能更加困难。我们发现,组织锐性分离在二次和受照射过的颈部特别有用,可避免意外伤害。无可否认的是,颈清扫术或高剂量放射治疗患者的颈动脉内膜切除术比之前无此治疗史的颈部手术更加烦琐,但经验丰富的医生能够成功完成。然而,对于颈部广泛软组织畸形、慢性气管造口术或高医疗风险的患者,我们倾向于应用支架植入术治疗有症状的颈动脉重度狭窄。

在极少数情况下,患者在颈部广泛清扫和放射治疗后,可出现颈部伤口并发症,这可能导致颈动脉假性动脉瘤或灾难性颈动脉事件(图 10.11)。使用覆膜支架修复颈动脉破裂的紧急血管内介入治疗是一种

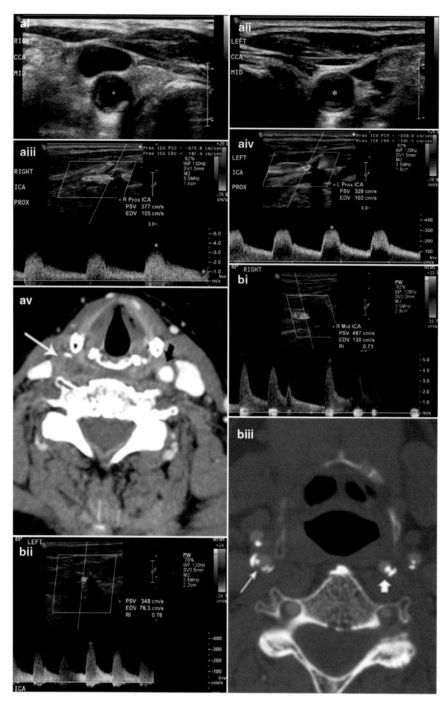

图 10.10　放射性颈动脉血管病变。患者颈动脉斑块形成后,外部放射可导致颈动脉分叉处的粥样硬化加速,类似于典型动脉粥样硬化过程。然而,放射性血管病变也会产生更广泛的斑块形成,累及颈总动脉和(或)动脉球以外的颈内动脉。下面我们描述两例患者因鼻咽癌和喉癌行颈部照射的颈动脉疾病的进展过程。(a)63 岁女性患者出现累及左上颌骨的局部癌症复发。12 年前,患者因右侧硬腭和牙槽嵴鳞状细胞癌行手术切除,术后行外照射放射治疗(手术床和咽后淋巴结节 65Gy,右半颈 50Gy)。患者继续吸烟,因DVT 病史一直接受慢性华法林治疗。颈动脉多普勒超声显示右侧(ai)和左侧(aii)颈总动脉壁增厚(*),右侧(aiii)和左侧(aiv)颈内动脉近端(右侧的更差)中–重度狭窄。我们建议患者继续行颈动脉疾病治疗。随后,患者接受左上颌骨部分切除,去除局部复发癌,无并发症发生。(av)患者术后 7 个月 CT 图像相继出现右颈总动脉(白色箭头所示)和颈内动脉的无症状性间断闭塞;黑色箭头所示为左颈总动脉正常通畅。(b)72 岁男性患者,有吸烟史,2014 年因喉部鳞状细胞癌伴有无症状双侧颈动脉狭窄就诊。患者接受了 IMRT,声带剂量 63Gy,无并发症。自此,患者戒烟,并持续服用氯吡格雷和他汀类药物。在 2 年随访时,该患者的颈动脉多普勒图像显示:(bi)右颈内动脉中段的中–重度狭窄。(bii)左颈内动脉中段的中度狭窄。(biii)轴位 CT 图像显示双侧颈动脉分叉处明显钙化。患者依靠药物治疗,无症状再发。

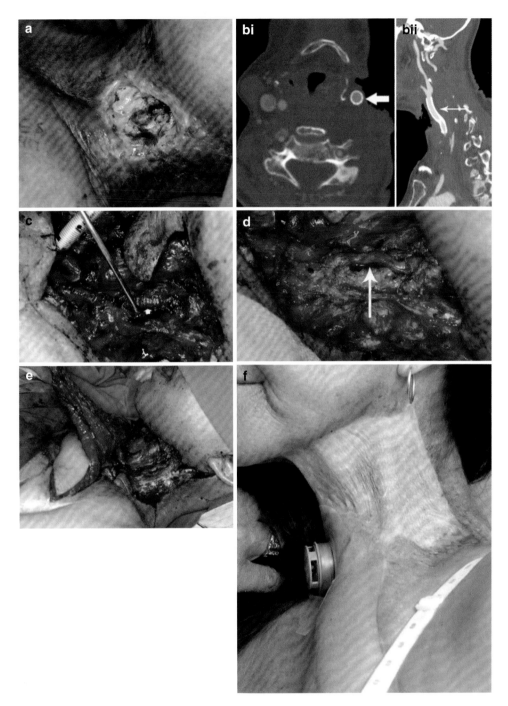

图 10.11　颈部伤口并发症和肌瓣覆盖。58 岁女性患者,因慢性非愈合颈部伤就诊。患者在 1999 年因患喉癌最初接受了根治性外照射放射治疗。在 2004,她随后出现复发,接受左颈清扫术,术后接受放化疗。2010 年,患者左颈部出现伤口,尽管进行局部伤口护理和高压氧治疗,但伤口仍继续进展。患者出现左颈部伤口出血,与左颈总动脉假性动脉瘤的存在相关。在假性动脉瘤处,行覆膜支架植入术,出血暂时停止。患者随后转诊到我们中心接受下一步治疗。得克萨斯大学 MD 安德森癌症中心整形重建外科医生 Peirong(Ron)Yu 提供术中照片。(a)左颈部伤口(颈部基部向右侧)照片。(b)CT 图像显示左颈总动脉支架(箭头所示)的轴位(bi)和矢状位视图(bii)。(c)手术中显示覆膜支架(箭头所示;颈部基部向右侧)的照片。(d)在颈部广泛伤口清创后,使用反向隐静脉移植物(箭头所示)重建左颈总动脉;颈部基底向右侧。(e)椎弓根移位左侧背阔肌肌皮瓣,以覆盖大的伤口缺损。(f)1 年随访时患者颈部照片。

挽救生命的措施。通常需要进行肌瓣重建,以提供足够的软组织覆盖颈部动脉和照射过的颈部伤口区的软组织缺损(图 10.11)。

头颈部癌症患者行颈清扫术后,围术期卒中的发病率仍存在争议,报告范围为 0.2%~4.8%[38,39]。我们目前对新诊断的口咽癌或鼻咽癌患者进行颈动脉疾病筛查，如果他们有动脉粥样硬化的潜在危险因素，如吸烟、高龄、糖尿病、高血压或高脂血症。筛查出的患者如果发现颈内动脉狭窄超过50%，则开始接受抗血小板和他汀类药物治疗。在极少数情况下，我们也会发现颈动脉重度狭窄(> 80%狭窄)的患者，并且我们成功地进行了伴随肿瘤的颈部手术，如淋巴结清扫术，甲状腺切除术，气管、食管切除术联合颈动脉内膜切除术(图10.12)。对于在颈部照射后出现无症状颈

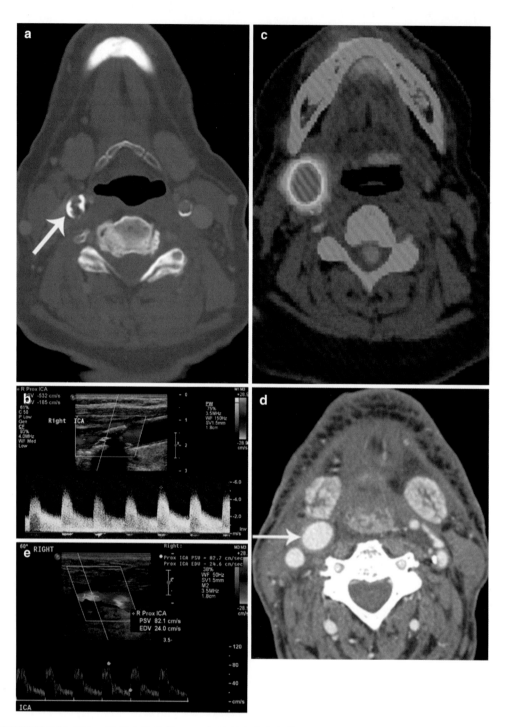

图10.12　肿瘤颈清扫术和CEA。65岁女性患者，2011年诊断为右扁桃体鳞状细胞癌伴淋巴结转移，以及因右眼突然失明检查发现的右颈内动脉近端重度狭窄。患者同时接受了扁桃体切除术、右颈部清扫术和右颈动脉内膜切除术。患者接受术后化学治疗(西妥昔单抗)和颈部外照射到肿瘤床(总剂量为66Gy)。在治疗后5年内，无癌症复发证据，也没有再发生缺血性神经学事件。(a)术前CT图像显示，巨大的钙化斑块导致右颈内动脉近端(箭头所示)接近闭塞。(b)超声图像显示血流速度显著升高，与右颈内动脉近端的狭窄程度>80%的情况一致。(c)PET/CT显示肿大的右颈淋巴结FDG高摄取。(d,e)在治疗后5年，CT显示无癌症复发证据，右颈内动脉贴片血管成形术(箭头所示)效果满意，多普勒超声下右颈内动脉流速正常。

动脉狭窄的癌症存活者,需要更多的研究来确定是否有任何颈动脉介入疗法优于最佳药物治疗。目前,我们仅保留针对真正的高度无症状颈动脉狭窄(>80%狭窄)患者行介入治疗。可以想象,早期医学干预可以改变或阻止放射性颈动脉斑块形成的进展,但是在头颈部癌症患者中常规筛查颈动脉疾病的价值仍有待在未来的纵向前瞻性研究中确定。因为考虑到口咽癌诊断患者的人口统计学变化,这一点尤为重要。新出现的数据显示,受影响患者年龄较小,主要为男性(无心血管危险因素),人乳头瘤病毒(HPV)感染率较高,长期存活率高于过去[40]。

围术期的卒中预防

通常不建议在肿瘤手术切除之前对癌症患者进行常规术前颈动脉筛查。单侧无症状颈动脉狭窄的颈动脉干预是不需要的,因为非心脏手术和非血管手术的围术期卒中发生风险较低[41]。然而,一些双侧颈动脉重度狭窄 (或单侧颈动脉重度狭窄伴对侧颈动脉闭塞)的患者可能在行选择性肿瘤手术之前受益于颈动脉血运重建。我们倾向于对这些患者行颈动脉内膜切除术,除非认为他们具有很高的医学或解剖学风险。选择行颈动脉内膜切除术而不是颈动脉支架植入术,部分是因为支架植入术后至少需要 4~6 周的不间断氯吡格雷治疗,这会增加围术期出血的风险或显著延迟肿瘤手术。通常情况下,患者在颈动脉内膜切除术后能迅速恢复,并在 1~2 周内准备好进行主要的肿瘤手术,且只需要围术期维持阿司匹林治疗即可。

手术期间预防卒中的最佳血压水平仍存在争议。对于包括颈动脉疾病在内的闭塞性脑血管病患者,我们建议将围术期平均动脉收缩压保持在与术前基线相似的水平,或 80~100mmHg(允许高血压)以保持相对较高脑灌注压力。在患有已知心血管疾病的患者中,早期恢复(或开始)阿司匹林和他汀类药物已被证明可以减少心血管事件[41]。实体瘤的两种特殊亚型,肺癌和尿路上皮(膀胱)与吸烟特别相关。和预计的一样,在接受肿瘤手术的这两个亚组患者中,颈动脉疾病和心血管并发症的发病率较高。对于有心血管危险因素的患者,强烈建议进行心血管筛查和最佳药物治疗。

颈动脉体瘤

颈动脉体瘤(CBT)是最常见的头颈部副神经节瘤,是一种罕见的神经内分泌肿瘤。CBT 通常在 30~40 岁发病,呈现为缓慢生长的单侧位于颈动脉分叉处的无痛颈部肿块。CBT 在超过 95%的病例中是良性的,具有较小的恶性风险。手术切除是 CBT 的首选治疗方法。CBT> 5cm 的术前栓塞治疗可在手术切除前进行,并可能有助于减少术中出血量,但最近的一项 Meta 分析表示未表现出任何益处[42]。CBT 在成像(超声、CT 或 MR)上具有非常典型的外观。它被视为一种血管肿块,从颈外动脉分支(最常见的是咽上行支)获得血液供应,随颈动脉扩张分叉。大约 90%的 CBT 可以在没有颈动脉重建的情况下切除,只有 10%需要某种形式的颈动脉重建,如移植物插入、补片血管成形术或一期修复[43]。肿瘤较大(> 5cm)的患者脑神经损伤的发病率略高。手术治疗是治愈性的。患有可遗传性头颈部副神经节瘤的患者更可能出现在较年轻的人群,并且有双侧 CBT 和多发性副神经节瘤[44]。较大 CBT 的管理如图 10.13 所示。

关于颈动脉筛查的建议

许多专业委员会和协会,包括血管外科学会、美国心脏协会、美国卒中协会和美国心脏病学会,单独或部分共识声明都提出了关于颅外颈动脉疾病管理的指导方针和建议[4,7]。我们部分采纳了这些建议并提出了颈动脉筛查的以下指南[45]。

1.经认可的血管实验室中的颈动脉多普勒超声检查是筛查和评估无症状和有症状患者颈动脉狭窄严重程度的首选诊断成像方式。

2.只有无症状患者有以下一种或多种相关疾病时,才应进行筛查:

- 症状性外周动脉疾病;
- 冠状动脉疾病;
- 动脉粥样硬化的危险因素,包括吸烟、高血压、高脂血症,或 60 岁之前有一级亲属的动脉粥样硬化家族史。

3.常规颈动脉多普勒超声筛查不用于临床上检测

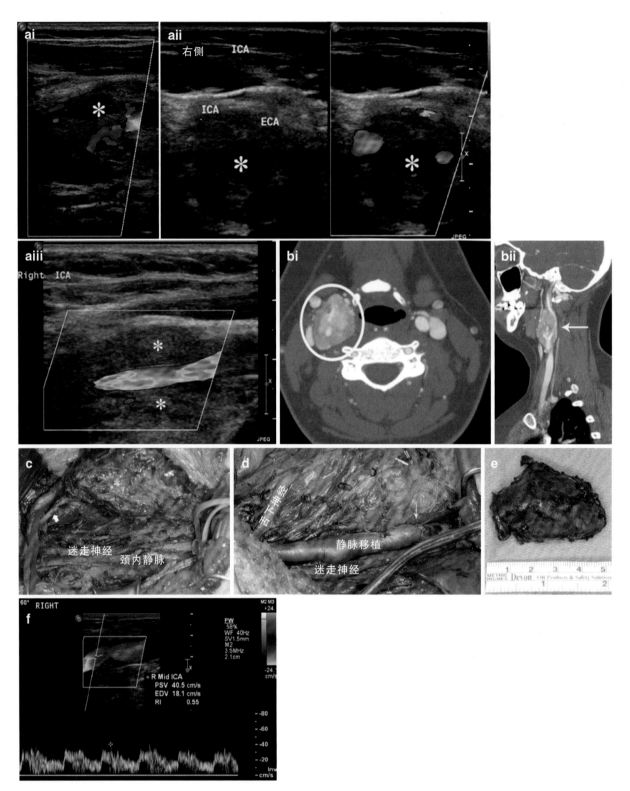

图 10.13　颈动脉体瘤(副神经节瘤)。大多数颈动脉体瘤无须重建颈动脉即可切除。我们报道一个相对罕见的病例,17 岁女性患者,因较大的右颈动脉体瘤(5cm)包裹颈动脉分叉就诊。右颈外动脉的上咽支是肿瘤的主要血供,手术切除前一天使用 Onyx 液体聚合物栓塞。(a)术前超声图像显示(ai)大血管肿瘤(*),(aii)肿瘤在轴位上包裹颈内动脉和颈外动脉;纵向视图(aiii)描述包裹颈内动脉的正常流量。(b)术前 CT 图像显示,较大的颈动脉体瘤在轴位(bi)和矢状位(bii)视图上与颈动脉分叉有关。(c)术中照片显示颈动脉体瘤(*)包裹颈动脉分叉(向内侧移动);其他结构显示包括迷走神经、舌下神经(箭头所示)、颈内静脉。颈部基底部向右侧。(d)重建的颈动脉"非反向"同侧颈静脉移植术中的照片(包括颈动脉分叉在内的颈动脉体瘤整体切除后)。箭头所示为静脉移植到颈动脉近端的端–端吻合。颈部基底部向左侧。(e)手术后标本的照片。(f)右颈动脉多普勒超声监测显示,术后 22 个月静脉移植的情况令人满意。

无症状的颈动脉狭窄但无动脉粥样硬化相关危险因素(包括偶发性颈部杂音)的患者。不对这些患者筛查颈动脉狭窄的主要原因是,其总体获益可能会受到低流行病率和可能的干预危害的限制。

4.建议在颈动脉内膜切除术或支架植入术后 30 天内进行干预后的颈动脉多普勒超声监测以评估干预部位。干预后,可以考虑定期地进一步跟踪颈动脉多普勒超声,以评估颈动脉内膜切除术部位或支架植入情况。如果一侧颈动脉发现>50%的狭窄,也提示颈动脉多普勒超声需评估对侧颈动脉。

5.我们提醒对于颈部放射治疗后的无症状患者,应谨慎使用常规筛查,直到更多研究显示其益处。

总结

总的来说,颈动脉内膜切除术仍然是有症状的中–重度颈动脉狭窄患者的金标准治疗方法。由于医学或解剖学原因,颈动脉支架植入术是一种可替代颈动脉内膜切除术的治疗高危有症状患者的方法。对于患有颈动脉重度狭窄的无症状患者,颈动脉内膜切除术是必须的,尽管与最佳药物疗法相比,其获益范围较窄。头颈部癌症患者的放射性损伤发生风险增加。目前对头颈部癌症患者的颈动脉疾病的管理遵循与非癌症患者相同的原则。接受已知心血管危险因素和颈动脉狭窄的肿瘤治疗患者应同时服用抗血小板药物和他汀类药物,以尽量减少卒中风险。我们继续提高和完善我们的诊断成像、药物治疗、手术和血管内技术。正在进行的临床试验的结果将有望解决关于颈动脉干预(颈动脉内膜切除术或支架植入术)中的任何一种方法是否优于颈动脉重度狭窄的无症状患者的最佳药物治疗的争议。

参考文献

1. Mozaffarian D, Benjamin EJ, Go AS, Arnett DK, Blaha MJ, et al. Heart Disease and Stroke Statistics-2016 update: a report from the American Heart Association. Circulation. 2016;133(4):e38–60.
2. Petty GW, Brown RD Jr, Whisnant JP, Sicks JD, O'Fallon WM, Wiebers DO. Ischemic stroke subtypes : a population-based study of functional outcome, survival, and recurrence. Stroke. 2000;31(5):1062–8.
3. Grant EG, Benson CB, Moneta GL, Alexandrov AV, Baker JD, Bluth EI, et al. Carotid artery stenosis: gray-scale and Doppler US diagnosis–Society of Radiologists in Ultrasound Consensus Conference. Radiology. 2003;229(2):340–6.
4. Ricotta JJ, Aburahma A, Ascher E, Eskandari M, Faries P, Lal BK. Updated Society for Vascular Surgery guidelines for manage-
5. ment of extracranial carotid disease: executive summary. J Vasc Surg. 2011;54(3):832–6.
5. Korn A, Bender B, Brodoefel H, Hauser TK, Danz S, Ernemann U, et al. Grading of carotid artery stenosis in the presence of extensive calcifications: dual-energy CT angiography in comparison with contrast-enhanced MR angiography. Clin Neuroradiol. 2013;25:33–40.
6. Etesami M, Hoi Y, Steinman DA, Gujar SK, Nidecker AE, Astor BC, et al. Comparison of carotid plaque ulcer detection using contrast-enhanced and time-of-flight MRA techniques. AJNR Am J Neuroradiol. 2013;34(1):177–84.
7. Brott TG, Halperin JL, Abbara S, Bacharach JM, Barr JD, Bush RL, et al. ASA/ACCF/AHA/AANN/AANS/ACR/ASNR/CNS/ SAIP/SCAI/SIR/SNIS/SVM/SVS guideline on the management of patients with extracranial carotid and vertebral artery disease: executive summary. A report of the American College of Cardiology Foundation/American Heart Association Task Force on Practice Guidelines, and the American Stroke Association, American Association of Neuroscience Nurses, American Association of Neurological Surgeons, American College of Radiology, American Society of Neuroradiology, Congress of Neurological Surgeons, Society of Atherosclerosis Imaging and Prevention, Society for Cardiovascular Angiography and Interventions, Society of Interventional Radiology, Society of NeuroInterventional Surgery, Society for Vascular Medicine, and Society for Vascular Surgery. Circulation. 2011;124(4):489–532.
8. Collaborative meta-analysis of randomised trials of antiplatelet therapy for prevention of death, myocardial infarction, and stroke in high risk patients. BMJ. 2002;324(7329):71–86.
9. Baigent C, Blackwell L, Collins R, Emberson J, Godwin J, Peto R, et al. Aspirin in the primary and secondary prevention of vascular disease: collaborative meta-analysis of individual participant data from randomised trials. Lancet. 2009;373(9678):1849–60.
10. Plehn JF, Davis BR, Sacks FM, Rouleau JL, Pfeffer MA, Bernstein V, et al. Reduction of stroke incidence after myocardial infarction with pravastatin: the Cholesterol and Recurrent Events (CARE) study. The Care Investigators. Circulation. 1999;99(2):216–23.
11. MRC/BHF Heart Protection Study of cholesterol lowering with simvastatin in 20,536 high-risk individuals: a randomised placebo-controlled trial. Lancet. 2002;360(9326):7–22.
12. Saam T, Yuan C, Chu B, Takaya N, Underhill H, Cai J, et al. Predictors of carotid atherosclerotic plaque progression as measured by noninvasive magnetic resonance imaging. Atherosclerosis. 2007;194(2):e34–42.
13. Paciaroni M, Bogousslavsky J. Primary and secondary prevention of ischemic stroke. Eur Neurol. 2010;63(5):267–78.
14. North American Symptomatic Carotid Endarterectomy Trial Collaborators. Beneficial effect of carotid endarterectomy in symptomatic patients with high-grade carotid stenosis. N Engl J Med. 1991;325(7):445–53.
15. Barnett HJ, Taylor DW, Eliasziw M, Fox AJ, Ferguson GG, Haynes RB, et al. Benefit of carotid endarterectomy in patients with symptomatic moderate or severe stenosis. North American Symptomatic Carotid Endarterectomy Trial Collaborators. N Engl J Med. 1998;339(20):1415–25.
16. Randomised trial of endarterectomy for recently symptomatic carotid stenosis: final results of the MRC European Carotid Surgery Trial (ECST). Lancet. 1998;351(9113):1379–87.
17. Yadav JS, Wholey MH, Kuntz RE, Fayad P, Katzen BT, Mishkel GJ, et al. Protected carotid-artery stenting versus endarterectomy in high-risk patients. N Engl J Med. 2004;351(15):1493–501.
18. Mas JL, Chatellier G, Beyssen B, Branchereau A, Moulin T, Becquemin JP, et al. Endarterectomy versus stenting in patients with symptomatic severe carotid stenosis. N Engl J Med. 2006;355(16):1660–71.
19. Mas JL, Chatellier G, Beyssen B. Carotid angioplasty and stenting with and without cerebral protection: clinical alert from the Endarterectomy Versus Angioplasty in Patients With Symptomatic Severe Carotid Stenosis (EVA-3S) trial. Stroke. 2004;35(1):e18–20.

20. Silver FL, Mackey A, Clark WM, Brooks W, Timaran CH, Chiu D, et al. Safety of stenting and endarterectomy by symptomatic status in the Cartotid Revascularization Endarterectomy Versus Stenting Trial (CREST). Stroke. 2011;42(3):675–80.

21. Kwolek CJ, Jaff MR, Leal JI, Hopkins LN, Shah RM, Hanover TM, et al. Results of the ROADSTER multicenter trial of trans-carotid stenting with dynamic flow reversal. J Vasc Surg. 2015;62(5):1227–34.

22. Kakisis JD, Avgerinos ED, Antonopoulos CN, Giannakopoulos TG, Moulakakis K, Liapis CD. The European Society for Vascular Surgery guidelines for carotid intervention: an updated independent assessment and literature review. Eur J Vasc Endovasc Surg. 2012;44(3):238–43.

23. Endarterectomy for asymptomatic carotid artery stenosis. Executive Committee for the Asymptomatic Carotid Atherosclerosis Study. JAMA 1995;273(18):1421–8.

24. Halliday A, Mansfield A, Marro J, Peto C, Peto R, Potter J, et al. Prevention of disabling and fatal strokes by successful carotid endarterectomy in patients without recent neurological symptoms: randomised controlled trial. Lancet. 2004;363(9420):1491–502.

25. Halliday A, Harrison M, Hayter E, Kong X, Mansfield A, Marro J, et al. 10-year stroke prevention after successful carotid endarterectomy for asymptomatic stenosis (ACST-1): a multicentre randomised trial. Lancet. 2010;376(9746):1074–84.

26. Rosenfield K, Matsumura JS, Chaturvedi S, Riles T, Ansel GM, Metzger DC, et al. Randomized trial of stent versus surgery for asymptomatic carotid stenosis. N Engl J Med. 2016;374(11):1011–20.

27. Plummer C, Henderson RD, O'Sullivan JD, Read SJ. Ischemic stroke and transient ischemic attack after head and neck radiotherapy: a review. Stroke. 2011;42(9):2410–8.

28. Smith GL, Smith BD, Buchholz TA, Giordano SH, Garden AS, Woodward WA, et al. Cerebrovascular disease risk in older head and neck cancer patients after radiotherapy. J Clin Oncol. 2008;26(31):5119–25.

29. Abayomi OK. Neck irradiation, carotid injury and its consequences. Oral Oncol. 2004;40(9):872–8.

30. Cheng SW, Wu LL, Ting AC, Lau H, Lam LK, Wei WI. Irradiation-induced extracranial carotid stenosis in patients with head and neck malignancies. Am J Surg. 1999;178(4):323–8.

31. Carmody BJ, Arora S, Avena R, Curry KM, Simpkins J, Cosby K, et al. Accelerated carotid artery disease after high-dose head and neck radiotherapy: is there a role for routine carotid duplex surveillance? J Vasc Surg. 1999;30(6):1045–51.

32. Cheng SW, Ting AC, Ho P, Wu LL. Accelerated progression of

carotid stenosis in patients with previous external neck irradiation. J Vasc Surg. 2004;39(2):409–15.

33. Ikawa H, Sato K, Tonogi M, Yamane GY, Kimura M, Tatsuno S, et al. Head and neck contrast-enhanced CT for identification of internal carotid artery stenosis progression on the affected side after treatment for oral squamous cell carcinoma. Oral Radiol. 2013;29(1):1–5.

34. Kashyap VS, Moore WS, Quinones-Baldrich WJ. Carotid artery repair for radiation-associated atherosclerosis is a safe and durable procedure. J Vasc Surg. 1999;29(1):90–6, discussion 97–9

35. Tallarita T, Oderich GS, Lanzino G, Cloft H, Kallmes D, Bower TC, et al. Outcomes of carotid artery stenting versus historical surgical controls for radiation-induced carotid stenosis. J Vasc Surg. 2011;53(3):629–36.e1–5.

36. Favre JP, Nourissat A, Duprey A, Nourissat G, Albertini JN, Becquemin JP. Endovascular treatment for carotid artery stenosis after neck irradiation. J Vasc Surg. 2008;48(4):852–8.

37. Ravin RA, Gottlieb A, Pasternac K, Cayne N, Schneider D, Krishnan P, et al. Carotid artery stenting may be performed safely in patients with radiation therapy-associated carotid stenosis without increased restenosis or target lesion revascularization. J Vasc Surg. 2015;62(3):624–30.

38. Thompson SK, Southern DA, McKinnon JG, Dort JC, Ghali WA. Incidence of perioperative stroke after neck dissection for head and neck cancer: a regional outcome analysis. Ann Surg. 2004;239(3):428–31.

39. Macellari F, Paciaroni M, Agnelli G, Caso V. Perioperative stroke risk in nonvascular surgery. Cerebrovasc Dis. 2012;34(3):175–81.

40. Pytynia KB, Dahlstrom KR, Sturgis EM. Epidemiology of HPV-associated oropharyngeal cancer. Oral Oncol. 2014;50(5):380–6.

41. Selim M. Perioperative stroke. N Engl J Med. 2007;356(7):706–13.

42. Abu-Ghanem S, Yehuda M, Carmel NN, Abergel A, Fliss DM. Impact of preoperative embolization on the outcomes of carotid body tumor surgery: a meta-analysis and review of the literature. Head Neck. 2016;38(Suppl 1):E2386–94.

43. Power AH, Bower TC, Kasperbauer J, Link MJ, Oderich G, Cloft H, et al. Impact of preoperative embolization on outcomes of carotid body tumor resections. J Vasc Surg. 2012;56(4):979–89.

44. Sridhara SK, Yener M, Hanna EY, Rich T, Jimenez C, Kupferman ME. Genetic testing in head and neck paraganglioma: who, what, and why? J Neurol Surg B Skull Base. 2013;74(4):236–40.

45. Huynh TT, Broadbent KC, Jacob AD, James S, Erasmus JJ. Screening for carotid artery stenosis. Semin Roentgenol. 2015;50(2):127–38.

第 11 章

恶性肿瘤中的静脉疾病

Rohit Ram, Joshua Kuban

摘 要

已知恶性肿瘤可诱导高凝状态。长期文献证据说明,恶性肿瘤患者中很大比例的发病率和死亡率可归因于血栓栓塞事件。在恶性肿瘤人群中,有较高的静脉血栓发病率和较低的动脉血栓形成发病率。在一些情况下,血栓栓塞事件,如深静脉血栓形成或肺栓塞, 可能提示存在潜在的恶性肿瘤。这种描述可以追溯到 19 世纪 60 年代 Trousseau 对隐匿性恶性肿瘤合并游走性血栓性静脉炎的敏锐观察[1]。

关键词

静脉疾病;恶性肿瘤

已知恶性肿瘤可诱导高凝状态。长期文献证据说明, 恶性肿瘤患者中很大比例的发病率和死亡率可归因于血栓栓塞事件。在恶性肿瘤人群中,有较高的静脉血栓发病率和较低的动脉血栓形成发病率。在一些情况下,血栓栓塞事件,如深静脉血栓形成或肺栓塞,可能提示存在潜在的恶性肿瘤。这种描述可以追溯到 19 世纪 60 年代 Trousseau 对隐匿性恶性肿瘤合并游走性血栓性静脉炎的敏锐观察[1]。

诱导促血栓形成状态的主要机制是复杂的。基本原理包括止血蛋白(肿瘤因子)、炎性细胞因子(肿瘤坏死因子-α、白细胞介素-1)、血管生长因子(血管内皮生长因子)和黏附分子的表达增加[2]。最近的证据表明,宿主反应和止血机制的改变也促进肿瘤进展。某些类型恶性肿瘤特异性地激活凝血并上调促凝血分子,作为肿瘤转化的一部分[2]。与血栓形成增加相关的独立宿主风险因素,如高龄、性别、肥胖、卧床和与高凝状态治疗相关的风险因素,包括手术和药物,都增加了恶性肿瘤患者血栓栓塞事件的发病率。在促凝状态下患者的临床表现并不总是可预测的。表现范围包括从有时仅通过凝血研究中的实验室异常支持下的亚临床血栓形成到可能致命的肺栓塞或卒中。临床医生已经主张采用风险评估模型对患者进行分层, 以便更好地进行筛查并及时提供治疗。在本章中,我们提出了恶性肿瘤患者中的各种原发性静脉血栓栓塞(VTE)的表现,以及对此类事件并发症的诊断和处理。

深静脉血栓形成

静脉血栓栓塞性疾病可大致分为深静脉血栓形成(DVT)和肺栓塞(PE),估计占美国住院率的1%。在公众人群中,每年大约有 900 000 人发生 VTE,死亡人数多达 300 000 例[3]。目前,VTE 是美国危及生命的心血管疾病的第三大常见原因。虽然 DVT 和 PE 是分开分类的,但潜在的病理生理学是相同的,代表了 VTE

谱中的两个实体。

多年来,癌症患者的 VTE 报告总数有所增加,这可归因于 VTE 风险意识的提高和更多接受癌症治疗的患者[4]。基于大体人群的多项研究评估了 DVT 发展的危险因素,表明恶性肿瘤在 18%~34% 的病例中是独立的危险因素[3,5]。事实上,根据恶性肿瘤的类型和转移存在,首次静脉血栓形成的风险可上升至 7 倍(比值比 6.7;95%CI,5.2~8.6)[6]。当与其他风险因素,如手术、住院、卧床和化学治疗相结合时,DVT 的风险大幅上升。这已经在美国和欧洲均得到验证。一项英国队列研究估计,在所有类型癌症中的静脉血栓形成发病率为每年每 1000 人 13.9 例(95%CI,13.4~14.4),在患有高级别或转移性疾病患者或使用增加血栓栓塞风险治疗策略的患者中,发病率为每年每 1000 人 68 例(95%CI,48~96)[4,7]。Blom 等人的另一项研究发现,转移性疾病患者的 VTE 可能性是局部疾病患者的 20 倍,并且发生事件的可能性是无癌症对照人群的 50 倍[6,8]。

导致血栓形成的主要因素可归因于 Virchow 的高凝状态、血液瘀滞和内皮损伤三联征。在一健康成年人中,深静脉中形成的小血栓需要完善的血栓溶解系统才能够防止进展为更大的血栓。当血栓溶解系统不堪重负或受损时,这种动态过程被中断并导致更大血栓形成,最终可能导致临床症状。

DVT 分类

DVT 的诊断最常由肢体超声检查核实。超声显示回声性腔内血栓,可能是不可压缩的或是部分可压缩的,有或没有血流(图 11.1)。超声结果取决于闭塞严重程度和持续时间。在下肢,DVT 可以进一步基于位置细分为近端 DVT 和远端 DVT。前者影响髂股静脉和腘静脉(参见下文髂股 DVT),后者主要在腘窝三角区之下影响小腿静脉和远端静脉。在过去,远端(膝盖以下)DVT 在临床上被认为是无关紧要的,且不在无症状患者中进行筛查。然而,远端 DVT 的近端延伸率一直存在争议。小型研究证据表明,在短期内,患有远端 DVT 的恶性肿瘤患者仍然存在 PE 和复发性 VTE 的高风险[9]。

髂股 DVT

急性髂股 DVT 是指髂静脉和(或)股总静脉完全或部分闭塞,存在时间不超过 14 天[13]。通常描述的方

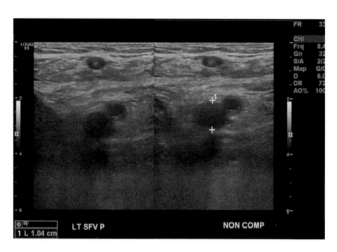

图 11.1　灰度图像显示左股静脉和腘静脉内的回声性不可压缩血凝块。

案包括在右髂动脉和腰椎体之间髂静脉的压缩(May Thurner 综合征,图 11.2)。髂股 DVT 和更远端 DVT(如膝下)之间的区别很重要。后者更容易行内源性再通和侧循环的建立。髂静脉或近端股静脉闭塞很少再通,并会导致慢性静脉流出梗阻[14]。血栓后综合征发病率提高(下文讨论)、瓣膜功能不全导致静脉回流和跛行、身体功能不良和生活质量恶化均有报道[15]。由于长期严重并发症,且其管理不同于腘静脉 DVT(在下文DVT 治疗中讨论),所以确定这一特定栓塞很重要。

DVT 并发症

虽然 PE 是 DVT 最令人担忧的并发症,但是长期并发症如血栓后综合征(PTS)和较小程度的慢性肺动脉高压也令人苦恼。即使经过适当的治疗,20%~50% 患者也会发生 PTS[16,17]。PTS 是指一症状群组,包括慢性病肢体疼痛、肿胀、痉挛、沉重、水肿和在极端情况下的静脉溃疡。复发性 DVT 是 VTE 的另一并发症,10 年复发率约为 30%,最高复发时间是前 6 个月[18]。Heit 等人对明尼苏达州奥姆斯特德县居民的人口队列研究评估了抗凝治疗的有效性,并报道活动性癌症是早期 VTE 复发的唯一独立预测指标,危险率大约会增加 3 倍[19]。利用相同队列患者的另一项研究表明,恶性肿瘤几乎占社区所有 VTE 病例的 1/5[20]。大约 16% 的活动性癌症患者在 6 个月内复发,而特发性 VTE 患者为 4%[18]。

临床表现

DVT 的临床表现取决于血栓形成部位。但典型表现为患者出现肿胀、疼痛和相关肢体的红斑(图 11.3)。

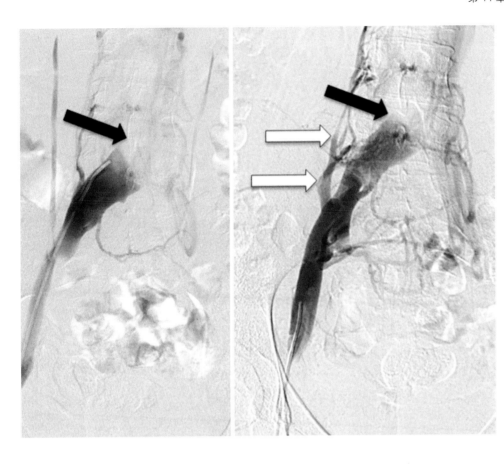

图 11.2 18 岁女性患者,初期表现左下肢肿胀,怀疑为 May Thurner 综合征,后再次出现肿胀恶化。左胫总静脉(LCIV)的数字减影血管造影图像显示,LCIV 在汇合处完全闭塞(黑色箭头所示),在下腔静脉没有造影剂。有多条集中流动的腰椎侧支循环(白色箭头所示)。

其表现与其他情况存在交叉,并且鉴别诊断包括蜂窝织炎、肌肉骨骼拉伤或损伤、浅表性血栓性静脉炎、淋巴阻塞和慢性静脉功能不全[21]。虽然癌症患者发生 DVT 的风险最高,但在一位"正常"患者中发现 DVT 不应进行恶性肿瘤全面检查[22]。然而,在存在恶性肿瘤的情况下,患者在诊断的最初几个月内发生 DVT 的风险最高[6]。

髂股静脉血栓较大的患者,有可能发生急性蓝色静脉炎,这是一种罕见但可能致命的表现,是严重静脉流出闭塞导致动脉供血不足的证据。有证据表明其会出现明显肿胀和变色,最终可能导致室组织间隔综合征、动脉损伤和静脉坏疽。恶性肿瘤是患有蓝色炎性疼痛症患者中最常见的危险因素[23]。

诊断

DVT 的诊断应首先从临床概率评估开始,如 Wells 评分[24]或日内瓦评分[25]。D-二聚体是交联的纤维蛋白凝块的降解产物,常用于辅助实验室标志物,具有较低的预测率,而对于单独发作的 DVT 具有较高的阴性预测率[11]。对于外周肢体 DVT,压迫静脉超声仍然是非侵入性成像诊断的主要工具,已经在很大程度上取代了静

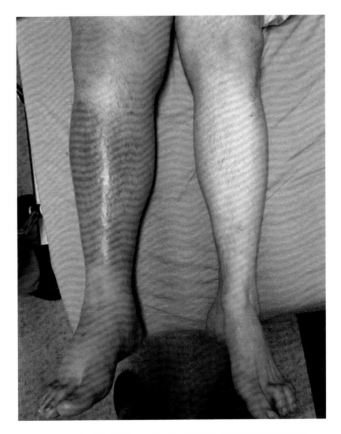

图 11.3 右下肢急性 DVT。注意肿胀、红斑和皮肤的变化。

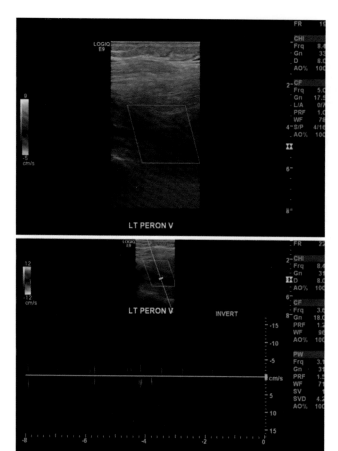

图 11.4　腓静脉（"远端 DVT"）的彩色多普勒图像显示，无血流流动（上图）。光谱多普勒跟踪没有显示出支持闭塞血栓的波形。

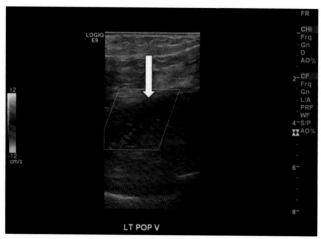

图 11.5　腘静脉的彩色多普勒图像显示，静脉（箭头所示）内的回声血栓。在邻近腘动脉有血流流动。

脉造影（图 11.4 至图 11.6）。然而，对于深部骨盆静脉血栓，由于超声波受到声学窗口不良的限制，在这些情况下，CT 或较不常见的 MR 静脉造影提供了更敏感的评估（图 11.7）。基于导管的静脉造影技术曾是诊断的历史性金标准，但目前很少使用（图 11.8）。导管静脉造影术目前仍用在基于导管的手术干预准备上。

DVT 治疗

　　静脉血栓栓塞性疾病的治疗策略旨在预防肺栓塞，降低凝块扩散、DVT 复发和血栓后综合征的发生风险。治疗可大致分为药物治疗、手术治疗和导管定向治疗。血栓切除术用于极少数情况。

药物治疗

　　药理学方法通常包括初始静脉用肝素，如普通肝素（UFH），一种硫酸化葡糖胺聚糖与抗凝血酶（AT）结合的混合物。它能让包括凝血酶（因子 ⅡA）在内的几种凝血因子（Ⅹa、Ⅸa、Ⅺa、Ⅻa）失活。在普通肝素形式

中，UFH 含有几种长度和重量的聚合物，其带有与内皮细胞和血小板的非特异性结合亲和力健。这导致其药代动力学不可预测，以及增加副作用的发生率。另一方面，低分子量肝素（LMWH）是通过解聚衍生出的 UFH 的分级形式，具有更可预测的剂量反应和更少副作用。尽管 UFH 已经使用了几十年，但改进的、更理想安全和等效的 LMWH 已经基本取代了 UFH。维生素 K 拮抗剂（VKA），主要是华法林，是最常用于预防和长期治疗 VTE 的抗凝血剂。主要的缺点包括起效缓慢、与食物和其他药物的各种相互作用、治疗窗口狭窄以及需要密切监测。如果医疗服务方和患者的依从性不严格，很容易导致患者接受治疗不足或过度治疗，引起致命的不良反应。

　　已经开发出的新一代抗凝血剂，可增加全身治疗的安全性和有效性，并且作用目标是在凝血级联中的特定因子。磺达肝素通过与 AT 结合抑制因子 Ⅹa，并且作为 LMWH 的替代物于皮下施用。利伐沙班、依多沙班和阿哌沙班也抑制因子 Ⅹa，达比加群抑制凝血酶。这些均是口服给药，称为非维生素 K 口服抗凝剂（NOAC）。目前，已有足够证据（RE-COVER、RE-COVER Ⅱ、EINSTEIN DVT、EINSTEIN PE、AMPLIFY、Holusai-VTE 试验）[26-31]表明，新型口服抗凝剂更安全且同样有效。在最新的 AT10 指南中，ACCP 现在对于患有下肢 DVT 或 PE 的非癌症患者，推荐采用 NOAC 治疗，而不是 VKA 治疗[32]。对于患有癌症的患者，LMWH 仍优于 VKA 和 NOAC[32]。

　　急性治疗目的应针对预防血栓或 PE 发生的延

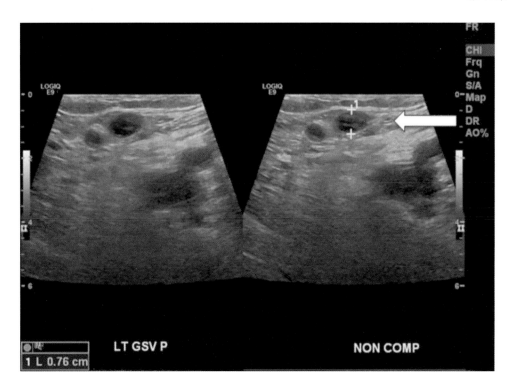

图 11.6 左大隐静脉(GSV)中的非可压缩和回声性腔内血栓。虽然 GSV 被认为是浅静脉,但应该进行详查。GSV 血栓和 DVT 的同时发病率很高,特别是有恶性肿瘤的患者。

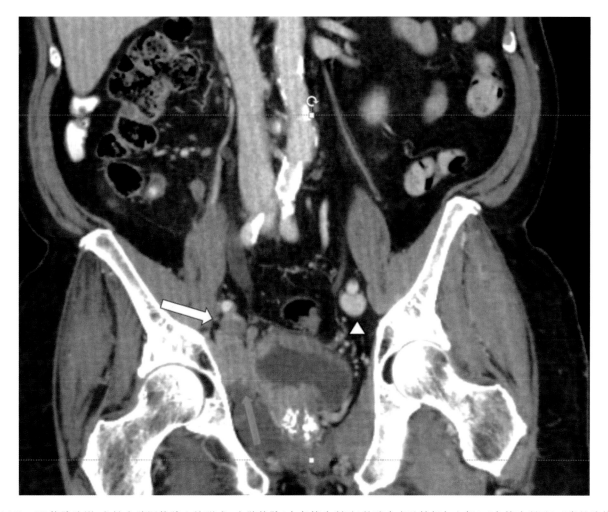

图 11.7 CT 静脉造影,急性右髂深静脉血栓形成。右髂静脉(白色箭头所示)的腔内充盈缺损与左侧(三角箭头所示)正常的髂静脉外观进行对比。更远处,右髂外静脉被外生膀胱肿块(蓝色箭头所示)压缩。

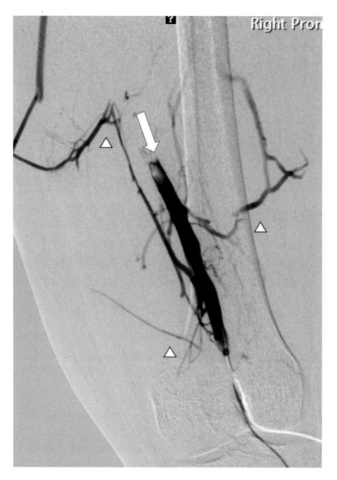

图 11.8 经右腘静脉导管的数字减影静脉造影显示，股静脉（箭头所示）突然出现充盈缺损。小管径、"不成熟"的侧支循环（三角箭头所示）提示梗阻程度的相对敏锐性。

长，并应持续一段时间，直至血栓再通或机化，或者"活跃"炎症状态已得到解决[18]。ACCP 针对各种临床情况提出了具体的建议，但一般来说，对于没有癌症的患者，药物治疗应持续 3 个月。对于没有高出血风险的 DVT 或 PE 和活动性癌症（癌症相关血栓形成）患者，建议在 3 个月的治疗期间延长抗凝治疗（无预定停药日期）（1B 级）[32]。对于癌症相关的血栓形成患者，LMWH 优于口服抗凝药[32]。在癌症相关血栓形成的情况下，即使对于那些出血风险高的患者（2B 级），也建议进行超过 3 个月的治疗，然而，需定期检查[32,33]。对于延长治疗，除非患者情况发生变化，否则通常不需要在首次服药 3 个月后改变抗凝血剂[32,33]。

导管定向治疗

　　导管定向治疗可分为三种技术：药理学技术、机械学技术和药理–机械学技术。药物导管定向治疗是引导管进入血栓形成的血管处并向血栓直接施用溶栓药物，通常是阿替普酶（tPA）。局部递送的优点是能够在没有较高全身浓度的情况下，在凝块内实现高浓度的 tPA，从而使全身出血并发症的发生风险降到最低。导管定向溶栓（CDT）通常通过多孔注入导管进行（图 11.9）。

　　机械导管技术包括凝块破坏、流变吸收、抽吸血栓切除术和支架辅助血栓切除术。药物机械溶栓是指导管定向血栓溶解与机械破坏或血栓切除术相结合的组合。实验模型的结果表明，超声照射会导致未交联的纤维可逆解聚成较小的纤维，这可能会改变流动阻力并提高纤维蛋白溶解治疗[34]。药物机械溶栓的亚型是超声辅助溶栓（UAST）。该技术中，将导管（Ekos catheter，Ekos，Bothell，WA）放置在血栓形成的血管中，血管两侧都注入溶栓药物并提供高频率、低功率声波以松弛凝块并暴露纤溶酶原受体位点[35]。一旦去除急性血栓，任何潜在的梗阻原因都可以通过血管成形术或支架植入进行治疗（图 11.10）。

　　CDT 的主要并发症与大出血风险有关，如颅内出血、明显需要输血的出血、停止治疗或导致死亡的颅外出血等。在一项数据汇总分析中，CDT 累积大出血率报道为 8%[35-37]。然而，随着 tPA 的较低剂量获得了

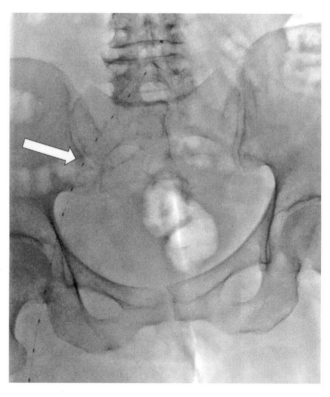

图 11.9 骨盆的荧光光斑图像显示，放置在左股、髂外和髂总静脉的 EKOS 输液导管，用于导管定向溶栓。

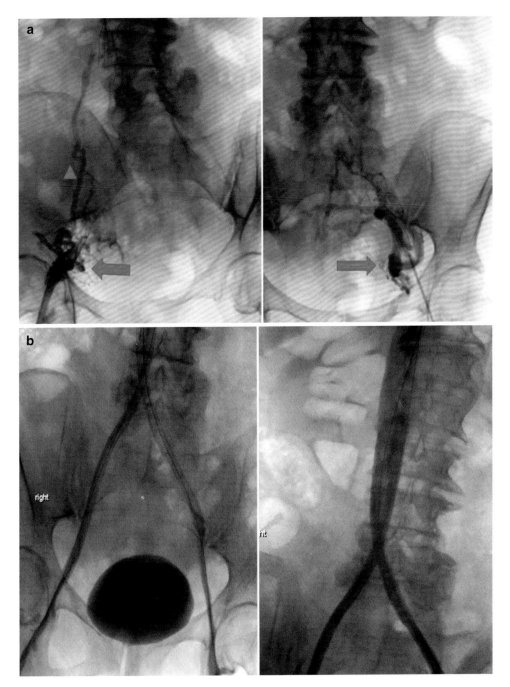

图 11.10　(a)71 岁女性患者,双侧下肢肿胀和疼痛。股总静脉导管下双侧髂静脉造影图像显示,两侧髂静脉(箭头所示)慢性完全闭塞。侧支静脉(三角箭头所示)已经形成,试图绕过闭塞。(b)双侧髂静脉支架植入和血管成形术后的双侧静脉造影显示,在侧支静脉没有充盈的情况下恢复了静脉流动。注意,IVC 过滤器已去除。

青睐,大出血并发症的发病率一直在下降。

　　对于急性髂股或近端 DVT 患者,ACCP 建议将全身系统抗凝作为一线治疗[32,33]。然而,由于与 PTS 相关的长期发病率,导管定向溶栓技术得到了介入放射学会(SIR)的支持,用于那些急性髂股 DVT<14 天、功能状态良好、出血风险低的患者。在极少数情况下,导管定向溶栓可能会威胁肢体静脉[32,33,37]。SIR 和 AACP 都

认识到已发表的研究和现有证据的局限性。因此,建议采用个体化方法对可能受益于 CDT 的患者进行分层,直至确定进一步的证据[32,33,37]。

肺栓塞

　　急性肺栓塞(PE)是最可怕的深静脉血栓形成的

并发症。如前所述(参见深静脉血栓形成),大多数血栓形成于小腿深静脉并向近端传播。PE 被认为是常见于近端下肢静脉中治疗或未治疗血栓的后遗症。一旦血栓进入腘静脉或股静脉,大约 50% 的患者有急性症状性肺栓塞的风险[38]。一项系统性回顾性研究表明,高达 95% 的 PE 是由下肢深静脉血栓引起的[39]。PE 诊断最常应用的是肺动脉 CT 血管造影(CTPA)(图 11.11)。在无法进行 CT 扫描的患者中,最常使用核医学通气/灌注扫描(VQ)(图 11.12)。基于导管的肺动脉造影不再用作诊断模式,而是作为任何基于导管的干预手术的一部分进行(参见下文的治疗部分)。

考虑到患者的表现和发病率,一项基于风险的分类将 PE 分为非大规模或低风险、亚规模和大规模。

大规模或高危 PE 被定义为具有持续性低血压(收缩压<90mmHg 至少 15 分钟或需要正性肌力支持)的急性 PE,要排除 PE 以外的原因(即心律失常、低血容量、败血症或左心室功能障碍),伴有无脉搏或持续性心动过缓(心率<40 次/分伴有休克体征或症状)[40]。亚规模 PE 定义为没有全身性低血压 (收缩压<90mmHg)的急性 PE,但伴有右心室(RV)功能障碍(RV 扩张、脑利钠肽升高、超声心动图改变)或心肌坏死(肌钙蛋白 I 升高或肌钙蛋白 T 升高)[40]。由于设备常见,CT 上右心室直径与左心室直径比(RV/LV 比)是右心功能不全的影像学证据最常用的指标(图 11.13)。RV/LV 比>1 是 PE 后 3 个月的持续肺部症状和死亡的重要预测因子。超声心动图可用于进一步研究右心功能。低危 PE 被定义为急性 PE,但缺乏用来定义大规模或亚规模 PE 不良预后的临床标志物[40]。这种区别不仅对于风险分层和病情很重要,而且对于下面讨论的治疗也很重要。

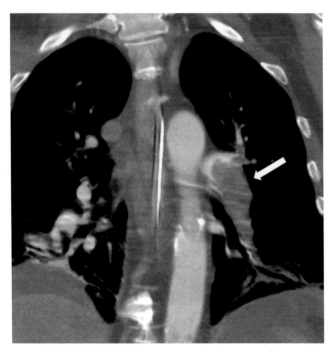

图 11.11　肺动脉 CT 血管造影的冠状投影显示,左主干和下叶肺动脉有较大的充盈缺损(箭头所示)。

治疗

急性 PE 全身药物治疗按分类进行。低危急性 PE 组的患者,单独使用全身抗凝治疗。在这一分组中,全身溶解治疗不参与。

大规模或高危 PE 组的患者,需要立即采取积极治疗。因为急性 PE 和低血压患者死亡率估计为 30%[41]。除非绝对禁忌,否则该组中的所有患者均应开始输注肝素,且剂量应以体重为基础。目前的 ACCP 指南建议,如果不存在禁忌证,应给予全身溶栓治疗[32,33]。目前的指南基于多项随机试验[42,43],同时分析结果显示血栓溶解可改善肺动脉压、氧合度和肺灌注量[44]。

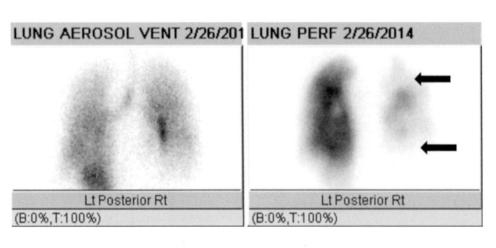

图 11.12　高风险通气灌注扫描的后部投影。左侧图像显示呼吸示踪剂的生理中断。右侧图像显示多个外围区域的肺灌注减少(箭头所示),提示肺栓塞。

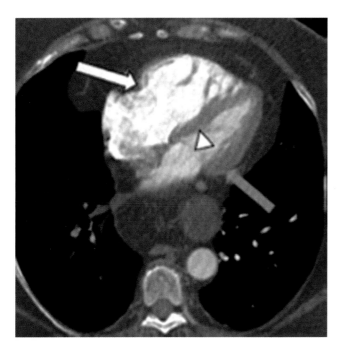

图 11.13 急性肺栓塞患者胸部和腹部 CT 的轴位图像。右心室（白色箭头所示）扩张，直径大于左心室（蓝色箭头所示）。RV/LV 比为 2.1，提示重度右心张力。通常凸起的心室间隔（相对于心室）被压扁，并稍微弯向左心室（三角箭头所示）。

Wan 等人对 11 项随机试验进行了 Meta 分析，包括 748 例急性 PE 患者，比较肝素单独应用与肝素联合全身溶栓应用的疗效[45]。在未经选择的人群中，两组复发性 PE/死亡或大出血并发症无显著差异。然而，在接受试验的高危 PE 患者中，与仅接受肝素治疗的患者相比，接受全身溶栓治疗联合肝素治疗患者的 PE 复发率或死亡率显著偏低（9.4% 对 19%；OR，0.45；95%CI，0.22~0.92）。在大多数医疗中心，急性高危 PE 的全身溶栓治疗是标准治疗，除非有禁忌证。全身溶栓治疗的禁忌证与急性缺血性卒中和 ST 段抬高 MI 的禁忌证相同。特别值得注意的是，癌症本身不是全身溶栓治疗的禁忌证。

对于亚规模或中危 PE 组的患者，目前的 ACCP 指南（2016）不建议对大多数中危 PE 的患者进行全身溶栓治疗[33]。然而，试图解决这一问题的更多试验最近已经完成，结论值得考虑。由 Meyer 等人进行的 PEI-THO 试验是一项随机双盲试验，比较了 1006 例中危 PE 患者单独使用肝素与肝素联合全身溶栓治疗的疗效，该试验中特别定义结果终点为 RV 成像评估的功能障碍和通过阳性肌钙蛋白试验检测的肌坏死[46]。与单用肝素相比，接受全身溶栓治疗的患者复合终点——死亡/血流动力学不稳定的发病率显著较低

（2.6% 对 5.6%，P=0.015）。值得注意的是，两组的单独死亡率没有明显差异。与单用肝素治疗相比，接受全身溶栓治疗的患者确实出现了较高的大出血发病率（11.5% 对 2.4%，P<0.0001），包括溶栓组出血性卒中发病率为 2.0%。最近由 Goa 等人进行的 Meta 分析，分析了全身溶栓治疗中危 PE 患者的前瞻性随机对照试验，包括 PEITHO 和另外 7 项试验，共 1755 例患者[47]。全身溶栓治疗联合肝素治疗患者的死亡率明显低于单用肝素治疗的患者（1.39% 对 2.92%；RR，0.52；95% CI，0.28~0.97）。然而，如 PEITHO 试验所示，死亡率的降低是以全身溶栓治疗组中大出血事件增加为代价的（7.8% 对 2.28%；RR，3.35；95%CI，2.03~5.54）。值得注意的是，该研究中包括的一项随机试验（MOPETT 试验，Sharifi 等）表明，与单独使用肝素相比，接受低剂量全身 tPA（50mg 而不是 100mg）和肝素治疗的患者有较低的 PE 复发和肺动脉高压发病率，以及较短的住院时间，而大出血并发症无明显增加[48]。

需要进一步的研究来评估对低剂量全身性 tPA 死亡率的影响，以及确定亚规模 PE 患者的预测因素及哪些患者将从全身溶栓治疗中获益最多。

导管定向治疗

导管定向治疗（CDT）包括基于导管的溶栓、药物机械血栓切除术和机械血栓切除术（图 11.14）。已经证明，CDT 对急性 PE 和全身低血压（大规模或高危 PE）患者有用，特别是当全身溶栓治疗是相对或绝对禁忌证时。在 Kuo 等人的系统性综述中，确定了 6 项前瞻性和 29 项回顾性非对照研究，其中 CDT 用于治疗 594 例急性高危 PE 患者[49]。86.5%的患者获得了临床成功，定义为血流动力学稳定、缺氧消退和大规模 PE 存活，有 2.4%的患者出现严重并发症。值得注意的是，该分析中 96%的患者未接受全身溶栓治疗，而 66%的患者在导管定向治疗期间接受了溶栓治疗，假定为低剂量。虽然没有对照，但与全身溶栓治疗后的有历史记录的生存率（77%）、大出血（22%）以及急性高危 PE 的总体死亡率（30%）相比，该分析的结果提示 CDT 是有益处的[41]。因此，对于全身溶栓治疗为相对或绝对禁忌证或全身溶栓治疗无效的患者，应考虑针对急性高危 PE 的导管定向治疗。

多项近期前瞻性随机临床试验显示，与单独使用肝素治疗的患者相比，中危（亚规模）PE 患者采用全身溶栓治疗联合肝素治疗显著改善了患者死亡率、RV 功

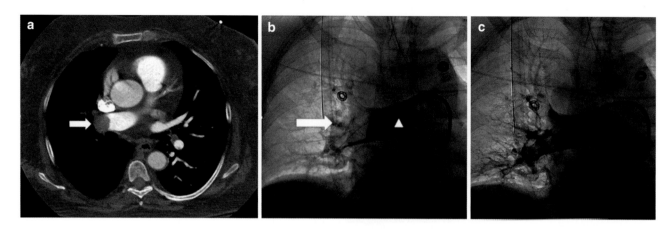

图 11.14 (a)53 岁女性患者,结肠癌病史,因缺氧和低血压就诊。肺动脉轴位 CT 血管造影显示右肺动脉(箭头所示)为血栓。(b)肺动脉血管造影显示右肺动脉(箭头所示)相应的充盈缺损,导致右肺完全缺乏血流量,右心室后负荷增加。注意造影剂变得不透明的肺动脉(三角箭头所示)的增大。(c)机械血凝块破裂后,恢复向右肺的血流。这导致肺阻力立即下降并应预防急性右心衰竭。多个充盈缺损仍然存在,特别是在右上叶。将进一步给予导管定向溶栓治疗。

能、PE 复发风险和血流动力学不稳定[46-48]。然而,这种获益是以大出血并发症显著增加为代价的,包括>2%的出血性卒中风险。已经推测,导管定向治疗,特别是导管定向超声辅助溶栓(USAT),可以在具有较低全身剂量和出血并发症的这些患者中实现相同的获益。Piazza 等人的 SEATTLE Ⅱ 期试验是一项针对高危和中危 PE 患者的 UAST 前瞻性无对照研究[50],其中 150 例患者通过 Ekos 导管共给予 24mg tPA。该研究发现 RV 张力、肺动脉压和肺动脉阻塞,与基线相比有显著降低。重要的是,没有颅内出血,有 10%的大出血率。多项额外的非对照研究发现,CDT 对中危 PE 有效且出血率低[51-53]。在唯一的一项前瞻性随机对照试验(Ultima 试验)中,Kucher 等随机分配 59 例中危 PE 患者行单独使用肝素治疗或肝素联合 USAT(10~20mg tPA)进行治疗。USAT 组与单独肝素组相比,通过 RV/LV 比测量的右心张力改善更明显(1.28~0.99 对 1.20~1.17,$P<0.001$)。值得注意的是,USAT 组没有出现大出血事件或死亡[54]。虽然目前不推荐 CDT 用于大多数亚规模或中危 PE 患者[32],但这些最近的研究表明,CDT 可以提供与全身溶栓治疗相似的心血管获益,并且出血并发症明显减少。因此,对于中危 PE 患者,应在治疗方案中考虑导管定向治疗。

IVC 过滤器

自 1973 年 Greenfield 过滤器首次引入以来,IVC 过滤器已经使用了 40 多年。原始过滤器呈锥形,有助于在其中心接缝内捕获凝块,同时仍能提供足够的腔内血流[55,56]。有几种采用类似设计的过滤器和其他几种形状完全不同的过滤器(图 11.15 和图 11.16)。但是,所有过滤器的设计主要是通过诱捕源自下肢深静

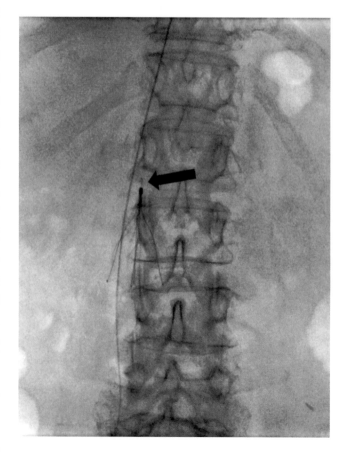

图 11.15 可回收的肾下 IVC 过滤器。注意过滤器(箭头所示)上尖端的钩子,以方便血管内的回收。

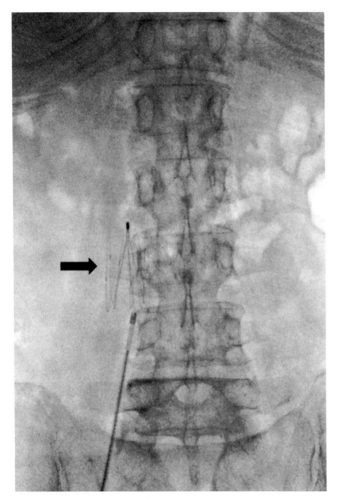

图 11.16　永久性肾下 IVC 过滤器。除锥形外，永久性过滤器没有回收钩，与血管壁有更多的接触。

脉的静脉栓塞来预防显著的 PE。

PREPIC 试验是第一项评估 IVC 过滤器效果的随机对照试验[55,57]，其显示急性肺栓塞事件风险降低了 78%，具有统计学意义[57]。过滤器放置 8 年后的随访研究显示，症状性 PE 的发生风险降低了 6.2%，具有统计学意义，但过滤器组中症状性 DVT 的风险增加了 35%[57]。最近，PREPIC 2 随机试验发现，即使是高危的全身抗凝治疗患者，放置 IVC 过滤器 3 个月实际上并不会降低复发性 PE 的发生风险，包括致命性 PE[32,58]。在 Olmsted 队列研究中，IVC 过滤器放置使 VTE 复发的风险增加了近 50%，早期复发的 1/3 与 PE 相关[19]。鉴于 DVT 的并发症，IVC 过滤器的放置一直是备受争议和争论激烈的话题。

还没有随机对照试验证明哪种特定过滤器更为优越。然而，现代过滤器已经发展为具有血栓形成较少、不易破裂，并且与 MRI 兼容的优点[56]。有两大类

IVC 过滤器：可回收和永久性。永久性过滤器已经存在多年，并且通常用于具有终身 PE 风险的患者[55,56]。与长期过滤器相关的并发症和短期预防需求，已导致可回收过滤器的放置增加[55]。可回收过滤器的亚组包括通过导线/导管系在皮肤上的临时过滤器（必须回收），以及可以作为永久装置留在原位的选择性可回收过滤器[55]。最近，"可回收/可选择性"过滤器的放置方面发生了明显的转变，因为有临床需要时，它们具有回收灵活性[59]。过滤器回收的理想时间范围是在前 3 个月内。但是，也有可能需要去除已经存在更长时间的过滤器，在某些情况下可以长达 10 年。慢性留置过滤器或尖端明显倾斜的过滤器通常需要用血管内钳（图 11.17）或激光辅助回收。

大多数用于下肢 DVT 的 IVC 过滤器放置在肾脏以下位置。还应放置肾上 IVC 过滤器，但应正确地选择具有特定适应证的患者，因为肾上 IVC 的长度较短，以及过滤器可能存在引起肾静脉血栓形成和随后

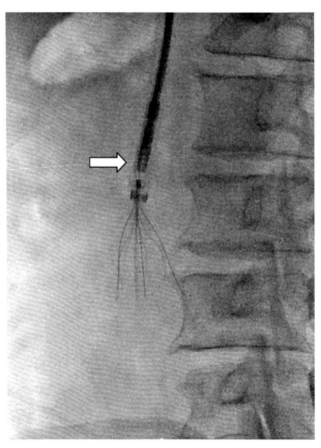

图 11.17　支气管内钳（白色箭头所示）用于抓取已留置 3 年的可回收过滤器。钳子被用来稳定过滤器，而血管鞘覆盖钳子和过滤器，使过滤器腿折叠，并最终从血管壁释放过滤器。这是一个标签外使用的支气管内钳。

肾衰竭的理论风险。然而，最近的回顾性证据支持 Greenfield 的最初发现，与肾下过滤器相比，肾上过滤器在预防 PE 方面同样有效且没有增加并发症风险[60,61]。过滤器也可放置于上肢，以预防发生在腋窝、锁骨下、头臂静脉或 SVC 的上肢 DVT(图 11.18)。虽然上肢 DVT 很少见，并且不太可能导致 PE，但如果需要，过滤器可以放置至头臂静脉汇合处在远端的 SVC 中，但有较高的并发症发病率，如腔静脉穿孔(SVC 4%对 IVC 0.5%)[62]。

治疗性和预防性 IVC 过滤器的适应证已由美国放射学会(ACR)/放射介入学会(SIR)制定，与美国胸科医师学会(ACCP)推荐的相似。然而，来自 ACCP 的第 10 次抗血栓形成指南(AT 10)的建议，不推荐 IVC 过滤器放置作为主要预防措施用于任何患者或使用抗凝血剂治疗的 VTE 患者[33]。虽然过滤器已经存在了几年，但缺乏明确的过滤器放置的 1 级证据，许多研究问题仍有待解决。然而，在某些情况下，如妊娠和创伤，患者使用过滤器已经显示可明显获益。但在恶性肿瘤的情况下，证据是混杂的。虽然过滤器仍然可以预防死亡相关的 PE，然而，疾病期别和癌症类型在晚期癌症患者较早死亡中的有效性还仍存在疑问[63]。在一项包括 116 例恶性肿瘤患者的研究中，46%的Ⅳ期有过滤器的患者于 6 周内死于癌症，只有 14%的患者在 1 年后仍然存活[64]。然而，大型癌症中心的另一项研究检查了 308 例癌症合并 VTE 的患者，发现 IVC 过滤器在预防 PE 相关死亡方面具有显著益处[65]。鉴于争议和缺乏重要的 1 级证据，分期和预后的个性化方法可能会提供最大的获益。

其他过滤器并发症包括过滤器倾斜移植、断裂、移位、栓塞、静脉壁穿孔、IVC 狭窄/闭塞以及在某些情况下 PTS(图 11.19 至图 11.21)。为了应对不断增加的并发症，2010 年 FDA 发布了一份医疗器械警告和通知，标题为"移除可回收的下腔静脉过滤器：初始通信"，其中回答了一个大家关心的问题，即在患者 PE 情况消失后，可回收过滤器未被回收会导致并发症增加。FDA 建议所有医生应定期仔细评估患者的过滤器回收，谨慎的决策对于任何接受过滤器的患者都是必要的。

上腔静脉综合征

上腔静脉(SVC)综合征最早由 William Hunter 于

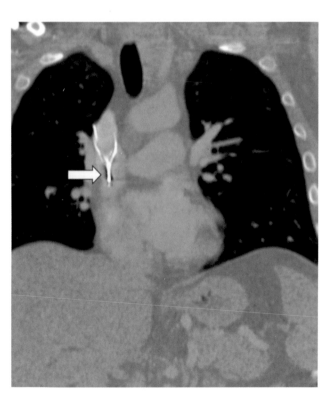

图 11.18 上腔静脉过滤器。

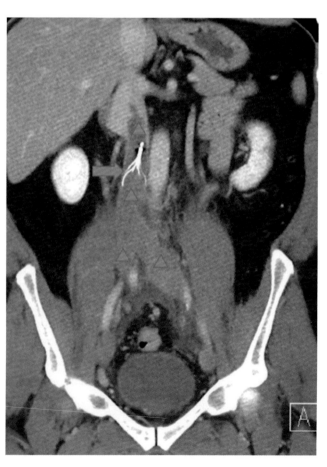

图 11.19 CECT 冠状位图像显示，留置的 IVC 过滤器(箭头所示)，与过滤器相关的 IVC 和髂静脉血栓形成(三角箭头所示)。

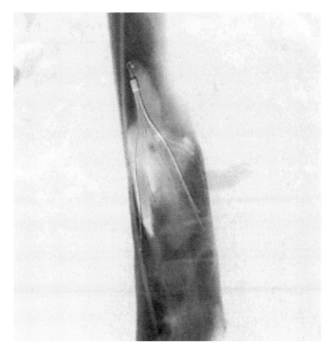

图 11.20　数字减影腔静脉造影显示在 IVC 过滤器内和周围的腔内血栓。

初描述的感染性病因占病例的大多数,但在过去的几十年中,SVC 综合征最常见于胸部恶性病变,尤其是肺癌[67]。35% 的病例是非恶性原因,主要是继发于应用血管内装置导致的血栓性闭塞[68]。一旦 SVC 闭塞,静脉回流受损,替代通路奇静脉系统、内乳/上腹部静脉系统和浅表皮下静脉系统,可作为侧向通路(图 11.22)。

早期识别 SVC 综合征的表现是至关重要的,因为如果不及时治疗,脑水肿可能是致命的。临床评估最常用于诊断;然而,胸部强化 CT 可提供对病因确定的更敏感的评估,在一些情况下,如果不能耐受造影剂,则可以使用 MRI。症状和体征包括头部、颈部和上肢的水肿,上胸部皮下血管扩张,头颈部、喉部和鼻部水肿,以及很少的脑水肿[67]。除非绝对紧急,否则应首先通过组织取样或细胞学分析确定潜在病因诊断。这些患者的预后和生存主要与闭塞的根本原因有关。

SVC 综合征的管理取决于闭塞的原因和临床表现。已经开发出一种评估系统,可根据症状严重程度对患者进行分层以帮助指导管理[69,70](表 11.1)。

自 20 世纪 70 年代以来,放射治疗已用于急诊、姑息治疗或根治性治疗。当患者症状严重时,没有组织学诊断也可以使用急诊放射治疗[71]。在某些由淋巴瘤或肺癌引起的恶性梗阻病例中,分次放射治疗已经

1757 年描述,是 SVC 压迫的临床表现,最初描述于梅毒性主动脉瘤患者[66]。压力可能是 SVC 本身的外部压力,也可能是流入 SVC 的大静脉的外部压力。虽然最

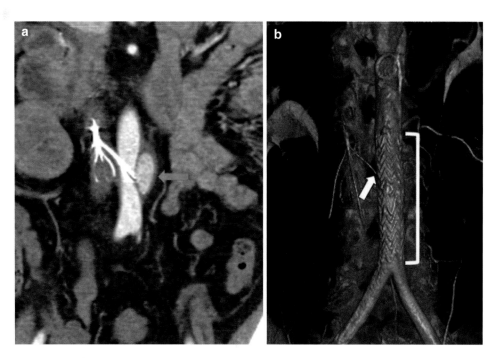

图 11.21　(a)CECT 冠状位图像显示,过滤器柱的 IVC 穿孔。过滤器柱延伸到主动脉并导致主动脉假性动脉瘤(箭头所示)。(b)主动脉支架植入术(括号所示)后主动脉图的三维重建明确地排除了假性动脉瘤。然后,成功地移除过滤器和穿孔的过滤器柱(箭头所示)。

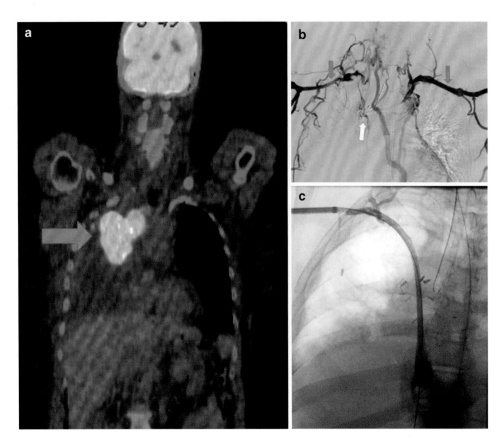

图 11.22   (a)61 岁女性患者,右上叶非小细胞肺癌 PET 显示高热点。(b)右上叶、中叶切除术后 6 个月,患者在平躺时发生面部/上肢肿胀和呼吸急促,发现有纵隔复发。两臂数字减影血管造影显示明显锁骨下静脉通畅(蓝色箭头所示)。无血流流入上腔静脉(白色箭头所示)。多条侧支静脉通路(蓝色箭头所示)充盈。(c)在放置 22mm 支架后,从右锁骨下到心脏的血液反流恢复。患者症状得到解决。

表 11.1   上腔静脉(SVC)综合征

等级	分类	发病率估计(%)	定义 [a]
0	无症状	10	在无症状的情况下,影像学显示上腔静脉闭塞
1	轻度	25	头部或颈部水肿(血管扩张)、青紫、充血过度
2	中度	50	头部或颈部水肿,有功能障碍(轻度吞咽困难,咳嗽,头部、额部或眼睑运动轻度或中度损伤,眼水肿引起的视力障碍)
3	重度	10	轻度/中度脑水肿(头痛、头晕)或轻度/中度喉部水肿或心脏储备减少(弯曲后晕厥)
4	致命	5	明显脑水肿(混乱、迟钝)或明显喉部水肿(喘鸣)或显著血流动力学不足(无明显诱因晕厥、低血压、肾功能不全)
5	死亡	<1	死亡

[a] Adopted from Yu et al.[70]

证明可以改善临床症状,在一些患者中,在治疗 3~4 天后就会出现缓解[72]。在其他情况下,如果先前有组织学诊断并且肿瘤具有化学敏感性(如小细胞肺癌、非霍奇金淋巴瘤、生殖细胞肿瘤),则化学治疗可能是优选。然而,经皮支架植入(如果可行的话)最近已经成为一线治疗方法,特别是对于那些恶性梗阻的患者,与急诊放射治疗相比,经皮支架植入可以立即缓解症状。放射治疗和(或)化学治疗通常在紧急情况下于植入支架后实施,然而,在非紧急情况下可以在植入支架之前实施。支架植入是在 20 世纪 80 年代引入的,多年来,一直在改进以减少支架移位相关并发症[73]。Gwon 等人的一项前瞻性研究报道,在 12 个月内,覆膜支架的通畅率为 94%,未覆膜支架的通畅率为 48%[74]。尽管如此,最常使用的还是无覆膜的支架,主要是出于解剖学考虑,覆膜支架有可能遮挡侧向通路或对侧静脉的引流。与替代疗法相比,虽然没有随机对照试验证明支架植入术的优越性,但是有一些小型病例报道和研究已经确定了长期成功率和最低的并发症发病率。主要的并发症包括支架移位、出血、心包填塞、肺水肿和肺栓塞[75]。

虽然在过去的几十年里,支架治疗已经改变了 SVC 的治疗方式,但并不是每位患者都适用该疗法。在确定进一步证据之前,应为那些有显著生活方式改变症状的患者保留支架植入治疗,这些症状要么太严重而不能等待化学治疗或放射治疗,要么对这些治疗没有反应。一般情况下,具有良好康复机会和较长预期寿命的患者,应避免将支架植入作为最后治疗手段,以防止长期并发症如支架闭塞的发生[75]。在这些患者中,通常首选采用局部导管定向溶栓治疗的血管成形术和早期全身抗凝治疗[75]。缓解症状的辅助疗法包括头部抬高、吸氧、利尿剂和皮质类固醇,以减少喉和脑水肿的发生[73]。与大多数干预措施一样,针对患者选择适当的治疗方式对于改善总体结果至关重要。

内脏静脉血栓形成和狭窄

内脏静脉血栓形成(SVT)是 VTE 罕见但可能致命的表现。内脏静脉系统包括肝静脉和门静脉循环。SVT 的主要表现是 Budd-Chiari 综合征、门静脉血栓形成(PVT)和肠系膜静脉血栓形成(MVT),其中 PVT 和 MVT 占绝大多数。

SVT 的危险因素包括肝硬化和腹部恶性肿瘤(主要是胃肠道、胰腺或肝胆管系统),分别占 PVT 患者的 34% 和 31%[76,77]。在过去的几十年中,骨髓增生性肿瘤占 SVT 病例的大多数[76]。酪氨酸激酶 JAK2(JAK2V617F)的功能获得性突变,也与骨髓增生性肿瘤和 SVT 的发展密切相关[76,78-80]。最近的一项 Meta 分析发现,诊断 SVT 的患者中 JAK2 突变率为 32.7%(95%CI,25.5~35.9),也报道 JAK2 突变与 SVT 发展之间存在强关联性(OR,54;95%CI,13~222)[76,80]。鉴于强关联性,建议对特发性 SVT 患者进行外周血检查以筛查 JAK2 突变状态[81]。

SVT 患者临床表现取决于血栓形成的大小和程度、所累及的血管、慢性血栓形成和肠壁缺血的存在。急性 SVT 表现为恶心、呕吐、腹泻和突然发作绞痛、中腹痛,多达 2/3 的患者有时伴有肠梗死和腹膜炎体

征[82,83]。在亚急性 SVT 中,腹痛持续数天至数周,但没有显著的肠梗死风险。在缓慢和进展性门静脉狭窄的慢性环境中,最常见的是胰腺癌,患者一般不会主诉疼痛,但会存在持续几个月的非特异性症状,有时甚至是偶然发现诊断的。当门静脉或脾静脉严重狭窄或有血栓形成时,患者可能有门静脉高压的迹象,包括脾大、腹水、脾功能亢进和与食管和肠系膜静脉曲张有关联的上下消化道(GI)出血[82]。升高的肠系膜静脉压也会引起肠壁水肿,这可能导致吸收紊乱、体重减轻和腹泻。在肿瘤可能压迫 SMA 和 SMV 的患者中,鉴别静脉高压肠功能障碍与慢性肠系膜动脉缺血十分关键。

诊断 SVT 具有挑战性,因为其临床表现与其他几种腹部疾病存在重叠。然而,鉴于高死亡率,腹部恶性肿瘤患者高度怀疑 SVT 时,避免诊断延误仍然至关重要。多普勒超声检查在诊断近端门静脉、肝脏和肠系膜静脉血栓方面非常出色,但是,它高度依赖于操作者能力并且有可能被来自肠气的阴影伪影遮挡。CT 是一种广泛应用的技术,可以很好地确定肠道受累程度、描绘肠壁增厚、肠壁异常的增强程度、血管和其侧支循环的充盈缺损[84]。有时可以通过一般放射学方法观察到肠壁积气和门静脉气体的晚期表现,然而,CT 在排除可引起腹部症状的其他病症方面表现优异(图 11.23)。如果血栓位于较小的血管分支远端,或与造影时间不佳导致静脉循环不透明有关时,CT 可能会出现假阴性。肠系膜血管造影很少作为一种诊断方法,可专门用于那些怀疑有静脉血栓形成且有治疗意图的患者。

由于证据水平低和缺乏对照试验,疾病具有挑战性和复杂性,SVT 的治疗并不简单。一些患者存在潜在的肝硬化和慢性形式的 SVT 伴有静脉曲张出血,抗凝治疗不是指征。但是,如果没有主要的禁忌证,对急性症状性血栓形成患者,推荐使用 LMWH 或 UFH 以及维生素 K 拮抗剂进行抗凝治疗[32,76,85]。最近,对于那些肾功能正常的患者,直接凝血酶抑制剂如利伐沙班也是一种具有成本效益的替代治疗选择。一般而言,推荐治疗至少 3 个月,但对于那些处于长期促凝状态的患者,如果无法解决 SVT,则治疗将持续进行。急性 SVT 伴有缺血性肠道证据时,需要立即进行手术治疗。

考虑到与全身溶栓相关的风险,局部溶栓血管内技术对于部分患者是首选。导管定向溶栓、抽吸式血栓切

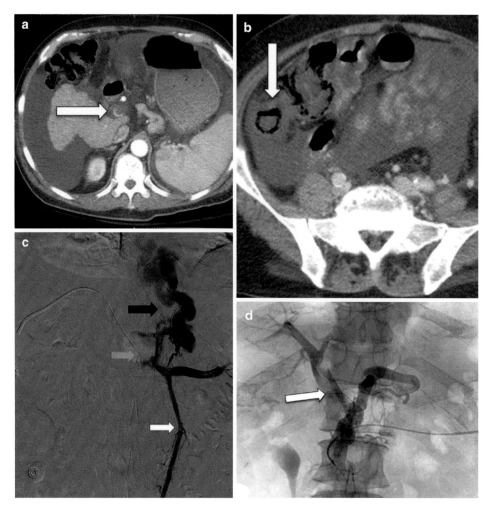

图 11.23 (a)66 岁男性患者,肝硬化、腹水伴腹痛恶化。静脉注射造影剂后的强化腹部 CT 显示,肝外门静脉闭塞。(b)同一患者的下腹部 CT 图像显示回盲部肠壁积气,这是一种肠系膜缺血表现。(c)经脾静脉通路数字减影血管造影。门静脉(蓝色箭头所示)完全闭塞,导致肠系膜上静脉(白色箭头所示)变小,以及通过冠状静脉的食管和胃静脉曲张(黑色箭头所示)的血液充盈。进行了导管定向溶栓。(d)经脾导管定向溶栓后的静脉造影图像显示,肝内血流对 SMV 和门静脉的充盈改善。门静脉充盈缺损还存在(箭头所示),但是,静脉曲张充盈程度减少。

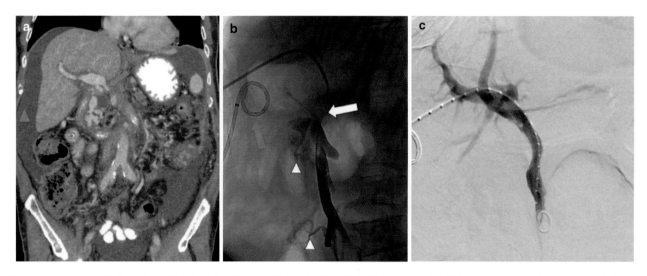

图 11.24 (a)59 岁男性患者,局部晚期胰腺癌导致门静脉闭塞(蓝色箭头所示)。患者腹水增加(蓝色三角箭头所示)。(b)来自肠系膜上静脉的经肝血管造影显示,无血流入门静脉(白色箭头所示)。静脉压力升高导致门静脉曲张和门静脉海绵状变形(白色三角箭头所示)。在穿刺前,放置腹腔内引流导管(蓝色箭头所示)。(c)自膨胀金属支架植入后,肝胆血流恢复。患者腹水量大幅下降。

除术和支架植入用于门静脉和肠系膜静脉血栓形成已在几项小型病例报道中被描述[86]（图 11.24），且具有良好的长期临床成功率[95]。虽然利用尿激酶和 r-tPA 进行药理性血栓溶解导致的并发症（如血管穿孔、肠缺血恶化和胃肠道出血）发病率差距较大，但是，多年来谨慎应用和技术改进已让主要并发症的发病率降到最低了。还可以进行间接治疗方法，如通过肠系膜上动脉（SMA）进行动脉内输注，但仅限于选择静脉血栓负荷较小的患者，因为其输注时间较长，局部血栓溶解剂剂量较大[96,97]。对于有症状的门静脉狭窄患者，最常见的原因是肿瘤压迫或移植后，门静脉支架植入术可有效地减少症状，被认为具有中等程度的支架内血栓形成率（16 个月时为 43%）[98]。

参考文献

1. Trousseau A. Phlegmasia alba dolens. Lectures on clinical medicine, delivered at the Hotel-Dieu, Paris 1865;5:281–332.
2. Falanga A, Marchetti M, Russo L. The mechanisms of cancer-associated thrombosis. Thromb Res. 2015;135:S8–11.
3. Heit JA. The epidemiology of venous thromboembolism in the community. Arterioscler Thromb Vasc Biol. 2008;28(3):370–2.
4. Fuentes HE, Tafur AJ, Caprini JA. Cancer-associated thrombosis. Dis Mon. 2016;62(5):121–58.
5. Spencer FA, Emery C, Lessard D, Anderson F, Emani S, Aragam J, Goldberg RJ. The Worcester venous thromboembolism study. J Gen Intern Med. 2006;21(7):722–7.
6. Blom JW. Malignancies, prothrombotic mutations, and the risk of venous thrombosis. JAMA. 2005;293(6):715.
7. Walker AJ, Card TR, West J, Crooks C, Grainge MJ. Incidence of venous thromboembolism in patients with cancer – a cohort study using linked United Kingdom databases. Eur J Cancer. 2013;49(6):1404–13.
8. Fennerty A. Venous thromboembolic disease and cancer. Postgrad Med J. 2006;82:642–8.
9. Krutman M, Kuzniec S, Ramacciotti E, Varella AYM, Zlotnik M, Teivelis MP, Tachibana A, De Campos Guerra JC, Wolosker N. Rediscussing anticoagulation in distal deep venous thrombosis. Clin Appl Thromb Hemost. 2016;22:772–8.
10. Michelangelo S, Migliaccio L, Favaretto E, Palareti G, Cosmi B. Two years outcome of isolated distal deep vein thrombosis. Thromb Res. 2014;134(1):36–40.
11. Sartori M, Cosmi B, Legnani C, Favaretto E, Valdré L, Guazzaloca G, Rodorigo G, Cini M, Palareti G. The Wells rule and D-dimer for the diagnosis of isolated distal deep vein thrombosis. J Thromb Haemost. 2012;10(11):2264–9.
12. Galanaud J, Bosson J, Quéré I. Risk factors and early outcomes of patients with symptomatic distal vs. proximal deep-vein thrombosis. Curr Opin Pulm Med. 2011;17(5):387–91.
13. Vedantham S, Grassi CJ, Ferral H, et al. Reporting standards for endovascular treatment of lower extremity deep vein thrombosis. J Vasc Interv Radiol. 2005;17:417–34.
14. Meissner MN, Strandness DE. Pathophysiology and natural history of deep venous thrombosis. In: Rutherford RB, editor. Vascular surgery. 5th ed. Philadelphia: WB Saunders; 2000. p. 1920–37.
15. Delis KT, Bountouroglou B, Mansfield AO. Venous claudication in iliofemoral thrombosis: long-term effects on venous hemodynamics, clinical status, and quality of life. J Vasc Surg. 2004;239:1143.
16. Kahn SR. The post thrombotic syndrome. Thromb Res. 2011;127(Suppl 3):S89–92.
17. Kahn SR. How I treat postthrombotic syndrome. Blood. 2009;114:4624–31.
18. Heit JA. Predicting the risk of venous thromboembolism recurrence. Am J Hematol. 2012;87:S1.
19. Heit JA, Lahr BD, Petterson TM, Bailey KR, Ashrani AA, Melton LJ. Heparin and warfarin anticoagulation intensity as predictors of recurrence after deep vein thrombosis or pulmonary embolism: a population-based cohort study. Blood. 2011;118(18):4992–9.
20. Heit JA, O'Fallon WM, Petterson TM, Lohse CM, Silverstein MD, Mohr DN, Melton LJ. Relative impact of risk factors for deep vein thrombosis and pulmonary embolism. Arch Intern Med. 2002;162(11):1245.
21. Hull R, Hirsh J, Sackett DL, Taylor DW, Carter C, Turpie AG, Gent M. Clinical validity of a negative venogram in patients with clinically suspected venous thrombosis. Circulation. 1981;64(3):622–5. doi:10.1161/01.cir.64.3.622.
22. Arnoult A-C, Pernod G, Genty C, Galanaud J-P, Colonna M, Sevestre M-A, Bosson J-L. Low incidence of cancer after venous thromboembolism: an update from the French OPTIMEV Cohort. J Mal Vasc. 2016;41(3):169–75.
23. Chinsakchai K, Duis KT, Moll FL, Borst GJ. Trends in management of phlegmasia cerulea dolens. Vasc Endovascular Surg. 2010;45(1):5–14. doi:10.1177/1538574410388309.
24. Wells PS, Anderson DR, Rodger M, Stiell I, Dreyer JF, Barnes D, Forgie M, Kovacs G, Ward J, Kovacs MJ. Excluding pulmonary embolism at the bedside without diagnostic imaging: management of patients with suspected pulmonary embolism presenting to the emergency department by using a simple clinical model and d-dimer. Ann Intern Med. 2001;135(2):98–107. PMID: 11453709.
25. Wicki J, Perneger TV, Junod AF, Bounameaux H, Perrier A. Assessing clinical probability of pulmonary embolism in the emergency ward: a simple score. Arch Intern Med. 2001;161(1):92–7. doi:10.1001/archinte.161.1.92. PMID 11146703.
26. Schulman S, Kearon C, Kakkar AK, for the RE-COVER Study Group. Dabigatran versus warfarin in the treatment of acute venous thromboembolism. N Engl J Med. 2009;361(24):2342–52.
27. Schulman S, Kakkar AK, Goldhaber SZ, for the RE-COVER II Trial Investigators. Treatment of acute venous thromboembolism with dabigatran or warfarin and pooled analysis. Circulation. 2014;129(7):764–72.
28. Bauersachs R, Berkowitz SD, Brenner B, Buller HR, Decousus H, Gallus AS, Schellong S. Oral rivaroxaban for symptomatic venous thromboembolism. N Engl J Med. 2010;363(26):2499–510.
29. EINSTEIN-PE Investigators, Büller HR, Prins MH, Lensin AW, Decousus H, Jacobson BF, Minar E, Chlumsky J, Verhamme P, Wells P, Agnelli G, Cohen A, Berkowitz SD, Bounameaux H, Davidson BL, Misselwitz F, Gallus AS, Raskob GE, Schellong S, Segers A. Oral rivaroxaban for the treatment of symptomatic pulmonary embolism. N Engl J Med. 2012;366(14):1287–97.
30. Agnelli G, Buller HR, Cohen A, Curto M, Gallus AS, Johnson M, Masiukiewicz U, Pak R, Thompson J, Raskob GE, Weitz JI, AMPLIFY Investigators. Oral apixaban for the treatment of acute venous thromboembolism. N Engl J Med. 2013;369(9):799–808.
31. Hokusai-VTE Investigators, Büller HR, Décousus H, Grosso MA, Mercuri M, Middeldorp S, Prins MH, et al. Edoxaban versus warfarin for the treatment of symptomatic venous thromboembolism. N Engl J Med. 2013;369:1406–15.
32. Kearon C, Akl EA, Ornelas J, Blaivas A, Jimenez D, Bounameaux H, et al. Antithrombotic therapy for VTE disease: CHEST guideline and expert panel report. Chest. 2016;149(2):315–52.
33. Kearon C, Akl EA, Comerota AJ, Prandoni P, Bounameaux H, Goldhaber SZ, et al. Antithrombotic therapy for VTE disease. Chest. 2012;142(6):1698–704.
34. Braaten J, Goss R, Francis C, et al. Ultrasound reversibly disaggregates fibrin fibers. Thromb Haemost. 1997;78:1063–8.
35. Vedantham S, Thorpe PE, Cardella JF, et al. Quality improvement guidelines for the treatment of lower extremity deep vein thrombosis with use of endovascular thrombus removal. J Vasc Interv Radiol. 2006;17:435–48.

36. Patel N, Sacks D, Patel RI, et al. SIR reporting standards for the treatment of acute limb ischemia with use of transluminal removal of arterial thrombus. J Vasc Interv Radiol. 2003;14(Suppl):S453–65.

37. Vedantham S, Millward SF, Cardella JF, Hofmann LV, Razavi MK, Grassi CJ, et al. Society of Interventional Radiology Position Statement: treatment of acute iliofemoral deep vein thrombosis with use of adjunctive catheter-directed intrathrombus thrombolysis. J Vasc Interv Radiol. 2009;20(7 Suppl):S332–5.

38. Tapson VF. Acute pulmonary embolism. N Engl J Med. 2008;358(10):1037–52.

39. Attia J, Ray JG, Cook DJ, et al. Deep vein thrombosis and its prevention in critically ill adults. Arch Intern Med. 2001;161:1268e79.

40. Jaff MR, McMurtry MS, Archer SL, Cushman M, Goldenberg N, Goldhaber SZ, et al. Management of massive and submassive pulmonary embolism, iliofemoral deep vein thrombosis, and chronic thromboembolic pulmonary hypertension: a scientific statement from the American Heart Association. Circulation. 2011;123(16):1788–830.

41. Goldhaber SZ, Visani L, De Rosa M. Acute pulmonary embolism: clinical outcomes in the International Cooperative Pulmonary Embolism Registry (ICOPER). Lancet. 1999;353(9162):1386–9.

42. Agnelli G, Becattini C, Kirschstein T. Thrombolysis vs heparin in the treatment of pulmonary embolism: a clinical outcome-based meta-analysis. Arch Intern Med. 2002;162(22):2537–41.

43. Levine M, Hirsh J, Weitz J, et al. A randomized trial of a single bolus dosage regimen of recombinant tissue plasminogen activator in patients with acute pulmonary embolism. Chest. 1990;98(6):1473–9.

44. Dong B, Jirong Y, Wang Q, Wu T. Thrombolytic treatment for pulmonary embolism. Cochrane Database Syst Rev. 2006;(2):CD004437.

45. Wan S, Quinlan DJ, Agnelli G, Eikelboom JW. Thrombolysis compared with heparin for the initial treatment of pulmonary embolism: a meta-analysis of the randomized controlled trials. Circulation. 2004;110(6):744–9.

46. Meyer G, Vicaut E, Danays T, et al. Fibrinolysis for patients with intermediate-risk pulmonary embolism. NEJM. 2014;370:1402–11.

47. Goa G, Yang P, Liu M, et al. Thrombolysis for acute intermediate-risk pulmonary embolism: a meta-analysis. Thromb Res. 2015;136(5):932–7.

48. Sharifi M, Bay C, Skrocki L, et al. Moderate pulmonary embolism treated with thrombolysis (from the "MOPETT" Trial). Am J Cardiol. 2013;111:273–7.

49. Kuo W, Gould M, Louie J, et al. Catheter-directed therapy for the treatment of massive pulmonary embolism: systematic review and meta-analysis of modern techniques. J Vasc Interv Radiol. 2009;20(11):1431–40.

50. Piazza G, Hohlfelder B, Ouriel, et al. A prospective, single-arm, multicenter trial of ultrasound-facilitated, catheter-directed, low-dose fibrinolysis for acute massive and submassive pulmonary embolism: The SEATTLE II study. JACC Cardiovasc Interv. 2015 Aug 24;8(10):1382–92.

51. Kennedy R, Kenney H, Dunfee B, et al. Thrombus resolution and hemodynamic recovery using ultrasound-accelerated thrombolysis in acute pulmonary embolism. J Vasc Interv Radiol. 2013;24:841–8.

52. Bagla S, Smirniotopoulos J, van Breda A, et al. Ultrasound-accelerated catheter-directed thrombolysis for acute submassive pulmonary embolism. J Vasc Interv Radiol. 2015;26:1001–6.

53. Kuo W, Banerjee A, Kim P, et al. Pulmonary Embolism Response to Fragmentation, Embolectomy, and Catheter Thrombolysis (PERFECT): initial results from a Prospective Multicenter Registry. Chest. 2015 Sep;148(3):667–73.

54. Kuchar N, Boeksteqers P, Muller O, et al. Randomized, controlled trial of ultrasound-assisted catheter directed thrombolysis for acute intermediate-risk pulmonary embolism (Ultima Trial). Circulation. 2014;129:479–86.

55. Molvar C. Inferior vena cava filtration in the management of venous thromboembolism: filtering the data. Semin Intervent Radiol. 2012;29(03):204–17.

56. Harvey JJ, Hopkins J, Mccafferty IJ, Jones RG. Inferior vena cava filters: what radiologists need to know. Clin Radiol. 2013;68(7):721–32.

57. PREPIC Study Group. Eight-year follow-up of patients with permanent vena cava filters in the prevention of pulmonary embolism: the PREPIC (Prevention du Risque d'Embolie Pulmonaire par Interruption Cave) randomized study. Circulation. 2005;112(3):416–22.

58. Mismetti P, Laporte S, Pellerin O, et al. Effect of a retrievable inferior vena cava filter plus anticoagulation vs anticoagulation alone on risk of recurrent pulmonary embolism: a randomized clinical trial. JAMA. 2015;313(16):1627–35.

59. Kim HS, Young MJ, Narayan AK, Hong K, Liddell RP, Streiff MB. A comparison of clinical outcomes with retrievable and permanent inferior vena cava filters. J Vasc Interv Radiol. 2008;19(3):393–9.

60. Greenfield LJ, Proctor MC. Suprarenal filter placement. J Vasc Surg. 1998;28:432–8, discussion 438

61. Kalva S, Chlapoutaki C, Wicky S, Greenfield AJ, Waltman AC, Athanasoulis CA. Suprarenal inferior vena cava filters: a 20-year single-center experience. J Vasc Interv Radiol. 2008;19(7):1041–7.

62. Owens CA, Bui JT, Knuttinen MG, et al. Pulmonary embolism from upper extremity deep vein thrombosis and the role of superior vena cava filters: a review of the literature. J Vasc Interv Radiol. 2010;21:779e87.

63. Mansour A, Ismael Y, Abdel-Razeq H. Inferior vena cava filters in patients with advanced-stage cancer. Hematol Oncol Stem Cell Ther. 2014;7(4):136–41.

64. Jarrett BP, Dougherty MJ, Calligaro KD. Inferior vena cava filters in malignant disease. J Vasc Surg. 2002;36(4):704–7.

65. Wallace MJ, Jean JL, Gupta S, Eapen GA, Johnson MM, Ahrar K, et al. Use of inferior vena caval filters and survival in patients with malignancy. Cancer. 2004;101(8):1902–7.

66. Hunter W, Johnston W. The history of an aneurysm of the aorta, with some remarks on aneurysms in general. London: William Johnston; 1757.

67. Wilson LD, Detterbeck FC, Yahalom J. Clinical practice. Superior vena cava syndrome with malignant causes. N Engl J Med. 2007;356:1862–9.

68. Rice TW, Rodriguez RM, Light RW. The superior vena cava syndrome: clinical characteristics and evolving etiology. Medicine (Baltimore). 2006;85:37–42.

69. Kishi K, Sonomura T, Mitsuzane K, Nishida N, Yang RJ, Sato M, et al. Self-expandable metallic stent therapy for superior vena cava syndrome: clinical observations. Radiology. 1993;189(2):531–5.

70. Yu JB, Wilson LD, Detterbeck FC. Superior vena cava syndrome: a proposed classification system and algorithm for management. J Thorac Oncol. 2008;3(811–814):8.

71. Schafer S. Oncologic complications. In: Otto S, editor. Oncology nursing. 3rd ed. St. Louis: Mosby Yearbook; 1997. p. 406–74.

72. Davenport D, Ferree C, Blake D, Raben M. Radiation therapy in the treatment of superior vena caval obstruction. Cancer. 1978;42:2600–3. doi:10.1002/1097-0142(197812)42:6<2600.

73. Straka C, Ying J, Kong F, Willey CD, Kaminski J, Kim DW. Review of evolving etiologies, implications and treatment strategies for the superior vena cava syndrome. SpringerPlus. 2016;5(1) doi:10.1186/s40064-016-1900-7.

74. Gwon DI, Ko G-Y, Kim JH, Shin JH, Yoon H-K, Sung K-B. Malignant superior vena cava syndrome: a comparative cohort study of treatment with covered stents versus uncovered stents. Radiology. 2013;266(3):979–87.

75. Rachapalli V, Boucher LM. Superior vena cava syndrome: role of the interventionalist. Can Assoc Radiol J. 2014;65:168–76. doi:10.1016/j.carj.2012.09.003.

76. Riva N, Donadini MP, Dentali F, Squizzato A, Ageno W. Clinical approach to splanchnic vein thrombosis: Risk factors and treatment. Thromb Res. 2012;130(Suppl. 1):S1–3.

77. Thatipelli MR, McBane RD, Hodge DO, Wysokinski WE. Survival and recurrence in patients with splanchnic vein thromboses. Clin Gastroenterol Hepatol. 2010;8:200–5.

78. Kralovics R, Passamonti F, Buser AS, Teo SS, Tiedt R, Passweg JR, et al. A gain-of-function mutation of JAK2 in myeloproliferative

disorders. N Engl J Med. 2005;352(17):1779–90.

79. Colaizzo D, Amitrano L, Tiscia GL, Scenna G, Grandone E, Guardascione MA, et al. The JAK2 V617F mutation frequently occurs in patients with portal and mesenteric venous thrombosis. J Thromb Haemost. 2007;5(1):55–61.

80. Dentali F, Squizzato A, Brivio L, Appio L, Campiotti L, Crowther M, et al. JAK2V617F mutation for the early diagnosis of Ph- myelo- proliferative neoplasms in patients with venous thromboembolism: a meta-analysis. Blood. 2009;113:5617–23.

81. Xavier SG, Gadelha T, Rezende SM, Zalcberg IR, Spector N. JAK2V617F mutation in patients with thrombosis: to screen or not to screen? Int J Lab Hematol. 2011;33:117–24.

82. Kumar S, Sarr MG, Kamath PS. Mesenteric venous thrombosis. N Engl J Med. 2001;345:1683–8.

83. Boley SJ, Kaleya RN, Brandt LJ. Mesenteric venous thrombosis. Surg Clin North Am. 1992;72:183–201.

84. Duran R, Denys AL, Letovanec I, Meuli RA, Schmidt S. Multidetector CT features of mesenteric vein thrombosis. Radiographics. 2012;32(5):1503–22. doi:10.1148/rg.325115100.

85. de Franchis R, on behalf of the Baveno V Faculty. Revising con- sensus in portal hypertension: report of the Baveno V consensus workshop on methodology of diagnosis and therapy in portal hypertension. J Hepatol. 2010;53:762–8.

86. Poplausky M, Kaufman J, Geller S, et al. Mesenteric venous throm- bosis treated with urokinase via the superior mesenteric artery. Gastroenterology. 1996;110:1633–5.

87. Hoffer E, Krohmer S, Gemery J, et al. Endovascular recanaliza- tion of symptomatic portomesenteric venous obstruction after pancreaticoduodenectomy and radiation. J Vasc Interv Radiol. 2009;20(12):1633–7.

88. Haskal Z. Power – pulse thrombolysis, thrombectomy, and TIPS formation for the accelerated treatment of portosplenomesen- teric thrombosis in Budd Chiari syndrome. J Vasc Interv Radiol.

2007;18(11):1458–60.

89. Kim H, Patra A, Khan J, et al. Transhepatic catheter directed throm- bectomy and thrombolysis of acute superior mesenteric venous thrombosis. J Vasc Interv Radiol. 2005;16(12):1685–91.

90. Luo J, Yan Z, Wang J, et al. Endovascular treatment for non-acute symptomatic portal venous thrombosis through intrahepatic porto- systemic shunt approach. J Vasc Interv Radiol. 2011;22(1):61–9.

91. Jia Z, Jiang G, Tian F, et al. Early endovascular treatment of supe- rior mesenteric occlusion secondary to thromboemboli. Eur J Vasc Endovasc Surg. 2014;47(2):196–203.

92. Hollingshead M, Burke C, Mauro M, et al. Transcatheter throm- bolytic therapy for acute mesenteric and portal vein thrombosis. J Vasc Interv Radiol. 2005;16(5):651–61.

93. Liu FY, Wang MQ, Fan QS, et al. Interventional treatment for symptomatic acute-subacute portal and superior mesenteric vein thrombosis. World J Gastroenterol. 2009;15(40):5028–34.

94. Yamakado K, Nakatsuka A, Tanaka N, et al. Portal venous stent placement in patients with pancreatic and biliary neoplasms invad- ing portal veins and causing portal hypertension: initial experience. Radiology. 2001;220:150–6.

95. Keussen I. Interventional treatment of mesenteric venous occlu- sion. Pol J Radiol. 2014;79:233–8. doi:10.12659/pjr.890990.

96. Wang MQ, Guo LP, Lin HY, et al. Transradial approach for trans- catheter selective superior mesenteric artery urokinase infusion therapy in patients with acute extensive portal and superior mesen- teric vein thrombosis. Cardiovasc Intervent Radiol. 2010;33:80–9.

97. Safieddine N, Mamazza J, Common A, et al. Splenic and superior mesenteric artery thrombolytic infusion therapy for acute portal and mesenteric vein thrombosis. Can J Surg. 2007;50:68–9.

98. Cao G, Ko GY, Sung KB, et al. Treatment of postoperative main portal vein and superior mesenteric vein thrombosis with balloon angioplasty and/or stent placement. Acta Radiol. 2013;54:526–32.

第 12 章

心脏肿物

Bader S. Alshammari，Dipan J. Shah

摘 要

心脏磁共振(CMR)成像在心脏肿物的研究和诊断中起关键作用。在本章中,我们将介绍一些病例。

关键词

心脏磁共振(CMR)成像;肿瘤;血栓;肿物

引言

原发性心脏肿瘤并不常见(0.02%~3%)[1,2]。心脏肿物和假性肿瘤是对多种成像方式的一种诊断挑战。超声心动图、心脏磁共振(CMR)和计算机断层扫描(CT)对于检测心脏肿物非常重要。大多数原发性心脏肿瘤是良性的[1]。心房黏液瘤是一种良性肿瘤,是迄今为止最常见的原发性心脏肿瘤,而大多数原发性恶性心脏肿瘤是成人血管肉瘤或儿童横纹肌肉瘤。重要的是要记住,心脏转移癌的发病率是原发性心脏肿瘤的10~40倍,黑色素瘤是最常见的易转移到心脏的肿瘤[2]。

大多数心脏肿物最初是通过超声心动图检测到的,它是各种情况下心脏成像的一线方式,可用于各种病症。然而,超声心动图也有一些局限性:在困难声学窗口下图像质量差、视野有限以及组织定征有限[1,2]。在这种情况下,CMR 成为首选方式,它具有极好的空间分辨率、多个平面成像能力、精确定位以及出色的组织特征。这样,CMR 可以更全面地定征肿物并有助于进行鉴别诊断。

CMR 在心脏肿物评估中的作用

CMR 有极好的软组织辨别能力,能够清晰描绘心肌、心包和血管结构,这有助于异常肿物鉴别。此外,CMR 的组织定征可以帮助鉴别诊断,可以区分不同类型的心脏肿瘤。通过使用各种不同的 MR 序列(如 T1加权、T2 加权、首过灌注或延迟对比增强)对肿物进行成像可获得组织定征,这可以帮助进行心脏肿物的鉴别诊断(表 12.1)。

用于评估心脏肿物的常规磁共振方案包括:

1.多平面定位器,以了解心脏在胸部的位置。

2.功能序列、电影 MRI、基于回声波梯度的"亮血"技术(稳态处理的快速成像、SSFP)。它们具有混合 T2和 T1 加权(T2/T1)序列,在血液和心肌的信号强度方面具有很大差异,这有利于腔内病变的检测。

3.基于自旋回波的形态学和组织定征序列。在有或没有脂肪抑制序列的情况下获得 T1 和 T2 加权序列。

4.在快速静脉输注造影剂钆期间,利用首过灌注

表 12.1 心脏肿物的 CMR 特征

心脏肿物	T1 加权	T2 加权	造影剂增强以后
黏液瘤	等强度,异质性	高强度,异质性	异质性增强
乳头状弹力纤维瘤	等强度	轻微高强度	高强度
横纹肌瘤	等强度或高强度	轻微高强度	低强度或等强度
纤维瘤	等强度或高强度	低强度	高强度
血管瘤	等强度	高强度或异质性	高强度或异质性
副神经瘤	等强度或低强度	高强度	高强度
静脉内平滑肌瘤病	等强度	等强度	异质性
支气管囊肿	低强度	高强度	无
血管肉瘤	等强度,有高强度区域	等强度或高强度	高强度
未分化肉瘤	等强度	等强度	非特异性
横纹肌肉瘤	等强度	等强度,异质性	中央非增强区域
骨肉瘤	高强度	高强度	非特异性
恶性纤维组织细胞瘤	等强度	高强度,异质性	非特异性
平滑肌肉瘤	等强度	高强度	非特异性
纤维肉瘤	等强度,异质性	高强度	中央非增强区域
淋巴瘤	低强度或等强度	高强度	变量

以评估肿物血管分布。

5.心肌延迟强化(LGE)序列(T1 加权序列)。它们可以是快速梯度回波或相敏反转恢复(PSIR)序列。该序列的反转时间范围为 150~300ms。然而,500~600ms 的反转时间非常有助于识别血栓。

心脏假性肿瘤

有许多正常结构不是真正的肿物,但可能被误认为心脏或心脏包膜的肿物。其中最常见的是由突出的嵴末端形成的右心房假瘤,其在超声心动图上可表现为右心房肿物(图 12.1a)。

突出的 Chiari 畸形或下腔静脉瓣也可能被误认为右心房肿物;这些很容易通过 CMR 观察到(图 12.1b)。

可以模拟心脏病理的心外膜结构,包括会压迫心房的大裂孔疝。CMR 在鉴别裂孔疝为真正的心外肿物方面优于超声心动图(图 12.2)。

腔内血栓

腔内血栓的诊断可能来自对超声心动图检查结果(如 LV 心尖位置或与异常室壁运动相关)的怀疑。

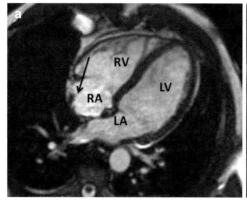
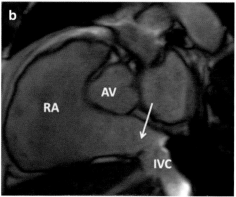

图 12.1 (a)电影稳态自由进动(SSFP)的四腔视图显示,RA(黑色箭头所示)中突出的嵴末端——右心房的一个正常结构,可在超声心动图上显示为心脏肿物。(b)下腔静脉瓣的电影 SSFP 显示从下腔静脉延伸到右心房的薄的活动膜(白色箭头所示)。RV,右心室;RA,右心房;LV,左心室;LA,左心房;AV,主动脉瓣;IVC,下腔静脉。

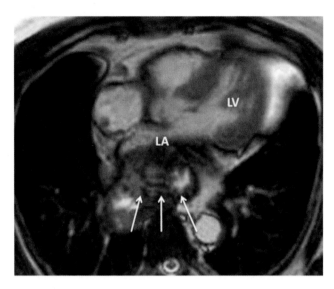

图 12.2　胸部轴位电影 SSFP 显示一个较大的裂孔疝（白色箭头所示），压迫左心房。LA，左心房；LV，左心室。

然而，它可以发生在任何心腔内。到目前为止，腔内血栓是最常见的心脏内肿物[3,4]。最常见的左心耳血栓与心房颤动有关[2]。

心室内血栓通常发生在心肌病的情况下，因为心肌收缩性降低易导致血流缓慢，并且可能是血栓形成的基质，如图 12.3 所示。

CMR 可以根据无血管组织构成相关的内在组织特征来检测到血栓。检测心室或心房血栓方面，CMR 比超声心动图更敏感且更具特异性[3]。通过使用静脉内造影剂可显著提高 CMR 敏感性。带有长反转时间的对比后延迟增强反转恢复图像对检测更小的血栓非常敏感[5]。

反转时间较长，几乎所有组织（除外血栓）都能恢复信号，但血栓仍保持低信号强度，因此在成像时变暗，如图 12.3 所示。

良性原发性心脏肿瘤

良性心脏肿瘤通常根据组织学特征进行病理分类。它们可以位于腔内并附着在心内膜或心肌上。它们也可以位于心肌内。黏液瘤、乳头状弹性纤维瘤和脂肪瘤为最常见。

黏液瘤

心脏黏液瘤是最常见的原发性心脏肿瘤（25%~50%）[1]。绝大多数是散发性的，发生在 40~70 岁的成年人中。它们通常无症状，可能与心力衰竭、全身性栓塞、晕厥或猝死有关[6]。近 7% 的心脏黏液瘤可作为卡尼综合征的一部分存在。该综合征是常染色体显性遗传综合征，以黏液瘤、色素沉着过度和心脏外肿瘤为特征[7]。

它们最常位于左心房（75%），通常通过蒂连接到房间隔，靠近卵圆窝，可以通过心房瓣膜脱垂。心室起源的黏液瘤常罕见（<2%），但可能发生。右心房起源的黏液瘤也较为罕见，但也可能发生[3]。

由于存在坏死、钙化、出血、囊性形成或纤维化，心脏黏液瘤大小差异较大（1~15cm）[8]。

黏液瘤 CMR 特征如图 12.4 所示。

乳头状弹力纤维瘤

乳头状弹力纤维瘤是心内膜的良性无血管乳头

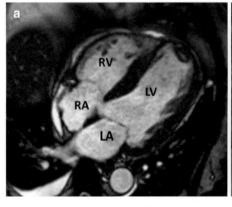
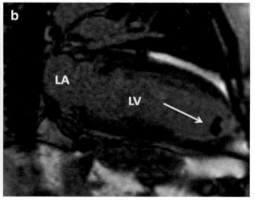

图 12.3　58 岁男性患者，因急性心肌梗死就诊，LAD 血管成形术后行心脏 MRI 检查。(a)电影 SSFP 显示巨大心尖血栓。(b)同一患者注射造影剂钆 15 分钟后，采用较长反转时间(TI)，显示血栓(箭头所示)。LAD，左前降支动脉；RV，右心室；RA，右心房；LV，左心室；LA，左心房。

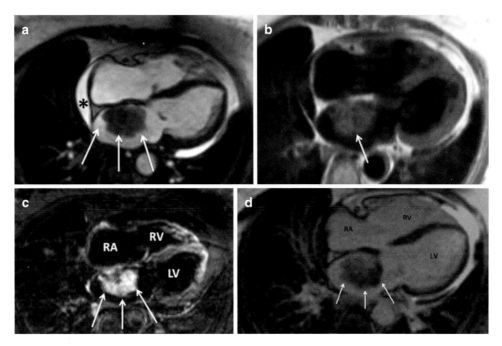

图 12.4　68 岁男性患者，无症状，行心脏 MRI 显示黏液瘤。电影 SSFP 的四腔视图(a)显示左心房内清晰的腔内肿物(白色箭头所示)。注意存在少量心包积液(星号所示)。(b)T1 加权快速自旋回波图像显示，左心房中清晰和中等信号强度的肿物。(c)T2 加权序列下，LA 黏液瘤相对于心肌为高强度。(d)造影剂钆注射后，显示为异质性高强度。RV，右心室；RA，右心房；LV，左心室；LA，左心房。

状瘤。它们占原发性心脏肿瘤的 10%[9,10]。

　　该病变较小(<1cm)且边界清晰，通常是无症状的，且通常是检查其他适应证时超声心动图偶然检测到的。大多数位于主动脉(29%)或二尖瓣(25%)瓣膜的心内膜表面[7]。

　　乳头状弹力纤维瘤的 CMR 特征如图 12.5 所示。

脂肪瘤

　　心脏脂肪瘤是由包裹的成熟脂肪组织组成的良性肿瘤，类似于心脏以外的脂肪瘤[3]。它们可以在任何年龄检测到。已有多例病例与结节性硬化症相关[11]。

　　最常见的发生位置是右心房和左心室。其他发生位置包括心脏瓣膜、心肌内或心包[12]。

　　大多数脂肪瘤不会引起任何症状，但如果存在血流阻塞，则偶尔可能导致呼吸困难；如果累及心脏传导系统，则会导致心律失常[13,14]。鉴于它们的脂肪性质，心脏脂肪瘤在 T1 加权序列上具有高信号强度，在脂肪饱和脉冲序列上具有低信号强度(如 T1 或 T2 加权自旋回波)。

　　心脏脂肪瘤的 CMR 特征如图 12.6 所示。

房间隔的脂肪瘤性肥大

　　房间隔的脂肪性瘤肥大不是真正的肿瘤。它是由房间隔内的正常脂肪细胞增生所致。诊断主要基于房间隔中脂肪沉积的发现，导致横向尺寸的直径超过 2cm。确切的病因不明，但似乎与肥胖和高龄相关。这种疾病的确切发病率难以判断，但在尸检系列中，房间隔的脂肪瘤性肥大发病率为 1%[19]。

　　房间隔的脂肪瘤性肥大与房性心律失常有关[20]。

　　房间隔的心脏脂肪瘤性肥大的 CMR 特征如图 12.7 所示。

纤维瘤

　　心脏纤维瘤是先天性肿瘤，通常多发于儿童。然而，还有 15% 的心脏纤维瘤发生于成人[15]。

　　大约 1/3 的患者会出现心律失常，1/3 患有心力衰竭或发绀，1/3 的患者是偶然发现[15]。

　　它们是位于心室心肌内的边界清晰的肿瘤，如图 12.8 所示。

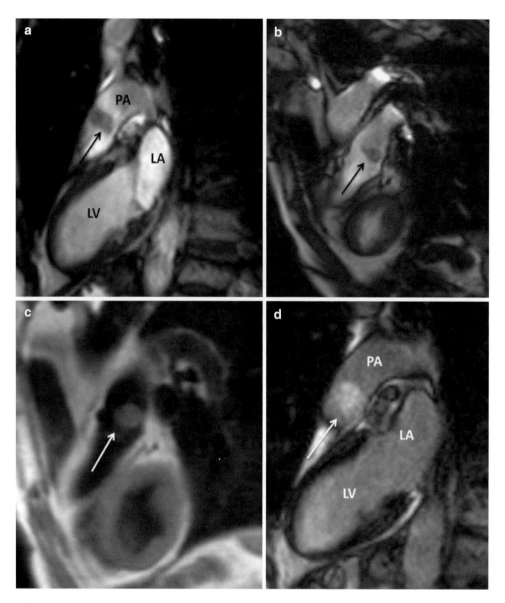

图 12.5 (a,b)电影 SSFP 图像显示肺动脉瓣的乳头状弹力纤维瘤(箭头所示)。(c)肺动脉瓣乳头状弹力纤维瘤在 T1 加权快速自旋回波上显示等强度信号。(d)造影剂钆注射成像显示,肿物强烈摄取大量造影剂。PA,肺动脉;LA,左心房;LV,左心室。

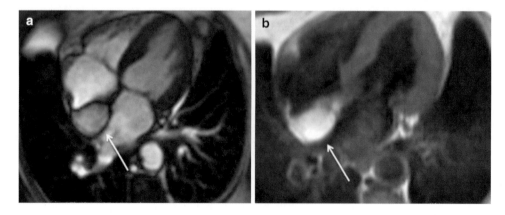

图 12.6 53 岁女性患者,超声心动图偶然发现心脏肿物,行心脏 MRI 显示脂肪瘤。(a)电影 SSFP 显示在房间隔内(箭头所示)一边界清晰的均匀高信号病变。(b)四腔 T1 加权快速自旋回波图像再次显示,由于脂肪瘤中的脂肪成分,病变具有均匀的高信号。

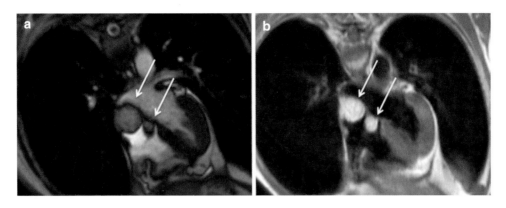

图 12.7　(a)电影 SSFP 显示房间隔的脂肪瘤性肥大(箭头所示)。(b)由房间隔脂肪含量高而导致的 T1 加权快速自旋回波上的高强度。

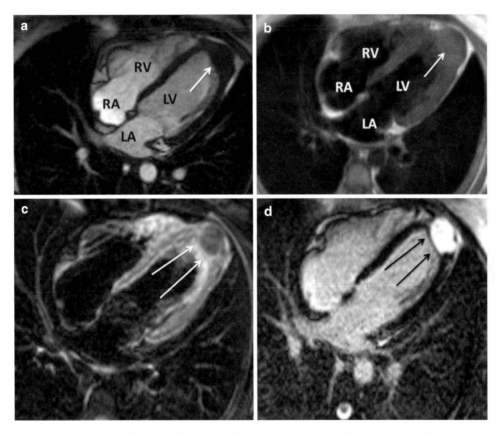

图 12.8　22 岁女性患者,无症状心脏纤维瘤。电影 SSFP 四腔图(a)和 T2 加权成像(b)显示 LV 心尖部异质性心肌肿物,该肿物在 T2 加权成像中表现为等强度。(c)心脏纤维瘤在 T2 加权图像上表现为低强度。(d)心脏纤维瘤最典型的特征是注射造影剂钆后呈弥漫性均匀增强。RV,右心室;RA,右心房;LV,左心室;LA,左心房。

主要研究结果表明,它们显示 T2 加权成像信号减少(由于其含水量有限),并且在 LGE 成像中显示出非常高的信号强度(由于其高胶原蛋白含量)[16]。

心脏纤维瘤的 CMR 特征如图 12.8 所示。

横纹肌瘤

横纹肌瘤是儿童中最常见的心脏肿瘤。它们是壁内肿瘤,可以单独发生或与结节性硬化症相关[17]。它们通常无症状,但可导致心室流出道梗阻或心律失常[18]。

横纹肌瘤的 CMR 特征见表 12.1 和图 12.9[26]。

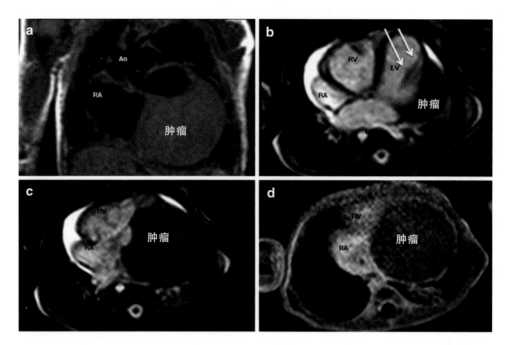

图 12.9　新生儿，左心室横纹肌瘤。(a)T1 加权快速自旋回波图像显示，累及 LV 肌壁的巨大、密度均匀、等强度肿物。(b)轴位平面电影 SSFP 显示累及室间隔的心脏肿物。(c)四腔视图下电影 SSFP 显示没有心脏内血流梗阻。(d)注射钆造影剂后，肿物无强化。AO，主动脉；RA，右心房；RV，右心室；LA，左心房；LV，左心室。(Source：Reproduced with permission from[26] ⓒ 2011 Wolters Kluwer Health)

副神经节瘤

心脏副神经节瘤是非常罕见的神经性内分泌肿瘤，大多数病变组织都伴有儿茶酚胺过量症状（高血压、心动过速和心力衰竭）。它们通常发生于 10~60 岁，位于心房和大血管根部。它们可以单独发生，或与其他部位的副神经节瘤相关（20%）[7]。

心脏副神经节瘤的 CMR 特征如图 12.10 所示。

恶性原发性心脏肿瘤

恶性肿瘤约占原发性心脏肿瘤的 25%[3]。按组织类型分类，占大多数的为间质（肉瘤），剩余的多为淋巴样淋巴瘤。恶性肿瘤的影像特征非常相似，大多数病变表现为侵袭周围结构和心肌，边界欠清，常伴有心包积液。各种心脏肉瘤具有许多类似的 CMR 共同特征[3]。

血管肉瘤

血管肉瘤是最常见的心脏肉瘤形式，约占病例的

40%。血管肉瘤多位于右心房，90%以上起源于该位置[21]。

其他形式的肉瘤（未分化肉瘤、恶性纤维组织细胞瘤、骨肉瘤、平滑肌肉瘤或横纹肌肉瘤）体积庞大，其浸润性肿物多在左心房[22]。

血管肉瘤的 CMR 特征如图 12.11 所示。

淋巴瘤

心脏淋巴瘤几乎都是侵袭性 B 细胞淋巴瘤。这些肿瘤在免疫功能低下患者中具有较高的发病率，但也可能发生在免疫功能正常的患者中。平均就诊年龄约为 58 岁。男性似乎更多[3]。临床特征通常是呼吸困难、心律失常、上腔静脉阻塞或心脏压塞，原因是心包经常受累，导致心包积液。心脏淋巴瘤通常累及右心房，其次是右心室[7]。

CMR 心脏淋巴瘤的特征如图 12.12 所示。

继发性心脏肿瘤

继发性心脏肿瘤比原发性心脏肿瘤多 20 倍[27]。转移性疾病可能由连续延伸、淋巴管扩散、转移途径或

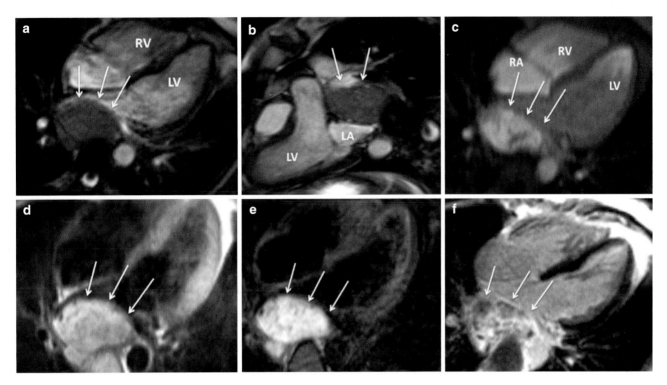

图 12.10　42 岁男性患者,呼吸困难,行心脏 MRI 诊断副神经节瘤。(a,b)电影 SSFP 图像显示巨大的左心房肿物沿着房间隔延伸。(c)副神经节瘤的灌注成像显示,注射钆造影剂后,首过灌注与心肌类似。(d)轴位平面 T1 加权快速自旋回波图像显示,肿物与心肌相比呈等强度。(e)轴位平面 T2 加权成像上,与心肌相比,呈等强度。(e)在轴位平面中显示了钆造影剂注入后的异质性摄取。RA,右心房;RV,右心室;LV,左心室;LA,左心房;SVC,上腔静脉。

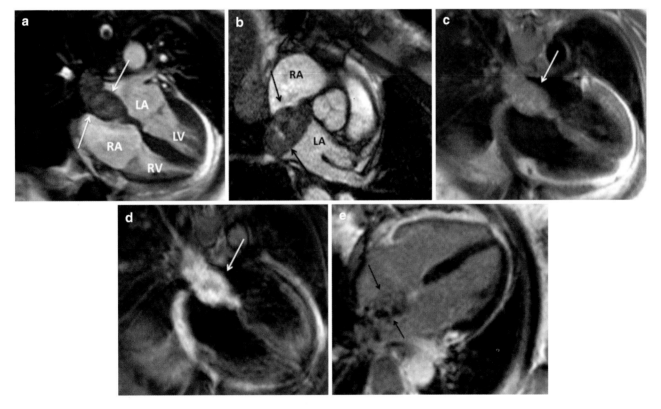

图 12.11　58 岁男性患者,表现为呼吸困难、外周水肿和体重减轻,诊断为心脏原发性血管肉瘤。(a)轴位平面的电影 SSFP 图像显示异质性肿物侵入房间隔,伴有部分闭塞的 SVC(b)。(c)在 T1 加权快速自旋回波图像上,血管肉瘤表现为等强度。(d)在 T2 加权成像上表现为高强度。(e)原发性血管肉瘤表现为注射造影剂钆后异质性摄取(箭头所示)。RV,右心室;RA,右心房;LV,左心室;LA,左心房。

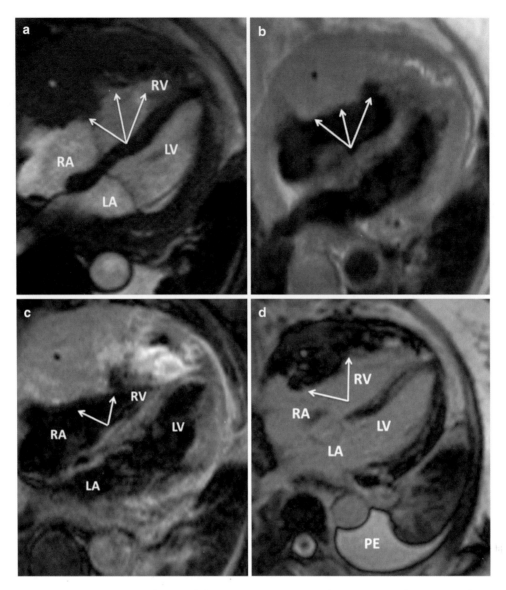

图 12.12　70 岁男性患者，心脏 B 细胞淋巴瘤。(a)轴位平面上的电影 SSFP 图像显示起源于右侧腔的巨大肿物(箭头所示)，该肿物不仅累及心肌腔，而且位于心肌内。(b)T1 加权快速自旋回波成像显示心脏淋巴瘤呈现等强度。(c)在 T2 成像上，心脏淋巴瘤表现出异质性高强度。(d)在造影剂增强后成像上，表现出异质性摄取。RV，右心室；RA，右心房；LV，左心室；LA，左心房；PE，胸腔积液。

血源性扩散方式引起[23]。肿瘤转移至心脏通常也累及心包。转移性恶性黑色素瘤的心脏转移率最高[24]。在所有恶性肿瘤尸检患者中，10%~12%患者发现存在心脏和心包的转移[25]。

肿瘤直接延伸累及心脏或心包常常发生在肺癌和乳腺癌患者中。血液传播通常见于黑色素瘤、白血病或肉瘤。心脏转移的 CMR 特征如图 12.13 所示。

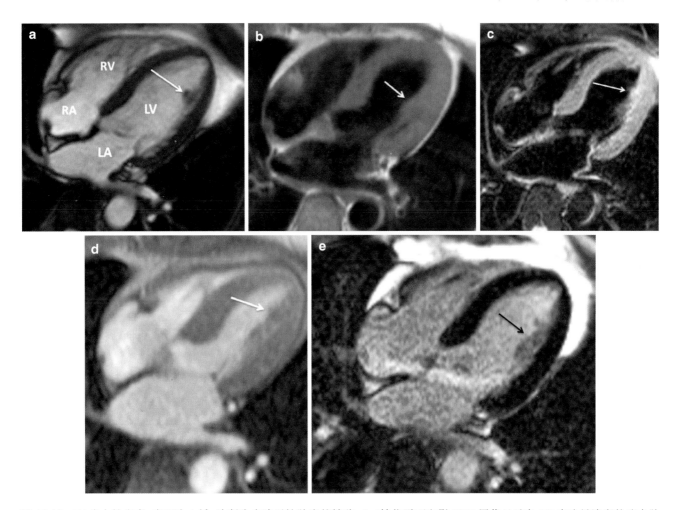

图 12.13　74 岁女性患者,表现为心悸,诊断为皮肤恶性肿瘤的转移。(a)轴位平面电影 SSFP 图像显示在 LV 内边界清晰的腔内肿物(箭头所示)。(b)在 T1 加权快速自旋回波成像上,与心肌相比,肿物呈等强度。(c)在 T2 加权成像上,呈现轻微高强度(箭头所示)。(d)在首过灌注图像上,与心肌相比,呈现低灌注(箭头所示)。(e)注射造影剂钆后心脏转移肿瘤显示轻度增强(箭头所示)。RV,右心室;RA,右心房;LV,左心室;LA,左心房。

参考文献

1. Motwani M, Kidambi A, Herzog BA, Uddin A, Greenwood JP, Plein S. MR imaging of cardiac tumors and masses: a review of methods and clinical applications. Radiology. 2013;268:26–43.

2. Sparrow PJ, Kurian JB, Jones TR, Sivananthan MU. MR imaging of cardiac tumors. Radiographics. 2005;25:1255–76.

3. Grizzard JD, Ang GB. Magnetic resonance imaging of pericardial disease and cardiac masses. Magn Reson Imaging Clin N Am. 2007;15(4):579–607, vi.

4. Schvartzman PR, White RD. Imaging of cardiac and paracardiac masses. J Thorac Imaging. 2000;15(4):265–73.

5. Weinsaft JW, Kim HW, Shah DJ, Klem I, Crowley AL, Brosnan R, James OG, Patel MR, Heitner J, Parker M, Velazquez EJ, Steenbergen C, Judd RM, Kim RJ. Detection of left ventricular thrombus by delayed-enhancement cardiovascular magnetic resonance prevalence and markers in patients with systolic dysfunction. J Am Coll Cardiol. 2008;52(2):148–57.

6. Butany J, Nair V, Naseemuddin A, Nair GM, Catton C, Yau T. Cardiac tumours: diagnosis and management. Lancet Oncol. 2005;6:219–28.

7. Araoz PA, Mulvagh SL, Tazelaar HD, Julsrud PR, Breen JF. CT and MR imaging of benign primary cardiac neoplasms with echocardiographic correlation. Radiographics. 2000;20:1303–19.

8. Masui T, Takahashi M, Miura K, Naito M, Tawarahara K. Cardiac myxoma: identification of intratumoral hemorrhage and calcification on MR images. AJR Am J Roentgenol. 1995;164:850–2.

9. Randhawa K, Ganeshan A, Hoey ET. Magnetic resonance imaging of cardiac tumors: part 2, malignant tumors and tumor-like conditions. Curr Probl Diagn Radiol. 2011;40:169–79.

10. Burke A, Virmani R. Classification and incidence of cardiac tumors. In: Burke A, Virmani R, editors. Tumors of the heart and great vessels: atlas of tumor pathology, vol. 16. 3rd ed. Washington, DC: Armed Forces Institute of Pathology; 1996. p. 1–11.

11. Ghadimi Mahani M, Lu JC, Rigsby CK, Krishnamurthy R, Dorfman AL, Agarwal PP. MRI of pediatric cardiac masses. AJR Am J Roentgenol. 2014;202:971–81.

12. Rodríguez E, Soler R, Gayol A, Freire R. Massive mediastinal and cardiac fatty infiltration in a young patient. J Thorac Imaging. 1995;10:225–6.

13. Zingas AP, Carrera JD, Murray CA III, Kling GA. Lipoma of the myocardium. J Comput Assist Tomogr. 1983;7(6):1098–100.

14. Conces DJ Jr, Vix VA, Tarver RD. Diagnosis of a myocardial lipoma by using CT. AJR Am J Roentgenol. 1989;153(4):725–6.

15. Burke AP, Rosado-de-Christenson M, Templeton PA, Virmani R. Cardiac fibroma: clinicopathologic correlates and surgical treatment. J Thorac Cardiovasc Surg. 1994;108:862–70.

16. Yan AT, Coffey DM, Li Y, Chan WS, Shayne AJ, Luu TM, Skorstad RB, Khin MM, Brown KA, Lipton MJ, Kwong RY. Images in cardiovascular medicine. Myocardial fibroma in gorlin syndrome by cardiac magnetic resonance imaging. Circulation. 2006;114(10):e376–9.

17. Nir A, Tajik AJ, Freeman WK, Seward JB, Offord KP, Edwards WD, et al. Tuberous sclerosis and cardiac rhabdomyoma. Am J Cardiol. 1995;76:419–21.

18. Tao TY, Yahyavi-Firouz-Abadi N, Singh GK, Bhalla S. Pediatric cardiac tumors: clinical and imaging features. Radiographics. 2014;34:1031–46.

19. Reyes CV, Jablokow VR. Lipomatous hypertrophy of the cardiac interatrial septum: a report of 38 cases and review of the literature. Am J Clin Pathol. 1979;72(5):785–8.

20. Hutter AM, Page DL. Atrial arrhythmias and lipomatous hypertrophy of the cardiac interatrial septum. Am Heart J. 1971;82(1):16–21.

21. Best AK, Dobson RL, Ahmad AR. Best cases from the AFIP: cardiac angiosarcoma. Radiographics. 2003;23(Spec no):S141–5.

22. Araoz PA, Eklund HE, Welch TJ, Breen JF. CT and MR imaging of primary cardiac malignancies. Radiographics. 1999;19(6):1421–34.

23. Chiles C, Woodard PK, Gutierrez FR, et al. Metastatic involvement of the heart and pericardium: CT and MR imaging. Radiographics. 2001;21(2):439–49.

24. Glancy DL, Roberts WC. The heart in malignant melanoma. A study of 70 autopsy cases. Am J Cardiol. 1968;21(4):555–71.

25. Abraham KP, Reddy V, Gattuso P. Neoplasms metastatic to the heart: review of 3314 consecutive autopsies. Am J Cardiovasc Pathol. 1990;3:195–8.

26. Padalino MA, Vida VL, Bhattarai A, Reffo E, Milanesi O, Thiene G, Stellin G. Cristina Basso. Circulation. 2011;124:2275–7.

27. Lam KY, Dickens P, Chan AC. Tumors of the heart. A 20-year experience with a review of 12,485 consecutive autopsies. Arch Pathol Lab Med. 1993;117:1027–31.

第 13 章

心脏肉瘤的外科治疗

Ross M. Reul，Michael J. Reardon

摘　要

在本章中，我们介绍了一些心脏肉瘤病例，并概述了这种疾病的一般处理方法和手术治疗。

关键词

心脏肿瘤；肉瘤；心脏自体移植

引言

心脏肿瘤是一种罕见的实体，由具有不同组织学和自然史的肿瘤组成。它们分为原发性和继发性肿瘤。原发性心脏肿瘤很少见，尸检发病率为 0.002%~0.3%[1-3]。原发性心脏肿瘤包括任何心脏组织来源的良性或恶性肿瘤。继发性或转移性心脏肿瘤比原发性肿瘤多约 30 倍，尸检发病率为 1.7%~14%[4]。

可以想到的另外两种可能的类别，一个是通过直接延伸侵入的膈下肿瘤，另一个是直接从纵隔空间侵入的肿瘤，通常累及心包层。膈肌下肿瘤可发生于几乎任何细胞类型。但是，其中绝大多数原因是肾细胞癌（RCC），多达 10% 患者的肿瘤可扩展侵及下腔静脉[5]，在 RCC 患者中，高达 5% 的病例累及右心房（RA），肺动脉肿瘤栓塞则更为罕见[6,7]。有这种侵袭途径的其他肿瘤包括子宫恶性肿瘤[8]和肝细胞癌[9]。

在本章中，我们将阐述心脏肿瘤，主要针对原发性右侧和左侧的心脏肉瘤。

心脏右侧肉瘤

心脏右侧肿瘤在就诊时往往体积庞大，有浸润性。它们通常不会引起心脏内部血流的症状性闭塞，直到它们进展到晚期。当患者病情允许时，我们倾向于在右侧心脏肿瘤根治性切除之前，获得组织进行组织学诊断。确认肉瘤后，患者接受阿霉素和异环磷酰胺的新辅助化学治疗。这样可以允许我们评估患者对治疗的反应，如果有反应，就缩小肿瘤以增加 R0 切除的可能性。我们发现，没有明显化学治疗反应的右侧心脏肉瘤，不太可能有较好的术后生存率。我们的右侧心脏肉瘤系列研究是目前报道最多的，已经证明 R0 切除术（手术切缘阴性）可提高 1 倍的存活率，新辅助治疗可显著提高 R0 切除率[10]。

病例 1

46 岁男性患者，因胸痛和呼吸困难就诊。调查显示右侧心脏大肿瘤、心包积液和几个小肺结节。行心包积液引流,组织学诊断为血管肉瘤。他接受了6周期阿霉素和异环磷酰胺化学治疗,肺部结节肿物完全消退,右侧心脏肿瘤明显缩小。在6周期化学治疗后,肿瘤的反应减慢,建议进行手术切除。

残留肿瘤位于右心房/右心室沟中,是非常大的肿物(图13.1a和图13.2)。完全切除需要广泛性切除,包括切除大部分右心房、三尖瓣、右冠状动脉和部分右心室(图13.1b)。用生物膜瓣代替三尖瓣(图13.1c和图13.3)。最后使用牛心包重建右心房,用插入乳动脉移植物替换切除的冠状动脉段 (图13.1d和图13.4)。患者术后恢复良好,但47个月后死于转移性疾病。

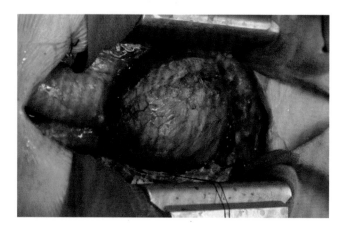

图 13.2 右侧心脏肿瘤术中照片。

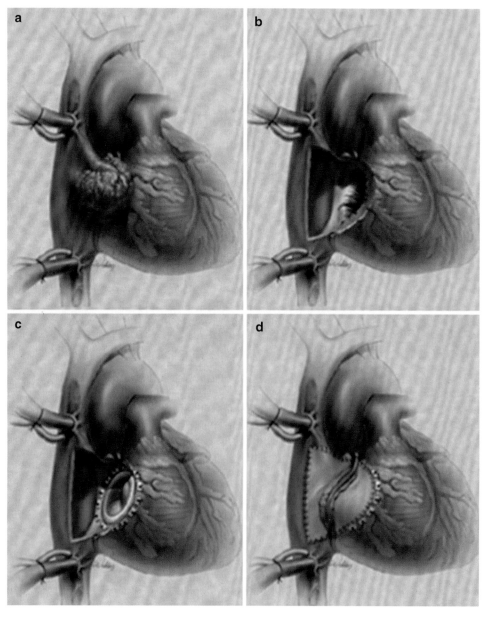

图 13.1 (a)右侧心脏肿瘤。(b)切除的肿瘤。(c)替换的三尖瓣。(d)重建完成。

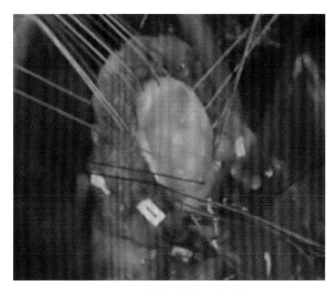

图 13.3　三尖瓣置换术术中照片。

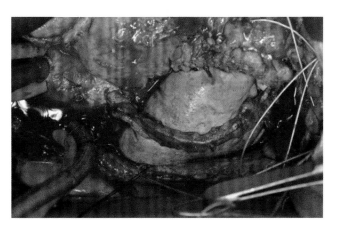

图 13.4　术中照片显示重建结束。

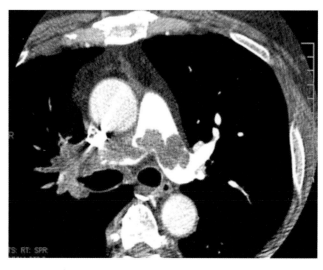

图 13.5　CT 扫描显示肺动脉肉瘤。

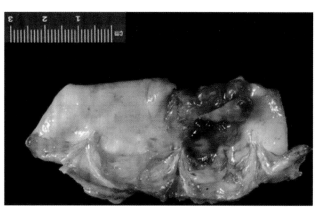

图 13.6　手术标本显示连接肺动脉根部及接近肺动脉瓣的肉瘤。

肺动脉肉瘤

一直以来，我们的心脏肿瘤研究组对肺动脉(PA)肉瘤十分关注[11]。肺动脉肉瘤通常无症状，直到它们达到大尺寸并因肺血流闭塞而引起症状(图 13.5)。这时，通常需要紧急手术切除。肺动脉肉瘤通常开始于肺动脉瓣水平(图 13.6)，并向远端延伸，在腔内扩张而不穿透肺动脉壁(图 13.7)。

病例 2

一例 38 岁的患者就诊前 1 个月内出现进展迅速的严重呼吸困难。就诊 CT 显示主 PA 内的大肿物突进左侧 PA 并填充右侧 PA(图 13.5)。心脏 MRI 显示 PA 内的大肿物，造影剂增强表明血流灌注，可帮助确定

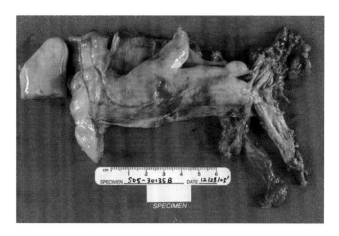

图 13.7　手术标本显示肉瘤充满肺动脉，但没有侵及肺动脉壁。

肿物为肿瘤而不是血栓。患者得到休斯敦卫理公会 DeBakey 心脏和血管中心/MD 安德森癌症中心多学科心脏团队评估，推荐手术切除。完全切除肿瘤必须包括肺根、主 PA 和整个右侧 PA(图 13.8)。在手术中，将

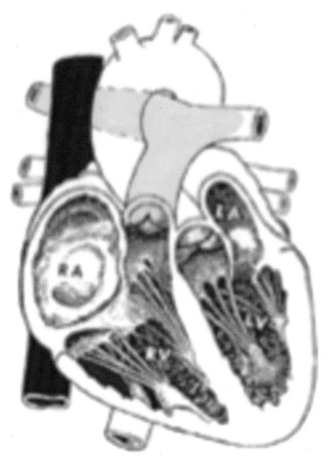

图 13.8　要求切除的范围。

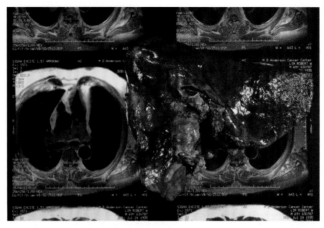

图 13.9　术前 CT 扫描与手术标本对比。

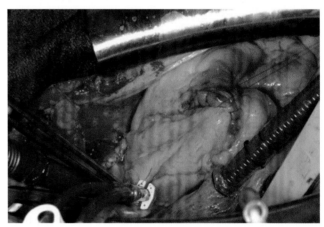

图 13.10　术中照片显示同种异体 PA 根置换。

整个肺根切除到右心室流出道中,并且成功地整体切除肺根、主 PA、整个右侧 PA 和右肺(图 13.9)。将同种异体移植的 PA 根缝入右心室流出道进行重建（图 13.10），用 Dacron 管移植到左主 PA。患者术后 3 年至今恢复良好。

心脏左侧肉瘤

病例 3

52 岁女性患者,存在严重呼吸急促,并进行了哮喘治疗。2 周后,她的症状恶化,就诊当地医院急诊科,行超声心动图检查显示左侧心房的大肿物。咨询心脏外科认为这是一个大的左心房黏液瘤并立即进行了手术。术中发现了广泛的左心房肿物,并尽可能多地切除肿瘤,用心包重建心房。手术病理显示存在边缘阳性的未分化肉瘤。后无进一步治疗。6 个月后,超声心动图上显示肿瘤复发(图 13.11)。然后她被转诊到休斯敦卫理公会 DeBakey 心脏和血管中心/MD 安德

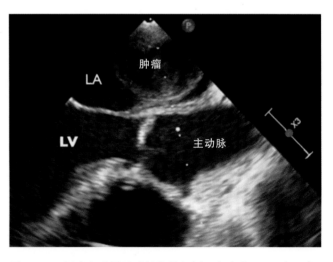

图 13.11　超声心动图显示复发性左侧心房肉瘤。LA,左心房; LV,左心室。

森癌症中心多学科心脏团队。考虑肿瘤的大小和位置,建议采用心脏自体移植下肿瘤外科手术切除。

心脏自体移植是由我们的心脏肿瘤团队开发的,

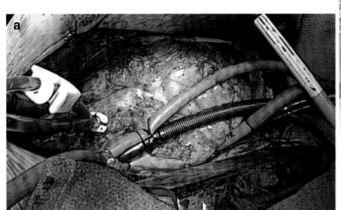
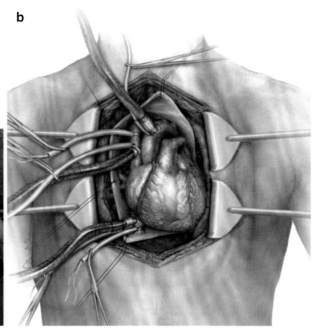

图 13.12 (a)插管术中照片。(b)插管技术示意图。

我们的第一例病例是在 1998 年进行的心脏自体移植[14],目前我们有全球最大的病例系列[15]。虽然我们希望尽可能在切除术前开始适当的化学治疗,但是较大的左侧心脏肉瘤并不总是允许这样做。我们首先进行正中胸骨切开术,并直接插管外接上腔静脉和下腔静脉,留下足够的空间将其分开并允许随后重新连接(图 13.12)。分离上腔静脉、主动脉和肺动脉,并首先打开左心房,看看这是否足以完全可视化切除 (图 13.13)。在这种情况下,可以看到肿瘤,但没有达到根治性切除的充分暴露,因此下腔静脉/右心房交界处也被分开,心脏被摘除(图 13.14)。这样可以完全暴露后面的左心房,并完全切除肿瘤(图 13.15)。然后,用牛心包重建后心房。肺静脉连接方式有多种。在本病例中,采用袖带连接方式(图 13.16)。整个前左心房也可以去除,但在此病例中,只需要切除一部分,再用牛心包重建(图 13.17)。然后将心脏缝合回原位,就像标准移植术一样(图 13.18)。一旦所有吻合完成(图

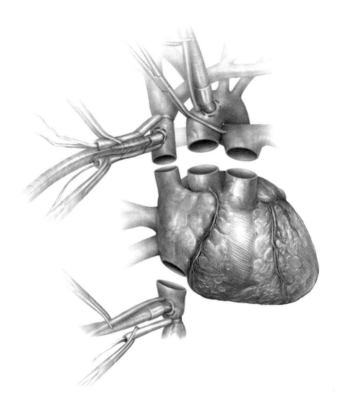

图 13.13 左心房肿瘤暴露的术中照片。

图 13.14 心脏摘除技术示意图。

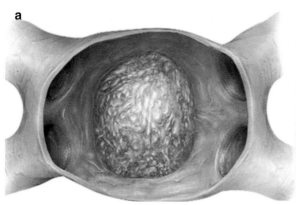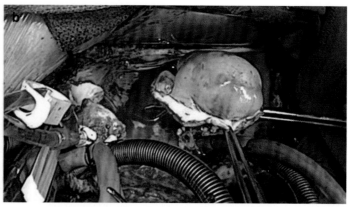

图 13.15　(a)心脏摘除后肿瘤暴露示意图。(b)肿瘤术中照片。

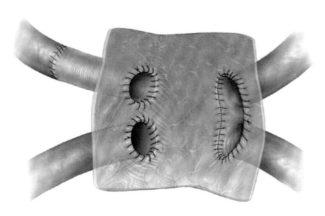

13.19），患者就可以顺利脱离体外循环。在术后第 1
天，她被转到普通病房，第 10 天出院。目前，她正在服
用阿霉素和异环磷酰胺，健康状况良好。

图 13.16　左心房后侧重建技术。

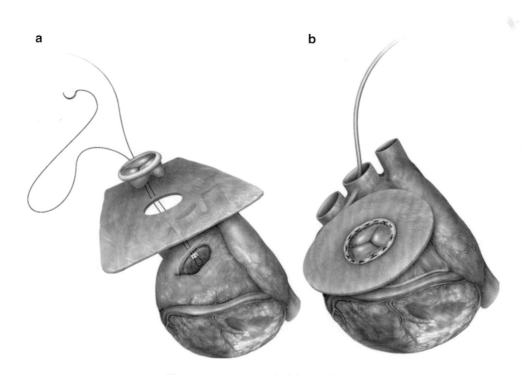

图 13.17　(a,b)左心房前侧切除技术。

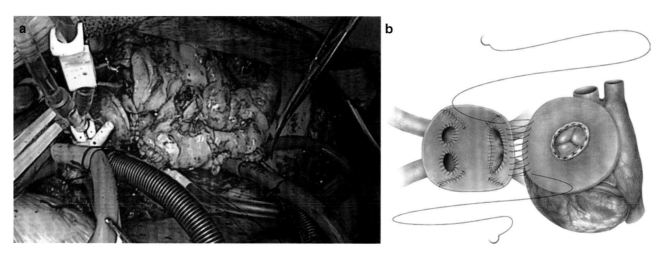

图 13.18 (a)心脏植入术手术照片。(b)心脏植入示意图。

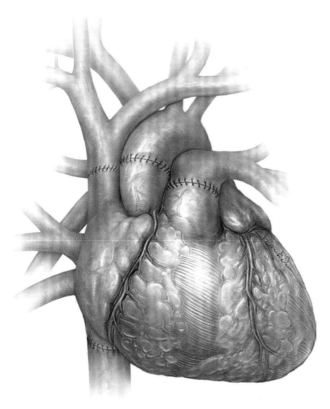

图 13.19 心脏重新连接。

参考文献

1. Virmani R, Burke A, Farb A. Atlas of cardiovascular pathology. Philadelphia: Saunders; 1996.

2. Al-Mamgani A, Baartman L, Baaijens M, et al. Cardiac metastases. Int J Clin Oncol. 2008;13:369–72.

3. Eisenhauer EA, et al. New response evaluation criteria in solid tumors: revised RECIST guideline. Eur J Cancer. 2009;45:228–47.

4. Marshall VF, Middleton RG, Holswade GR, et al. Surgery for renal cell carcinoma in the vena cava. J Urol. 1970;103:414–20.

5. Hanfling SM. Metastatic cancer to the heart: Review of the literature and report of 127 cases. Circulation. 1960;2:474.

6. Columbus MR. De Re Anatomica, Liber XV, Venice, N Bevilacque; 1559. p. 269.

7. Xu ZF, Yong F, Chen YY, et al. Uterine intravenous leiomyomatosis with cardiac extension: Imaging characteristics and literature review. World J Clin Oncol. 2013;4(1):25–8. doi:10.5306/wjco.v4.i1.25.

8. Jun CH, Sim da W, Kim SH, et al. Risk factors for patients with stage IVB hepatocellular carcinoma and extension into the heart: prognostic and therapeutic implications. Yonsei Med J. 2014;55(2):379–86. doi:10.3349/ymj.2014.55.2.379.

9. Steinberg C, Boudreau S, Leveille F, et al. Advanced hepatocellular carcinoma with subtotal occlusion of the inferior vena cava and a right atrial mass. Case Rep Vasc Med. 2013;2013:489373. doi:10.1155/2013/489373. Epub 11 Apr 2013.

10. Abu Saleh WK, Ramlawi B, Shapira OM, Al Jabbari O, Ravi V, Benjamin R, Durand JB, Leja MJ, Blackmon SH, Bruckner BA, Reardon MJ. Improved outcomes with the evolution of a neoadjuvant chemotherapy approach to right heart sarcoma. Ann Thorac Surg. 2017;104:90–96.

11. Blackmon SH, Rice DC, Correa AM, et al. Management of primary pulmonary artery sarcomas. Ann Thorac Surg. 2009;87:977–84.

12. Blackmon SH, Reardon MJ. Pulmonary artery sarcoma. Methodist Debakey Cardiovasc J. 2010;6:38–43.

13. Blackmon SH, Reardon MJ. Primary pulmonary artery sarcoma extending retrograde into the superior vena cava. Tex Heart Inst J. 2011;38:320. author reply 320–1

14. Reardon MJ, DeFelice CA, Sheinbaum R, Baldwin JC. Cardiac autotransplant for surgical treatment of a malignant neoplasm. Ann Thorac Surg. 1999;67:1793–5.

15. Ramlawi B, Leja MJ, Abu Saleh WK, et al. Surgical Treatment of Primary Cardiac Sarcomas: Review of a Single-Institution Experience. Ann Thorac Surg. 2015;101:698–702.

第 14 章

癌症患者的心律失常和心脏装置管理

Kaveh Karimzad

摘　要

在本章中，我们简要讨论了癌症患者的尖端扭转型室性心动过速和心脏装置的管理。

关键词

尖端扭转型心动过速；心脏装置

引言

在恶性肿瘤患者中，QTc 间期延长和相关心律失常并不少见。各种化学治疗药剂延长了 QTc 间期，这些患者经常使用多种抗生素和抗真菌剂，其中一些也是 QTc 延长剂。

另一组特别易患癌症治疗并发症的患者是使用心脏内装置的患者，他们将接受放射治疗或心脏 MRI 检查。

在本章中，我们将简要讨论这两种常见的临床情况。

放射治疗期间心脏装置的管理

简介

随着人口老龄化、癌症存活者数量的增加以及心脏起搏器和植入型心律转复除颤器(ICD)的使用增加，带有心脏装置就诊放射治疗人数的不断增加也就不足为奇了。

放射治疗对心脏装置有几种潜在的破坏性影响。现代装置设备含有金属氧化物半导体。这些半导体使我们能够携带更小尺寸的装置，但相同的半导体使这些装置更容易受到辐射的损害。损害通常发生在心脏装置的硅和氧化硅绝缘体中[1]。

设备重新设置

治疗性辐射通常会导致设备重新设置。如果设备出现灾难性故障，重新设置是一种安全备用的起搏模式。重新设置模式期间的起搏参数对每个制造商而言都是唯一的。这些起搏参数不一定是最佳的，但它们是安全的。需要程序员恢复到原始设置数据状态[2]。

辐射和除颤器

放射治疗会影响除颤器的检测和充电时间。它还可能导致 ICD 内存损坏。在辐射开始之前，估计装置的吸收辐射剂量是非常重要的。每个制造商都有他们的 ICD 设备的推荐耐受剂量。

除颤器停用

关于放射治疗期间心脏装置管理的一个有争议的问题是在照射期间用磁铁停止快速治疗。在照射期间,由于电磁干扰(EMI)引起的除颤器放电非常罕见,仅在体外研究中有报道。大规模患者中心采用不同做法,用磁铁停止快速治疗[3]。在 MD 安德森癌症中心,我们并不推荐这种操作,因为没有证据表明辐射会由于过度感知而导致不适当的除颤器放电。

散射辐射

由于中子暴露,散射辐射也可能导致设备重新设置。随着光子束能量的增加,散射中子增加。传统的屏蔽选项通常不能防止散射辐射[4]。Hurkmans 等的研究显示,辐射剂量对除颤器的影响是不可预测的。在这项体外研究中, 研究人员将 11 个除颤器直接暴露于放射治疗。尽管大多数除颤器在低于 80Gy 的辐射下都没有出现障碍,但是其中一些在非常低剂量的 0.5~1.5Gy 下出现了障碍[5]。

脉冲检查方法

脉冲检查方法是我们在 MD 安德森癌症中心使用的方法,以最大限度减少放射治疗期间对"设备诊所"的频繁访问。我们的程控低限速率比重新设置模式略快,并要求放射治疗团队检查每次放射治疗后的心率。如果检测到的心率低于程控低限速率,我们会立即检查设备是否有任何损坏或重新设置。这种方法在起搏器依赖性患者中非常有用,但如果固定速率快于程控的低限速率则不是很有用。

设备重新定位

在某些情况下,我们会考虑重新定位设备。例如,起搏器或除颤器发生器直接位于治疗束中,或者我们的患者估计吸收剂量超过 5Gy。起搏器依赖性和受到肿瘤有效辐射干扰的装置是我们考虑重新定位的其他情况。在决定重新定位设备之前,我们应重点考虑设备重新植入的潜在并发症。在 MD 安德森癌症中心,我们使用引线延长器和皮下隧道技术,横跨胸部将装置重新定位到对侧胸部位置,如图 14.1 所示。

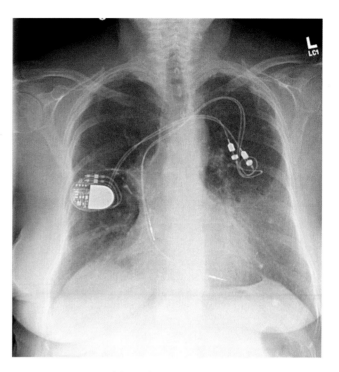

图 14.1　胸部 X 线片显示对侧胸部的装置。

MD 安德森癌症中心的实践

在 MD 安德森癌症中心进行放射治疗的带有心脏装置的患者,我们对其使用管理程序图。所有这些患者在放射治疗前都要到心脏"设备诊所"进行器械检查。在与放射肿瘤团队讨论之后, 首先我们确定设备是否处于直接辐射场。如果设备处于直接辐射场,我们会考虑设备重新定位。有利于重新定位设备的因素是起搏器依赖性和设备干扰肿瘤的有效辐射剂量。如果我们确定设备不在直接辐射场中, 我们则使用脉冲检查方法。我们将起搏速率设定为每分钟 75 次,这比重新设置模式略快,适用于所有设备制造商。随后,患者将接受放射治疗,我们要求放射治疗小组检查患者每次照射后的心率。如果患者心率低于每分钟 75 次,我们会立即检查设备是否有损坏或重新设置。但是,如果每次照射后心率超过每分钟 75 次, 我们将继续下一步治疗。当无法使用脉冲检查方法时,我们必须进行更频繁的设备检查:起搏器依赖性患者或应用 ICD 的患者在每次治疗后都应进行设备检查,非起搏器依赖性患者也应每周进行设备检查。脉冲检查方法对降低照射期间设备检查的频率非常有帮助,如图 14.2 所示。

知识差距

放射治疗期间的心脏装置管理方面还存在若干

MD 安德森癌症中心的实践(MAP)

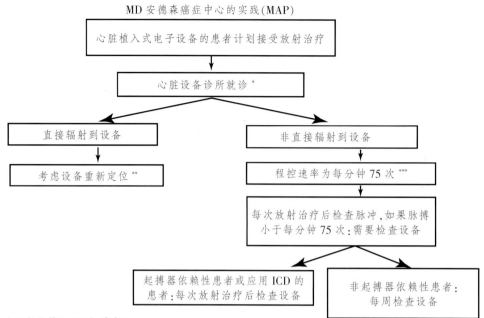

* 远程监控入组(如果有)。
** 有利于重新定位的因素:起搏器依赖性和与肿瘤有效辐射剂量的干扰。
*** 如果不能以每分钟 75 次起搏时:
　　起搏器依赖性患者或应用 ICD 的患者:每次放射治疗后检查设备。
　　非起搏器依赖性患者:每周检查设备。

图 14.2　心脏植入式电子设备的管理。

知识空白。尚没有随机临床试验来解决这个问题。目前的建议主要基于大规模治疗中心的经验,而不同治疗中心之间还没有完全达成一致,特别是在放射治疗期间停用除颤器等问题上。设备制造商对此也有不同的看法。

病例介绍

47 岁女性患者,转移性乳腺癌,拟行左侧乳房切除术和放射治疗。既往病史有非缺血性心肌病,伴有严重左心室收缩功能障碍,左心室射血分数(LVEF)为 20%~25%,NYHA 3 级心力衰竭症状和左束支传导阻滞。在癌症诊断前 2 年,她接受双心室除颤器植入,后超声心动图反应 LVEF 改善至 40%~45%,并且心力衰竭症状改善为 NYHA 2 级症状。

她被转诊到心脏设备诊所重新定位除颤器发生器,因为它干扰了对肿瘤和淋巴结的有效辐射。

图 14.3 显示了双心室起搏节律的 ECG。

图 14.4 显示了双心室植入型心律转复除颤器(BiV-ICD)的管理。

图 14.5 显示了位于左胸部的装置,它干扰了对肿瘤和淋巴结的有效辐射。

处理这种情况有 4 种不同的选择:

1.在右胸部植入新的 BiV-ICD 并弃用左侧旧的 ICD 系统。该选择将使患者在心脏和 SVC 中具有 6 个导联,并且具有感染和 SVC 综合征的潜在风险。

2.在左胸去除旧 ICD 导线后,在右胸部植入新的 BiV-ICD。该选择将使患者具有较高的电极拔除风险,存在潜在的死亡率和发病率。

3.移出 BiV-ICD 发生器,完成辐射后,再重新植入。在这种情况下,患者将失去双心室起搏的益处,并且存在左心室收缩功能的恶化风险。

4.使用导线延长器将 BiV-ICD 发生器重新定位到正确的胸部位置。

我们认为,使用导线延长器将 BiV-ICD 生成器定位到正确的胸部位置是对患者来说具有安全性和最小侵入性的选择。在手术室中,乳房切除术后,使用 5 个导线延长器,将器械重新定位到右胸部位置:右心房导联、左心室导联、有 3 个别针(RV 感/起搏、RV 线圈、SVC 线圈)的右心室高压导联(图 14.6)。

设备重新定位到右胸部是安全的。患者在乳房切除术和装置重新定位后可接受放射治疗。

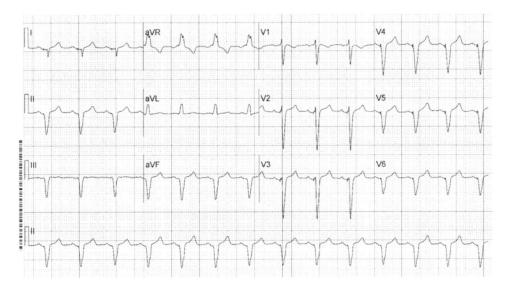

图 14.3 图片显示了具有双心室起搏节律的 ECG。

多形性室性心动过速/尖端扭转型室性心动过速(TdP)

73 岁男性患者,患有高血压、高脂血症、冠状动脉疾病和颈动脉疾病。诊断患有脑斜坡和鞍上区域脊索瘤和脑积水。入院行肿瘤外科切除手术。入院期间,合并双侧多发亚段肺栓塞(PE)(IVC 过滤器安装后,开始使用 Lovenox 治疗) 和多发小型亚急性缺血性脑血管意外(CVA)导致卵圆孔未闭(PFO,新发现)引起反常性栓塞。患者接受了经鼻肿瘤切除手术,术后病程由误吸和未能清除分泌物导致的反复呼吸衰竭而复杂化,还伴有快速心室反应(RVR)的术后心房颤动(可能由于进行中的呼吸衰竭和液体转移)。随后,患者接受胺碘酮滴注治疗,后因 QTc 延长而停药。之后,他继续反复发作呼吸衰竭,需要重新插管和拔管。以下是他用胺碘酮进行化学心脏复律后的心电图,显示 QTc 间隔延长 493ms(图 14.7)。

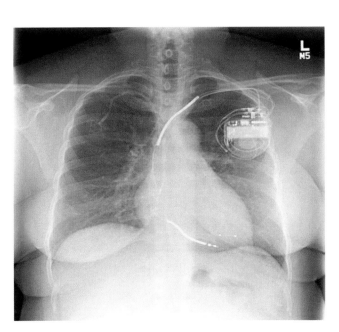

图 14.4 胸部 X 线片显示了带有右心房、右心室、左心室导联的双心室植入型心律转复除颤器(BiV-ICD)。

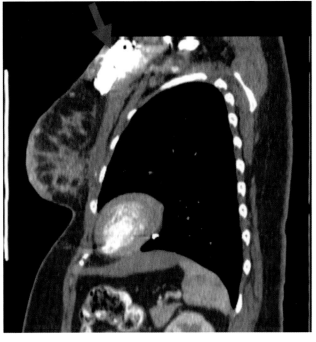

图 14.5 胸部 CT 显示位于左胸部的装置,它干扰了对肿瘤和淋巴结的有效辐射。红色箭头所示为设备。

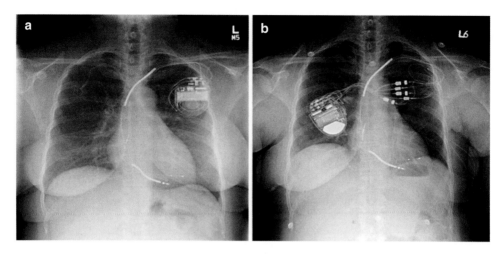

图 14.6 （a）重新定位 BiV–ICD 之前的胸部 X 线片。（b）将装置重新定位到右侧胸部后的胸部 X 线片，使用 5 个导线扩展器：右心房导联、左心室导联和带有 3 个别针（RV 感/起搏、RV 线圈、SVC 线圈）的右心室高压导联。

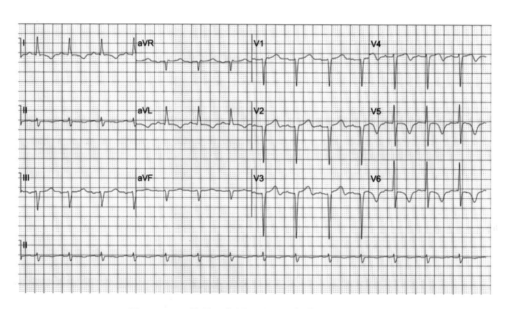

图 14.7 12 导联心电图显示 QTc 间期延长 493ms。

　　尽管停用胺碘酮滴注，患者仍持续有 QTc 延长间期。他没有接受任何 QTc 延长治疗药物，而且有颅内压增高的体征。不幸的是，他在 QTc 间隔极长的情况下，由于多形性室性心动过速而心脏停搏。以下是他在 VT 发作前的心电图，QTc 显著延长：QTc 为 533ms（图 14.8）。此外，跟踪显示 PVC 和在心脏停搏发作前几分钟出现非持续性室性心动过速伴有 "R–On–T" 现象（图 14.9）。他接受了心脏复苏和外部电击治疗，导致最终多形性 VT。

　　缺血性诊断检查结果明显排除冠状动脉疾病。超声心动图显示轻度降低的左心室收缩功能，射血分数为 45%。随后用利多卡因滴注及电解质补充治疗，但

QTc 延长继续在 500ms 范围。他接受了 VP 分流治疗脑脊液（CSF）漏。他在第一次心脏停搏发作后 1 周内，因长 QT 间期的多态性 VT 导致第二次心脏停搏。QT 间隔时间在接下来的几周住院期间逐渐缩短。随后他出院回家，但还需应用美西律治疗。出院前放置体外除颤器（Lifevest），以预防心脏性猝死。在随后的心脏病门诊随访中，他的 QTc 间期保持在正常上限（440~460ms），没有受到外部除颤器的电击。图 14.10 显示了该患者随访期间的心电图，QTc 447ms（图 14.10）。

　　在心脏病门诊的随访期间，我们发现即使在癌症诊断之前他的 QTc 间期仍处于正常的上限。他否认有任何心脏性猝死的家族史或任何既往晕厥、前晕厥、

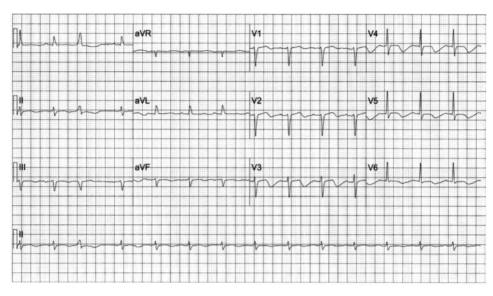

图 14.8　12 导联心电图显示 QTc 间隔延长 533ms。

眩晕和头晕的病史。我们进行了长 QTc 综合征(LQTS)基因检测,未发现 LQTS 基因的任何突变。在与患者和他的妻子长时间交谈后, 根据基线的 "正常边缘性" QTc 延长和在显著 QTc 延长的情况下两次多形性 VT 发作的情况,建议植入除颤器。除颤器由当地的电生理学专家植入。

讨论:TdP 是具有长 QTc 间期患者的特定形式多形态 VT。它由快速、不规则的 QRS 波群构成,表现为在 ECG 基线周围扭曲。这种心律失常可能会自发停止或退化为心室颤动。它会导致明显血流动力学损伤, 甚至常导致死亡。通过 ECG 诊断 TdP。应用静脉注射镁治疗,采用缩短 QTc 间期措施,以及心室颤动引发的直流除颤。

药物诱导的 TdP 发作通常开始为"短–长–短"模式的 R–R 循环周期, 包括短耦合的室性期前收缩(PVC)、补偿性暂停,然后是另一个通常接近 T 波高峰的 PVC[6]。然而,由于潜在的长 QTc 间期,这种 R–On–T PVC 不具有特征性病理性心室颤动的短耦合间隔。

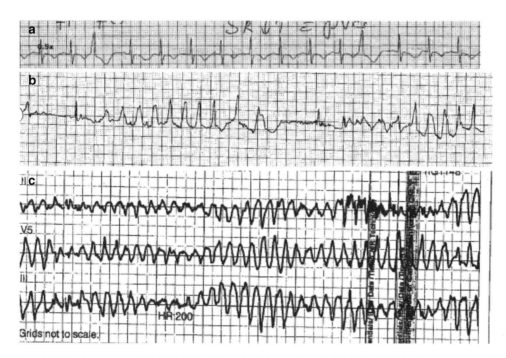

图 14.9　跟踪显示 PVC(a),以及非持续性室性心动过速(b),在心脏停搏前几分钟存在"R–On–T"现象(c)。

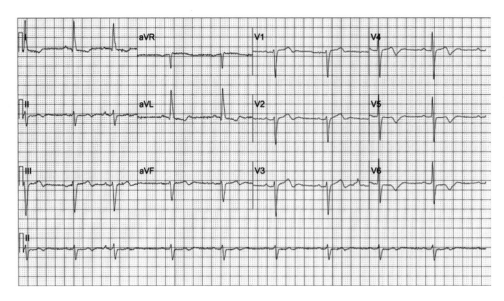

图 14.10　12 导联心电图显示 QTc 间隔 447ms。

这种"短-长-短"序列被认为通过增加穿过心肌壁的复极化的异质性来促进 TdP。与没有除颤时则不会终止的心室颤动相比，TdP 经常自发终止，最后 2~3 次搏动显示心律失常减缓。然而，在某些情况下，TdP 会退化为心室颤动并导致心脏性猝死。

随着按心率校正的 QTc 间期的延长，TdP 的风险逐渐增加。QTc 间期每增加 10ms，这些患者的 TdP 风险指数增加 5%~75%[7,8]。胺碘酮的慢性给药显著延长了 QTc 间期，但它很少与 TdP 相关[9]。已经假定（虽然尚未证实）与高风险药物不同，高风险药物选择性地延长位于心肌中部(M 细胞)肌细胞的复极化，胺碘酮单一地延迟心肌壁的所有层中的复极化。结果，仅存在 QTc 延长并且没有复极化的跨壁异质性，这是发生折返性心律失常的必要基质。

在住院患者中，TdP 通常与未矫正或心率校正的 QTc 间期的获得性延长相关，伴或不伴潜在的遗传易感性，常存在应用已知（或未知）延长 QTc 间期的非心脏药物的情况。值得注意的是，同时使用超过 1 种 QTc 延长药物后，TdP 的风险显著增加。当存在其他易感因素时，心动过缓是患者发生 TdP 的另一个重要危险因素[10]。心室周期延长可表现为单纯窦性心动过缓、完全性房室传导阻滞或去极化后突然的长周期导致的早期心律失常[11]。

脑损伤相关的心电图异常已被确认超过 50 年，并且在 SAH 后特别常见，其中 49%~100% 的 SAH 病例报告了这些异常。最常见的发现是 ST 段改变、平坦或倒置 T 波、突出 U 波以及 QTc 间期延长[12]。QTc 间期的过度延长可能是大脑损伤后心脏性猝死的一个原因。值得注意的是，SAH 后预后较差患者的 QTc 间期延长持续存在，但预后良好的患者则有所改善。恶性心律失常的真正发病率是无法确定的，因为它们可能是某些患者入院前死亡的原因。脑损伤后心脏性猝死的确切疾病机制尚不清楚，但严重的 QTc 延长引起脑岛异常启动，被认为是脑损伤后心脏性猝死的原因。因此，在脑损伤后，即使进入康复阶段，也应该避免应用延长 QTc 间期的药物。

类似的心电图改变也在脑膜炎、颅内肿瘤和 CSF 压力增加等非血管性颅内病变中描述过[13]。产生这些变化的机制尚不清楚。研究人员提出了各种不同机制，包括心内膜下出血引起的心肌损伤、电解质紊乱、颅内压增高和迷走神经过敏。

在我们的这例患者中，极长的 QTc 间期被认为继发于颅内压增高，他在轻度电解质异常情况下的 CSF 压力增加得到了证实。除了只接受不到 24 小时的静脉注射胺碘酮外，该患者没有接受任何 QTc 延长剂。他在长 QTc 环境中因多态性 VT 导致的第二次心脏停搏发生在停用胺碘酮和积极纠正电解质异常约 10 天后。其 QTc 间期延长很可能是由于颅内压增高：CSF 压力升高。

参考文献

1. Calfee RV. Therapeutic radiation and pacemakers. Pacing Clin Electrophysiol. 1982;5(2):160–1.
2. Crossley GH, Poole JE, Rozner MA, Asirvatham SJ, Cheng A,

Chung MK, Ferguson TB Jr, Gallagher JD, Gold MR, Hoyt RH, Irefin S, Kusumoto FM, Moorman LP, Thompson A. The Heart Rhythm Society (HRS)/American Society of Anesthesiologists (ASA) Expert Consensus Statement on the perioperative management of patients with implantable defibrillators, pacemakers and arrhythmia monitors: facilities and patient management. Heart Rhythm. 2011;8(7):1114–54.

3. Hurkmans CW, Knegjens JL, Oei BS, Maas AJ, Uiterwaal GJ, van der Borden AJ, Ploegmakers MM, van Erven L, Dutch Society of Radiotherapy and Oncology (NVRO). Management of radiation oncology patients with a pacemaker or ICD: a new comprehensive practical guideline in The Netherlands. Radiat Oncol. 2012;7:198.

4. Kapa S, Fong L, Blackwell CR, Herman MG, Schomberg PJ, Hayes DL. Effects of scatter radiation on ICD and CRT function. Pacing Clin Electrophysiol. 2008;31(6):727–32.

5. Hurkmans CW, Scheepers E, Springorum BG, Uiterwaal H. Influence of radiotherapy on the latest generation of implantable cardioverter-defibrillators. Int J Radiat Oncol Biol Phys. 2005;63(1): 282–9.

6. Kay GN, Plumb VJ, Arciniegas JG, Henthorn RW, Waldo AL. Torsade de pointes: the long-short initiating sequence and other clinical features: observations in 32 patients. J Am Coll Cardiol. 1983;2:806–17.

7. Moss AJ, Schwartz PJ, Crampton RS, Tzivoni D, Locati EH, MacCluer J, Hall WJ, Weitkamp L, Vincent GM, Garson A Jr, Robinson JL, Benhorin J, Choi S. The long QT syndrome: prospective longitudinal study of 328 families. Circulation. 1991;84:1136–44.

8. Zareba W, Moss AJ, Schwartz PJ, Vincent GM, Robinson JL, Priori SG, Benhorin J, Locati EH, Towbin JA, Keating MT, Lehmann MH, Hall WJ. Influence of genotype on the clinical course of the long-QT syndrome: International Long-QT Syndrome Registry Research Group. N Engl J Med. 1998;339:960–5.

9. Lazzara R. Amiodarone and torsade de pointes. Ann Intern Med. 1989;111:549–51.

10. Roden DM. Drug-induced prolongation of the QT interval. N Engl J Med. 2004;350:1013–22.

11. Díiaz-Castro O, Puchol A, Almendral J, Torrecilla EG, Arenal A, Martínez-Selles M. Predictors of in-hospital ventricular fibrillation or torsades de pointes in patients with acute symptomatic bradycardia. J Electrocardiol. 2004;37(1):55–60.

12. Grunsfeld A, Fletcher JJ, Nathan BR. Cardiopulmonary complications of brain injury. Curr Neurol Neurosci Rep. 2005;5:488–93.

13. Hersch C. Electrocardiographic changes in subarachnoid haemorrhage, meningitis and intracranial space occupying lesions. Br Heart J. 1964;26:785–93.

第 15 章

心内膜炎

Syed Wamique Yusuf, Steven C. Napierkowki,

Jose Banchs, Javier A. Adachi, Saamir A. Hassan

摘 要

心内膜炎，指天然或人工心脏瓣膜、心内膜表面或心内装置的感染，在世界范围内发生，虽然不常见，但可能与相当高的发病率和死亡率有关。

在本章中，我们将介绍一些常见的临床病例，并讨论治疗方案。

关键词

心内膜炎；瓣膜；人工瓣膜；心脏装置

引言

心内膜炎

癌症患者中心内膜炎的确切发病率尚不清楚，但在一项包括 200 例实体瘤患者的小型研究中，心脏瓣膜赘生物的发病率为 19%[1]。

在另一项包括 645 例癌症患者的研究中，对于疑似诊断为心内膜炎的患者行超声心动图，通过改良 Duke 标准确诊的心内膜炎发病率为 7%[2]。

也有人认为感染性心内膜炎可能是隐匿性癌症的潜在标志物。在包括 8445 例心内膜炎患者的一项研究中，中位随访 3.5 年后发现了 997 例(12%)癌症[3]。特别是，牛链球菌性心内膜炎和(或)菌血症与结直肠癌之间似乎存在关联[4]。

感染性心内膜炎

感染性心内膜炎(IE)是心内膜表面的微生物感染。它通常累及心脏瓣膜，但也可能发生在其他部位，如腱索、房间隔缺损部位或心内膜壁、人工心脏瓣膜和留置心脏装置。

心内膜炎的主要特征是赘生物，主要由密集的微生物、纤维蛋白、富含血小板的血栓和炎性白细胞组成[5,6]。

风湿性心脏病仍然是低收入国家 IE 最常见的关键风险因素，占 2/3 的病例[7,8]。

在发达的高收入国家，风湿热并不常见。然而，退行性瓣膜病、糖尿病、癌症、静脉注射毒品和先天性心脏病已经取代风湿性心脏病成为感染性心内膜炎的主要风险因素[5]。

在过去的 40 年里，曾经患 IE 的患者年龄也发生了变化。与 20 世纪 80 年代早期的平均患病年龄 45 岁相比，2001—2006 年的平均患病年龄已变为 70 岁以上[5]。

非细菌性血栓性心内膜炎

在显微镜下，非细菌性血栓性心内膜炎(NBTE)

的病变被描述为血液凝集和血小板血栓，缺乏炎症反应[9,10]。

它通常与恶性肿瘤相关，并且已在几乎所有类型的癌症中报道过[10]。它也存在于其他病症中，如结缔组织病[系统性红斑狼疮（SLE 等）]、高凝状态、败血症、严重烧伤或慢性疾病（肺结核、艾滋病和尿毒症等）。尸检研究中，NBTE 的发病率为 0.3%~9.3%[10]。

最常见的是二尖瓣和主动脉瓣受累[10]。

NBTE 通常会引起栓塞。据报道，不同的 NBTE 尸检研究中，栓塞发病率为 14%~91%[10]。

NBTE 的治疗主要针对潜在的病症。在没有禁忌证的情况下，推荐静脉注射普通肝素（UFH）或皮下低分子肝素（LMWH）的抗凝治疗[11]。

导管相关性心内膜炎

病例 1：导管相关性心内膜炎

32 岁男性患者，多发性骨髓瘤、糖尿病和终末期肾病既往病史，计划通过右颈内静脉隧道的透析导管进行血液透析，因发热和寒战就诊外院，诊断为 MRSA 菌血症和二尖瓣心内膜炎。患者开始静脉注射万古霉素，并进行适当的治疗，其隧道透析导管取出后更换。大约 10 天后，他被转诊到我们医院进行第二次诊断。经检查，他患有指甲甲下栓塞病变。

行经食管超声心动图（TEE）显示存在二尖瓣赘生物和中度二尖瓣反流（图 15.1）。我们将患者的万古霉

素治疗改为静脉注射达托霉素，每 48 小时静脉注射 800mg，共治疗 6 周。治疗效果显著，后出院回家。

讨论

按 Duke 标准的定义，留置导管患者发生感染性心内膜炎的风险增加。留置中心静脉导管的患者中，有相当一部分是使用血液透析（HD）导管进行透析的患者。在一项研究中，所有感染性心内膜炎的病例，HD 导管患者占 20%[12]。金黄色葡萄球菌是最常见的病原体。血液透析患者的感染性心内膜炎预后差，即使是接受瓣膜置换术治疗心内膜炎的患者，其 1 年死亡率约为 50%[13]。

根据 2009 年美国传染病学会（IDSA）指南，导管相关血流感染的诊断是基于导管被移除后对导管尖端的滚动板培养，或抽取来自外周静脉和导管内的成对血液样本。对于诊断时导管仍然存在的心内膜炎患者，需要做出关于导管拔除的决定。导管拔除的决定主要基于临床原因，但目前的建议是取出导管并在拔除导管后进行 4~6 周的抗生素治疗[14]。

带有植入式心脏电子装置的患者出现感染性心内膜炎

病例 2：心内装置感染/赘生物

72 岁男性患者，具有非小细胞肺癌、心房颤动、病

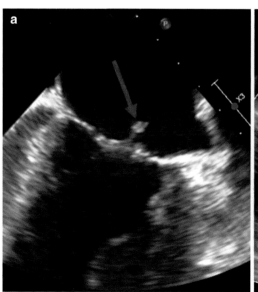
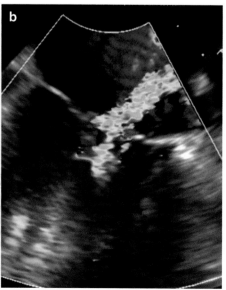

图 15.1　(a)TEE 显示二尖瓣赘生物。红色箭头所示为赘生物。(b)TEE 显示二尖瓣中度反流。

窦综合征病史，既往接受过双腔心脏起搏器安装治疗。因呼吸困难和咳嗽2周就诊，后由他的初级保健医生诊断为肺炎。

对于他的肺炎，在抽血培养之前，他用左氧氟沙星治疗2天，但没有发现任何微生物。

超声心动图显示右侧心房起搏导线附着处有活动性回声(图15.2)。

他接受了导线/装置去除和静脉注射达托霉素、静脉注射头孢曲松、口服多西环素的治疗过程。病情完全康复。

讨论

心脏起搏器和其他植入式心脏电子装置(ICED)也可能被感染，并且与相当高的发病率和死亡率相关[15]。应区分心脏装置相关的感染性心内膜炎(CDRIE)和局部装置感染。CDRIE定义为延伸到电极导联、心脏尖瓣瓣膜或心内膜表面的感染[16]。与植入式心脏电子装置相关的天然或人工瓣膜心内膜炎的另一个定义是，当超声心动图证据表明原位植入心脏电子装置的患者瓣膜受累时，确定心内膜炎的Duke标准则得到满足[15]。

葡萄球菌，特别是凝固酶阴性葡萄球菌占大多数[15]。

CDRIE的诊断具有挑战性。由于TTE和TEE的互补作用，建议在可疑的CDRIE病例中进行TTE和TEE检查[16]。TEE应该独立于TTE的结果进行。可以采用并且有用的其他检查包括：心内超声心动图、放射性标记的闪烁扫描和^{18}F-FDG PET/CT扫描[16]。

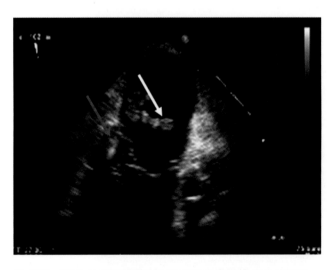

图15.2　TEE显示起搏器电线和与右心房起搏导线相连的一个赘生物。红色箭头所示为起搏的导线，白色箭头所示为赘生物。

出于诊断目的，建议在迅速开始抗菌治疗之前至少进行3组或更多组血培养，并且在移植装置的情况下，应获得导线尖端的培养[16]。

心脏装置相关的感染性心内膜炎治疗依赖于所有心脏硬件(装置和导联)的全部去除和抗菌延长治疗疗程[15,16]。

抗生素治疗通常进行4~6周，并且通常可以经皮进行硬件移除，即使存在相当大的赘生物(赘生物>10mm)的情况下也是如此[16]。

有瓣膜置换指征的感染性心内膜炎

病例3

59岁男性患者，既往急性淋巴细胞白血病病史，因意识精神状态改变就诊。他的血和尿培养中发现了粪肠球菌。

其超声心动图(图15.3)显示主动脉瓣赘生物、严重的主动脉瓣反流和主动脉根脓肿。

患者接受静脉注射链霉素和万古霉素治疗，具有足够的治疗水平，治疗共6周并接受主动脉瓣置换术。

讨论

ESC和AHA指南[16,17]都有针对感染性心内膜炎的心脏手术的具体适应证，如下表所列。虽然强调了一些差异，但指南非常相似。根据以下三个类别，ESC划分适应证：心力衰竭、未控制的感染和栓塞风险[16]。ESC[16]和AHA指南[17]都属于这一系统，并在表15.1中进行了调整修改。虽然可以指明手术适应证，但它最终是临床决策，应根据每例患者的因素进行个体化治疗(表15.1和表15.2)。

卒中并发感染性心内膜炎

病例4

58岁男性患者，既往口腔鳞状细胞癌病史，癌症缓解期，因无力、非主动性体重减轻、呼吸困难和发热4个月入院。脑部MRI提示颞叶环形增强病变(图15.4)。患者还主诉右眼漂浮物和视力模糊，结合眼科检查结果支持眼内炎诊断。

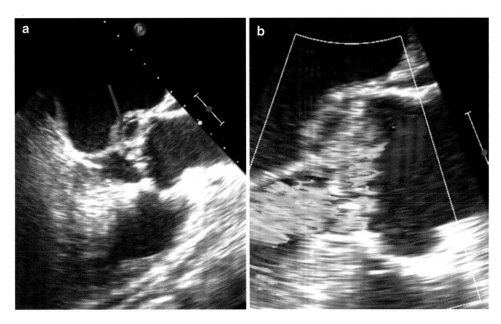

图 15.3　(a)TEE 显示主动脉瓣赘生物患者的瓣膜周围脓肿。红色箭头所示为脓肿。(b)TEE 显示严重主动脉瓣反流。

表 15.1　左侧感染性心内膜炎的手术适应证

手术指征	AHA	ESC
心力衰竭		
导致心力衰竭症状或体征的瓣膜损伤	Ⅰ B	Ⅰ B
未控制的感染		
导致脓肿、瘘管或局部破坏	Ⅰ B	Ⅰ B
导致心脏传导阻滞	Ⅰ B	
尽管有足够的抗生素治疗和传染源控制,但持续的血液培养阳性	Ⅰ B	Ⅱ aB
尽管针对自体瓣膜的感染性心内膜炎进行足够的抗生素治疗和感染源控制,感染持续存在,表现为持续菌血症或发热超过5 天	Ⅰ B	
继发于真菌或耐药微生物的感染	Ⅰ B	Ⅰ C
金黄色葡萄球菌或非 HACEK 革兰阴性菌引起的人工瓣膜感染		Ⅱ aC
人工瓣膜心内膜炎复发		Ⅱ aC
栓塞风险		
在其他指示下进行手术时,赘生物 >10mm	Ⅱ bC	Ⅱ aB
赘生物 > 10mm 和严重的瓣膜关闭不全	Ⅱ aB	Ⅱ aB
尽管有抗生素治疗(人工瓣膜),栓塞仍复发,以及持续性或生长的赘生物(自体瓣膜)	Ⅱ aB	
在一次或多次栓塞发作后,尽管进行了适当的抗生素治疗,但自体或人工瓣膜仍存在 >10mm 的持续性赘生物		Ⅰ B
赘生物 > 30mm		Ⅱ aB
赘生物 > 15mm,无其他指征		Ⅱ bC

除非另有说明,适应证均针对人工和自体瓣膜。

Adapted from Habib et al.[16] and Baddour et al.[17]

表 15.2　右侧感染性心内膜炎的手术适应证

手术指征	AHA 和 ESC
心力衰竭	
严重三尖瓣反流引起的右心衰竭,对利尿治疗无反应	Ⅱ aC
感染	
尽管有适当的抗菌治疗,但耐药微生物或菌血症 > 7 天	Ⅱ aC
栓塞风险	
复发性肺栓塞后持续性三尖瓣赘生物 > 20mm	Ⅱ aC

Adapted from Habib et al.[16] and Baddour et al.[17]

　　血培养变形链球菌呈阳性。TEE(图 15.5)显示二尖瓣和主动脉瓣赘生物,伴中度主动脉瓣反流。

　　患者接受 8 周静脉注射头孢曲松治疗,然后再接受阿莫西林和米诺环素治疗 4 次。5 个月后,重复超声心动图显示肿块变大,进而转诊进行手术评估。然而由于他的一般情况,手术没能进行,决定药物治疗。后来,该患者在度假时,发生一次原因不明的神经异常事件,但无后遗症。最后,在 2014 年 10 月 22 日患者再次行超声心动图,确定赘生物消失。

讨论

　　心内膜炎,其性质是一种全身性疾病。如表 15.3 所示,多器官系统可因直接血管内细菌播散或风湿病

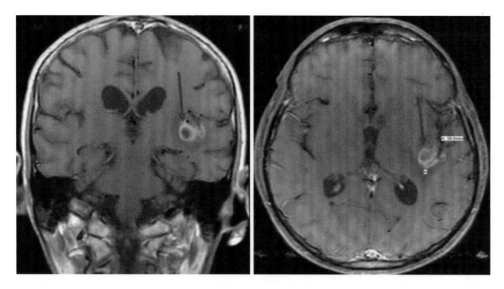

图 15.4 MRI 显示颞叶环形增强病变。红色箭头所示为病变。

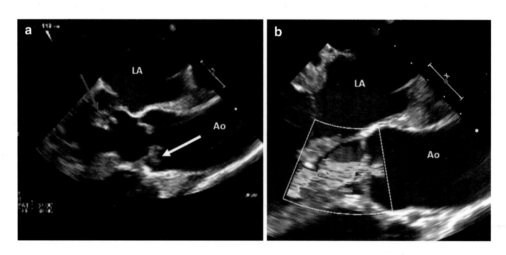

图 15.5 (a)TEE 显示二尖瓣和主动脉瓣赘生物。红色箭头所示为二尖瓣,白色箭头所示为主动脉瓣。(b)TEE 显示中度主动脉瓣反流。LA,左心房;Ao,主动脉。

表 15.3 心内膜炎的全身表现

器官系统	病变	诊断
神经学[18]	栓塞性脑梗死、TIA、脑出血、脑膜炎、脑脓肿、毒性脑病、头痛	全神经学检查、脑 CT 扫描、腰椎穿刺
眼科[19]	Roth(或 Litten)斑点(有白色中心的视网膜出血)、结膜出血、眼内炎	眼科检查
皮肤病学[20]	Osler 结节(指尖上的疼痛明显结节)、Janeway 病变(手掌和足掌上的非疼痛性红斑病变)、紫癜、结膜出血	完整的皮肤检查、Osler 结节或 Janeway 病变活检和培养可能会找到致病性微生物
脾[21]	脾梗死	腹部 CT 扫描
肺[21]	败血性梗死、脓肿	胸片、CT 扫描
肾[21]	肾梗死、脓肿、肾小球肾炎或抗生素治疗引起的并发症(包括急性间质性肾炎)	腹部 CT、尿检、补体水平、类风湿因子
风湿科[22]	脓毒性关节炎、无菌性滑膜炎、背痛、椎体骨髓炎、肌痛	X 线片、CT 扫描、关节穿刺术、血清低温球蛋白、补体水平

现象受累。

根据 ESC 和 AHA 指南,由心内膜炎/赘生物引起的脑卒中是应立即进行手术的指征(表 15.1)[16,17]。但是,如果发现颅内出血,那么手术应该延迟至少 1 个月[16,17]。AHA 指南还指出,在卒中和赘生物残留存在的情况下可以考虑手术[17]。

累及人工瓣膜的感染性心内膜炎

病例 5:人工瓣膜心内膜炎

50 岁女性患者,既往霍奇金淋巴瘤病史,曾行化学治疗和放射治疗。疾病治疗因放射性冠状动脉疾病、心脏传导阻滞和瓣膜疾病而变得复杂。她曾在 2001 年接受过冠状动脉旁路移植术(CABG),2005 年再次行 CABG,植入永久起搏器治疗完全心脏传导阻滞,并在入院前 12 年行机械主动脉瓣置换术。她还患有肾衰竭,接受经隧道透析导管的血液透析。

患者表现为感染性休克,需要升压治疗。胸片显示肺部浸润和血清肌钙蛋白升高,峰值水平为 1.78 ng/mL。气管吸出物发现铜绿假单胞菌,于是静脉注射头孢他啶和环丙沙星进行治疗。TTE 显示主动脉瓣赘生物,附着在人工瓣膜上(图 15.6)。

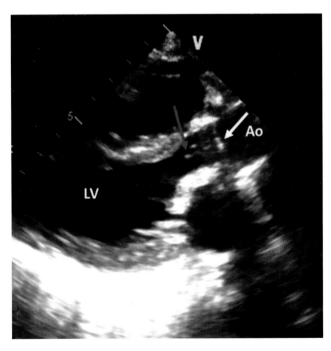

图 15.6　TTE 显示主动脉瓣赘生物,附着在人工瓣膜上。红色箭头所示为赘生物,白色箭头所示为人工瓣膜。Ao,主动脉;LV,左心室。

在超声心动图后 13 天,患者病情继续恶化,死于多发器官衰竭。

讨论

在所有感染性心内膜炎病例中,人工瓣膜心内膜炎(PVE)约占 20%[16]。它被分为早期(即定义为植入瓣膜 1 年内诊断 PVE 的病例)或晚期(即定义为术后>1 年发生 PVE 的病例)。早期 PVE 与病原微生物相关,包括金黄色葡萄球菌、革兰阴性细菌和真菌,而晚期 PVE 与更典型的心内膜炎微生物相关,除葡萄球菌和肠球菌外,还包括口腔链球菌。PVE 的血栓栓塞事件风险高于自体瓣膜心内膜炎。如果怀疑有人工瓣膜的患者发生心内膜炎,则必须进行经食管超声心动图(TEE)检查[16,23]。其他有价值的检查包括 ^{18}F-FDG PET/CT 或白细胞标记的 SPECT/CT 和心脏 CT [16]。最后,Duke 标准在 PVE 中不像在自体瓣膜心内膜炎中那样敏感。因此,对临床怀疑的患者,应用上述成像技术进行检查。

PVE 的治疗基于患者危险分层。根据 2015 年 ESC 指南[16],具有高危特征的患者,如持续发热、脓肿、严重的假体功能障碍或心力衰竭,应考虑采用早期手术策略(表 15.1)。否则,对于 NVE 患者,给予类似的抗菌治疗疗程。在抗生素治疗并发症的期间,应常对患者进行评估[16]。

真菌性心内膜炎

病例 6:真菌性心内膜炎

34 岁女性患者,患有顽固性急性髓细胞性白血病,因疑似真菌性肺炎正在接受治疗。图 15.7 显示了胸部的 CT 扫描。TTE 显示三尖瓣赘生物,其真菌赘生物特征如图所示(图 15.8)。

患者接受静脉注射伏立康唑和卡帕芬净治疗。由于严重的中性粒细胞减少和血小板减少,她不适宜进行手术。该患者后来连续两次入院均与侵袭性真菌感染有关。第一次因为真菌性鼻窦炎,第二次因为严重脓毒症。由于脓毒症,她在这次超声心动图检查 22 天后死亡。

讨论

不到 2% 的心内膜炎病例是由真菌病原体引起

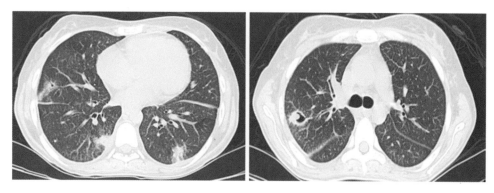

图 15.7　胸部 CT 扫描显示与真菌感染一致的阴影。

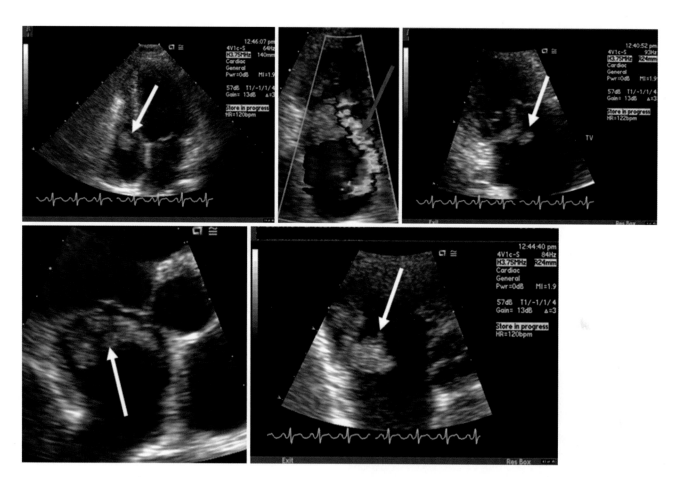

图 15.8　TTE(多视图)显示三尖瓣赘生物。每个图像中的白色箭头所示为赘生物。红色箭头所示为三尖瓣反流。

的。在 PVE、中心静脉导管、静脉注射药物滥用和免疫功能低下的患者中,更常见到真菌感染[24]。1995—2000年报告的 50%真菌性心内膜炎病例使用了中心静脉导管和广谱抗生素,人工瓣膜占了另外一半,其中不到 5%是由静脉注射娱乐性药物所致。大多数病例继发于念珠菌(50%~80%)和曲霉菌[24]。

　　真菌性心内膜炎的诊断,如同细菌性心内膜炎,是根据改良 Duke 标准做出的。然而,真菌性心内膜炎

通常更难诊断,症状在诊断之前常已经持续超过 1 个月。因此,高危患者有高度怀疑的必要。还应注意到,虽然念珠菌将在超过 90%的血培养物中生长,但患有曲霉菌心内膜炎患者的血培养很少呈阳性。正在开发用于诊断念珠菌(甘露聚糖和抗甘露聚糖抗体;B-1,3 D-葡聚糖)和曲霉菌(半乳甘露聚糖)的抗原检测[25,26],结果还不确定。

　　手术瓣膜置换术是真菌性心内膜炎患者的主要

治疗方式。瓣膜置换术分别是 ESC 和 AHA 指南中的证据 C 类 I 级和证据 B 类 I 级推荐[16,17]。瓣膜置换术要与长期抗真菌治疗相结合。

三尖瓣心内膜炎

病例 7：三尖瓣赘生物

55 岁女性患者，既往弥漫性大 B 细胞淋巴瘤病史，行干细胞移植术 1 个月，因呼吸窘迫和肺炎被收入 ICU 病房。

行超声心动图（作为评估的一部分）显示三尖瓣赘生物和心肌病，射血分数为 30%~35%（图 15.9）。

由于持续性中性粒细胞减少性发热，她一直在接受万古霉素和美罗培南治疗。患者的血培养结果为阴

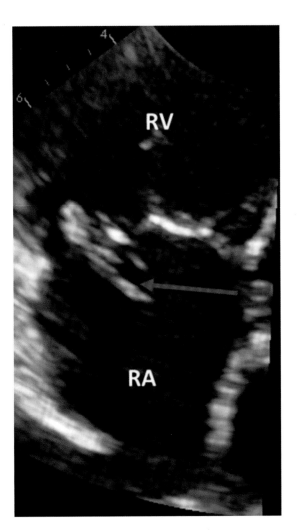

图 15.9　TTE 显示三尖瓣赘生物。红色箭头所示为赘生物。RV，右心室；RA，右心房。

性。怀疑病毒原因、寡养单胞菌，或军团菌引起的非典型感染。患者接受广谱抗生素治疗，包括静脉注射阿昔洛韦、卡泊芬净、达托霉素、美罗培南和巴可特。然而，尽管有升压支持，她的病情继续恶化，血压继续下降。她在行超声心动图 9 天后死亡。

病例 8：三尖瓣赘生物

46 岁男性患者，既往乙状结肠腺癌病史，他曾接受过手术，并通过右侧端口插管进行慢性全胃肠外营养。因发热和寒战，他于 2010 年 11 月入院。

血培养、导管尖端培养和尿培养均粪肠球菌呈阳性。经食管超声心动图（TEE）显示大的三尖瓣赘生物（图 15.10）。

他被转移到外院进行外科瓣膜置换术，但被视为不适合外科手术，最终用氨苄西林治疗总共 8 周。

药物治疗有效。2012 年 1 月的超声心动图显示赘生物完全消退。最后一次见面是在 2017 年 2 月，从心血管的角度来看，他整体情况表现不错。

讨论

三尖瓣心内膜炎是一种最常影响静脉注射药物滥用者和有留置线患者（包括中心静脉导管和起搏器）的疾病。生物体的毒性通常比引起左侧心内膜炎的毒性更强。金黄色葡萄球菌是最常见的微生物，其次是铜绿假单胞菌和 α 链球菌[27]。体征和症状通常与脓毒性肺栓塞有关；但是，如果存在卵圆孔未闭，也可能发生矛盾性全身性栓塞。"三尖瓣综合征"是复发性肺病的症候群。贫血、显微镜下血尿这些发现应该提醒人们有发生三尖瓣内膜炎的可能性[28]。

目前的 ESC 指南仅在生物体难以治疗的情况下给予 IIa 水平的手术治疗或瓣膜置换术的推荐：进行了适当的抗生素治疗，菌血症仍持续超过 7 天，或者复发性肺栓塞后三尖瓣赘生物＞20mm，或者如果出现严重的三尖瓣反流导致右心衰竭，且对利尿剂治疗无效。除外，应对患者进行药物治疗[16]。

我们的这例患者存在粪肠球菌，是三尖瓣心内膜炎的罕见原因。在一项研究中，约 13% 的 IE 病例是由肠球菌类引起的，其中 52% 是由屎肠球菌引起的，48% 是由粪肠球菌引起的[29]。在这项研究中，三尖瓣受累仅占所有病例的 20%。这些病例通常是院内感染，最常见的是与血液透析和留置中心静脉导管有关[29]。

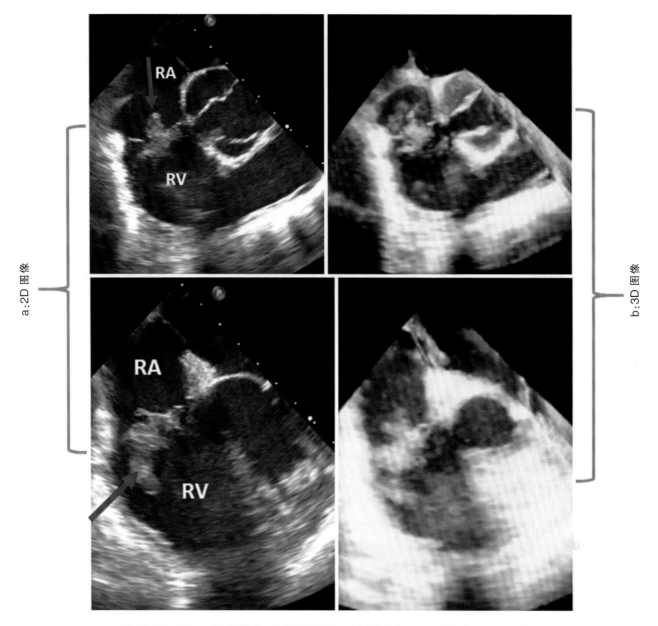

图 15.10 TEE(a,2D 图像;b,3D 图像)显示三尖瓣赘生物。RA,右心房;RV,右心室。

非细菌性血栓性心内膜炎

病例 9:非细菌性血栓性心内膜炎

46 岁男性患者,既往胰腺癌转移至肝脏病史,因肺栓塞和脑血管意外(CVA)就诊。血培养正常,肌钙蛋白 I 升高,峰值为 0.74ng/mL。TTE 显示影响二尖瓣的非细菌性血栓性心内膜炎(NBTE)的典型发现(图 15.11)。鉴于患者的临床表现、典型发现、心电图和阴性血培养,他被诊断为 NBTE(或称为消耗性心内膜炎)。

建议恢复抗凝治疗。

在研究期间,腹部 CT 显示肾梗死(图 15.12)。

患者在同一入院时发展为肝肾综合征,病情恶化,并在行超声心动图 11 天后死亡。

病例 10:非细菌性血栓性心内膜炎

60 岁男性患者,患有转移性胃腺癌。前 6 周被诊断为深静脉血栓形成和肺栓塞。他因意识混乱而入院,脑部 MRI 显示多发栓塞性梗死(图 15.13)。作为检查的一部分,行 TEE,影像表现提示为主动脉瓣受累的 NBTE(图 15.14)。除急性脑卒中外,还存在胃肠道出血。

血培养阴性。

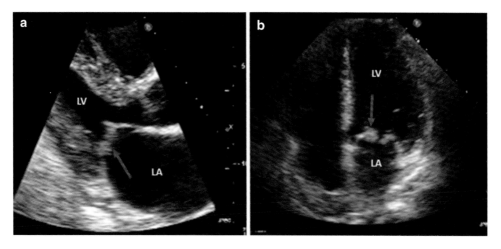

图 15.11　(a)TTE(胸骨旁视图)显示二尖瓣赘生物。(b)TTE(心尖部四腔视图)显示二尖瓣赘生物。红色箭头所示为赘生物。LA，左心房；LV，左心室。

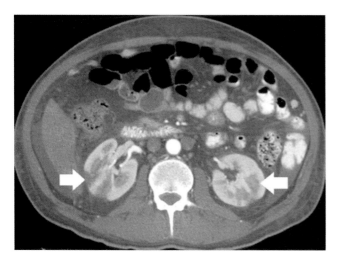

图 15.12　腹部 CT 扫描显示双侧楔形肾梗死。白色箭头所示为梗死。

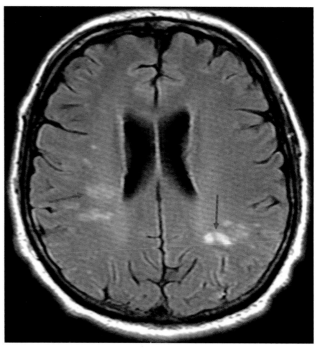

图 15.13　脑部 MRI 显示多发梗死。红色箭头所示为梗死。

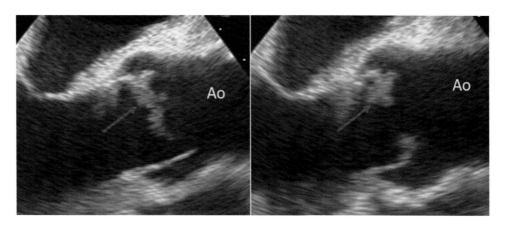

图 15.14　TEE 显示主动脉赘生物。红色箭头所示为赘生物。Ao，主动脉。

患者通过介入放射学栓塞治疗出血性溃疡,然后因恶性肿瘤行放射治疗,并接受抗凝治疗。出院回家后,继续行低分子肝素(LMWH)治疗。

病例 11：非细菌性血栓性心内膜炎

71 岁男性患者,Ⅳ 期肺癌、心肌梗死、糖尿病和阵发性心房颤动,常规行脑部 MRI。MRI 显示栓塞性梗死(图 15.15)。随后行 TEE,显示结果提示消耗性心内膜炎的发现(图 15.16)。行 TEE 之前,患者进行了经验性抗生素治疗。然而,血培养阴性,病变似乎与消耗性心内膜炎一致,所以,这些治疗终止。由于患者还存在脑转移,仅给予阿司匹林抗凝血治疗。安排出院回家,行门诊放射治疗脑转移瘤。超声心动图检查 26 天后,患者死亡。

讨论

NBTE 也称为消耗性心内膜炎,是一种非感染性现象,发生在具有高凝状态的患者中。常见易感因素

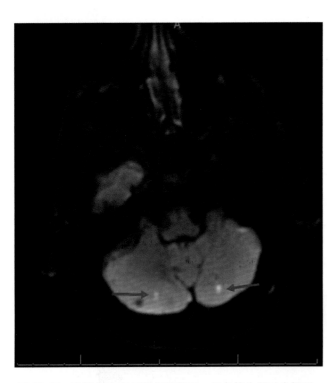

图 15.15　脑部 MRI 显示栓塞性梗死。红色箭头所示为梗死。

是癌症、狼疮或抗磷脂综合征。它也可能发生在脓毒症、烧伤或有留置导管的患者中[10]。接近 4% 的终末期癌症患者[30]和 11% 的狼疮患者可能会发生 NBTE[31]。存在于系统性红斑狼疮(SLE)中的 NBTE 也称为 Libman-Sacks 心内膜炎。

NBTE 在多个器官领域中具有高度栓塞风险[32]。

NBTE 的诊断具有挑战性,首先要彻底了解患者病史。提示有恶性肿瘤、狼疮或抗磷脂综合征的线索时,提高了发生 NBTE 的可能性。NBTE 的特征性病变是无菌性血栓[33]。病变通常影响主动脉瓣或二尖瓣,但也会影响其他瓣膜[11]。遵守感染性心内膜炎分类的 Duke 标准,也有助于排除病变的感染性原因。明确诊断通常依靠尸检研究进行。

NBTE 的治疗方法包括治疗潜在疾病和普通肝素治疗。华法林尚未被证实可预防栓塞性疾病。在 NBTE 中使用肝素抗凝治疗是美国胸科医师学会的 2C 级推荐[11]。这与感染性心内膜炎指南不同,因为自体瓣膜感染性心内膜炎的常规抗凝治疗是禁忌[34],它会增加脑出血的风险[35]。

病例 12：复发性栓塞现象

42 岁男性患者,Ⅲ 期套细胞淋巴瘤。患者因短暂的视力丧失和运动时呼吸困难就诊。患者有 3 次左眼的短暂视觉缺损,但在 1 小时内恢复。检查包括颈动脉 CT 血管造影和 TTE,颈动脉 CT 血管造影显示正常,TTE 显示二尖瓣赘生物。TEE 证实,后二尖瓣小叶上的赘生物尺寸约 1.0cm×0.5cm,后二尖瓣小叶有穿孔(图 15.17)。

患者接受静脉注射头孢曲松和万古霉素进行适当治疗,并紧急成功地用生物人工瓣膜进行了二尖瓣置换术。二尖瓣的病理学显示黏液样变性,瓣膜培养物未显示任何生物体。

讨论

患者出现复发性短暂视觉症状,可能是来自二尖瓣赘生物造成的微栓塞。TEE 临床表现和二尖瓣检查结果是行瓣膜置换术的指征[16,17]。

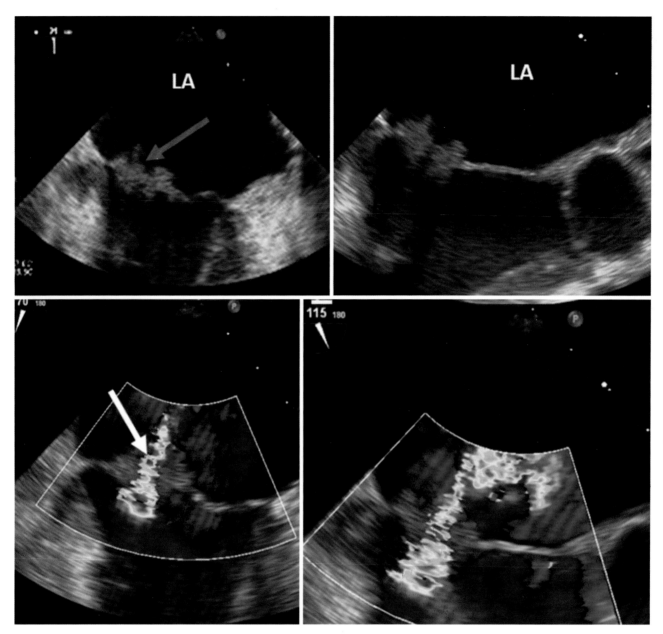

图 15.16　TEE(多重视图)显示二尖瓣赘生物和二尖瓣反流。红色箭头所示为赘生物,白色箭头所示为反流。LA,左心房。

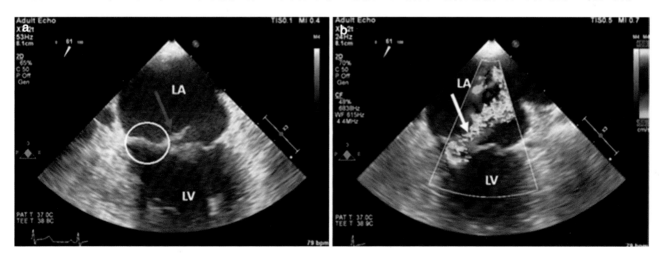

图 15.17　(a)TEE 视图,红色箭头所示为大的赘生物,圆圈所示为疑似穿孔区域,在 b 图上确认为穿孔,喷射物清晰地向左靠近赘生物。(b)同一图像与彩色多普勒图像叠加。请注意,喷射物位于没有颜色区域的赘生物左侧。白色箭头所示为二尖瓣反流的喷射物。

参考文献

1. Edoute Y, Haim N, Rinkevich D, et al. Cardiac valvular vegetations in cancer patients: a prospective echocardiographic study of 200 patients. Am J Med. 1997;102:252–8.
2. Yusuf SW, Ali SS, Swafford J, et al. Culture-positive and culture-negative endocarditis in patients with cancer: a retrospective observational study, 1994-2004. Medicine. 2006;85:86–94.
3. RW T, Parkas DK, Friis S, et al. Endocarditis and risk of cancer: a Danish nationwide cohort study. Am J Med. 2013;126:58–67.
4. Gupta A, Madani R, Mukhtar H. Streptococcus bovis endocarditis, a silent sign for colonic tumor. Colorectal Dis. 2010;12:164–71.
5. Cahill TJ, Prendergast BD. Infective endocarditis. Lancet. 2016;387:882–93.
6. Vanassche T, Peetermans WE, Herregods MC, Herijgers P, Verhamme P. Antithrombotic therapy in infective endocarditis. Expert Rev Cardiovasc Ther. 2011;9(9):1203–19.
7. Carapetis JR, Steer AC, Mulholland EK, Weber M. The global burden of group A streptococcal diseases. Lancet Infect Dis. 2005;5:6855.
8. Marijon E, Ou P, Celermajer DS, et al. Prevalence of rheumatic heart disease detected by echocardiographic screening. N Engl J Med. 2007;357:470.
9. Gross L, Friedberg CK. Nonbacterial thrombotic endocarditis. Classification and general description. Arch Intern Med. 1936;58:620–40.
10. Lopez JA, Ross RS, Fishbein MC, Siegel RJ. Nonbacterial thrombotic endocarditis: a review. Am Heart J. 1987;113:774–84.
11. Whitlock RP, Sun JC, Fremes SE, Rubens FD, Teoh KH. Antithrombotic and thrombolytic therapy for valvular heart disease: antithrombotic therapy and prevention of thrombosis, 9th ed: American College of Chest Physicians Evidence-Based Clinical Practice Guidelines. Chest. 2012;141(2 Suppl):e576S–600S.
12. Cabell CH, Jollis JG, Gail EP, Corey R, et al. Changing patient characteristics and the effect on mortality in endocarditis. Arch Intern Med. 2002;162:90–4.
13. Leither MD, Shroff GR, Ding S, et al. Long term survival of dialysis patients with bacterial endocarditis undergoing valvular replacement surgery in the United States. Circulation. 2013;128:344–51.
14. Mermel LA, Allon M, Bouza E, et al. Clinical practice guidelines for the diagnosis and management of intravascular catheter-related infection: 2009 Update by the Infectious Diseases Society of America. Clin Infect Dis. 2009;49(1):1–4.
15. Sandoe JA, Barlow G, Chambers JB, et al. Guidelines for the diagnosis, prevention and management of implantable cardiac electronic device infection. Report of a joint Working Party project on behalf of the British Society for Antimicrobial Chemotherapy (BSAC, host organization), British Heart Rhythm Society (BHRS), British Cardiovascular Society (BCS), British Heart Valve Society (BHVS) and British Society for Echocardiography (BSE). J Antimicrob Chemother. 2015;70:325–59.
16. Habib G, Lancellotti P, Antunes MJ, et al. 2015 ESC Guidelines for the management of infective endocarditis: the Task Force for the Management of Infective Endocarditis of the European Society of Cardiology (ESC). Eur Heart J. 2015;36(44):3075–128.
17. Baddour LM, Wilson WR, Bayer AS, et al. Infective endocarditis in adults: diagnosis, antimicrobial therapy, and management of complications. A scientific statement for healthcare professionals from the American Heart Association. Circulation. 2015;132:1435–86.
18. Heiro M, Nikoskelainen J, Engblom E, et al. Neurologic manifestations of infective endocarditis: a 17-year experience in a teaching hospital in Finland. Arch Intern Med. 2000;160(18):2781–7. doi:10.1001/archinte.160.18.2781.
19. Loughrey PB, Armstrong D, Lockhart CJ. Classical eye signs in bacterial endocarditis. QJM. 2015;108(11):909–10.
20. Servy A, Valeyrie-Allanore L, Alla F, et al. Prognostic value of skin manifestations of infective endocarditis. JAMA Dermatol. 2014;150(5):494–500.
21. Cunha BA, Gill MV, Lazar JM. Acute infective endocarditis. Diagnostic and therapeutic approach. Infect Dis Clin North Am. 1996;10:811–34.
22. Thomas P, Allal J, Bontoux D, et al. Rheumatologic manifestations of infective endocarditis. Ann Rheum Dis. 1984;43:716–20.
23. Yusuf SW, Sharma J, Durand JB, Banchs J. Endocarditis and myocarditis: a brief review. Expert Rev Cardiovasc Ther. 2012;10(9):1153–64.
24. Tattevin P, Revest M, Lefort A, Michelet C, Lortholary O. Fungal endocarditis: current challenges. Int J Antimicrob Agents. 2014;44(4):290–4. doi:10.1016/j.ijantimicag.2014.07.003. (//www.sciencedirect.com/science/article/pii/S0924857914002349). ISSN: 0924-8579.
25. Lefort A, Chartier L, Sendid B, Wolff M, Mainardi J-L, Podglajen I, Desnos-Ollivier M, Fontanet A, Bretagne S, Lortholary O. Diagnosis, management and outcome of Candida endocarditis. Clin Microbiol Infect. 2012;18(4):E99–109. doi:10.1111/j.1469-0691.2012.03764.x. (//www.sciencedirect.com/science/article/pii/S1198743X1461466X). ISSN: 1198-743X.
26. Tacke D, Koehler P, Cornely OA. Fungal endocarditis. Curr Opin Infect Dis. 2013;26:501–7.
27. Chan P, Ogilby JD, Segal B. Tricuspid valve endocarditis. Am Heart J. 1989;117(5):1140–6.
28. Heydari AA, Safari H, Sarvhad MR. Isolated tricuspid valve endocarditis. Int J Infect Dis. 2009;13:e109–11.
29. Forrest GN, et al. Single center experience of a vancomycin resistant enterococcal endocarditis cohort. J Infect. 2011;63:420–8.
30. Chomette G, Auriol M, Baubion D, de Frejacques C. Non-bacterial thrombotic endocarditis. Autopsy study, clinico-pathological correlations. Ann Med Interne (Paris). 1980;131(7):443–7.
31. Moyssakis I, Tektonidou MG, Vassiliou VA, Samarkos M, Votteas V, Moutsopoulos HM. Libman-Sacks endocarditis in systemic lupus erythematosus: prevalence, associations, and evolution. Am J Med. 2007;120(7):636–42.
32. Bathina JD, Daher IN, Plana JC, Durand J-B, Yusuf SW. Acute myocardial infarction associated with nonbacterial thrombotic endocarditis. Tex Heart Inst J. 2010;37(2):208–12.
33. Kim HS, Suzuki M, Lie JT, Titus JL. Nonbacterial thrombotic endocarditis (NBTE) and disseminated intravascular coagulation (DIC): autopsy study of 36 patients. Arch Pathol Lab Med. 1977;101(2):65–8.
34. Delahaye JP, Poncet P, Malquarti V, Beaune J, Gare JP, Mann JM. Cerebrovascular accidents in infective endocarditis: role of anticoagulation. Eur Heart J. 1990;11(12):1074–8.
35. Tornos P, Almirante B, Mirabet S, Permanyer G, Pahissa A, Soler-Soler J. Infective endocarditis due to Staphylococcus aureus: deleterious effect of anticoagulant therapy. Arch Intern Med. 1999;159(5):473–5.

第 16 章

癌症患者的心包疾病、缩窄性心包炎和限制型心肌病

Saamir A. Hassan，Poojita Shivamurthy，Syed Wamique Yusuf

摘 要

心包疾病，特别是急性心包炎、缩窄性心包炎和心包压塞，在癌症患者中主要由恶性进展或放射治疗引起。在本章中，我们概述了急性心包炎、缩窄性心包炎和心包压塞。我们还讨论了限制型心肌病及其与缩窄性心包炎的区别。

关键词

心包疾病；心脏压塞；缩窄性心脏病；限制性心脏病

急性心包炎

急性心包炎表现为心包急性炎症时患者的胸痛、心电图(ECG)改变和心包摩擦。急性心包炎可发生在接近 4% 的胸痛患者[1]。如表 16.1 所示，急性心包炎的原因很多，包括感染性、自身免疫性、代谢性、恶性肿瘤、药物诱导和特发性病因[2]。为了诊断急性心包炎，患者需要具备以下 4 个标准中的 2 个：典型胸痛、听到心包摩擦音、弥漫性 ST 段抬高以及新的或增加的心包积液[3]。

图 16.1 显示了一例患者的心电图。该患者出现突发的剧烈胸痛，疼痛在吸气时变重，在坐姿时好转。体格检查闻及心包摩擦音。急性心包炎患者的 ECG 通常显示广泛 ST 段抬高和弥漫性 PR 压低，但在 AVR 导联上，ST 段压低和 PR 段抬高。心包炎的 ECG 改变演变为 4 个阶段。第 1 阶段，心电图改变持续数小时至

表 16.1 心包炎的病因

类别	原因
感染性	病毒、细菌、分枝杆菌、真菌、Q 热
非感染性	转移性癌症、特发性、尿毒症、甲状腺功能减退症、胸腔照射
自身免疫性	狼疮、类风湿性关节炎、动脉炎、炎症性肠综合征、心肌梗死后
药物诱导	苯妥英、普鲁奈胺、氢拉嗪、环孢素
创伤	胸外科手术、胸导管损伤、胸部创伤致心包积血

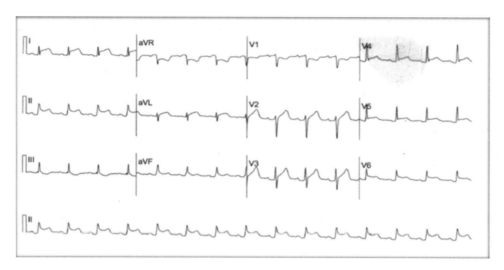

图 16.1 体位性胸痛和心包摩擦患者的 ECG。ECG 显示除 AVR 导联外,所有导联均出现 ST 段抬高和 PR 段压低。

数天,由 ST 段抬高和 PR 压低组成。第 2 阶段,PR 和 ST 段正常化到基线。第 3 阶段,显示了弥漫性 T 波倒置。第 4 阶段,显示 T 波倒置正常化到基线。

急性心包炎患者的超声心动图可能显示心包积液,60%的病例通常量较小[4]。CT 和 MRI 显示炎症相关的周围心包强化。

急性心包炎的治疗旨在减轻症状并减小复发概率。阿司匹林、非甾体抗炎药(NSAID)和秋水仙碱是治疗的一线选择药物。在急性心包炎的初始治疗中,秋水仙碱应加入阿司匹林/NSAID,因为研究表明,加入秋水仙碱可显著降低复发率。由于停药后复发率高,不应将类固醇用作一线治疗。只有在一线治疗选择禁忌或为难治性病例时才应使用类固醇[3]。对于心肌梗死后(MI)心包炎,阿司匹林是首选药物,如果大剂量阿司匹林无效,则加入秋水仙碱[5]。MI 后心包炎不推荐使用类固醇和 NSAID,而且可能有害[5]。表 16.2 总结了用于治疗急性心包炎的不同药物。

表 16.2 急性心包炎的治疗

	剂量	初次发作
(一线治疗)		
阿司匹林	750~1000mg(每天 3 次)	1~2 周
NSAID(如布洛芬)	600~800mg(每天 3 次)	1~2 周
秋水仙碱	0.5mg(每天 2 次)	3 个月
	0.5mg/d(<70kg 或不能耐受高剂量)	
(二线治疗)		
类固醇(泼尼松)	0.25~05mg/(kg·d)	1~2 周

缩窄性心包炎

缩窄是由心包瘢痕、钙化和增厚引起的,然而高达 18%的心包厚度正常[6]。纵隔照射占缩窄性心包炎的 13%[6],其他原因包括手术史、肺结核和恶性心包疾病。在收缩时,胸廓内和心内压力的分离导致心室间依赖性增加,并且在心室舒张期充盈中出现显著的呼吸变化。在吸气期间发生左心室充盈减少,同时右心室前负荷增加。在呼气时,相反的变化发生。

有长久放射史患者的表现症状是呼吸困难和水肿。临床特征包括颈静脉扩张、Kussmaul 征、胸腔积液、腹水和心包休克。诊断需要临床怀疑和缩窄的影像学证据。

图 16.2 显示的是一例霍奇金淋巴瘤(HD)患者。该患者以前接受过放射治疗,因缩窄性心包炎导致的充血和呼吸困难就诊。高度提示心包缩窄的超声心动图检查结果是室间隔弹跳、内侧二尖瓣环 e'速度≥9cm/s、肝静脉呼气舒张反转率≥0.79、下腔静脉充盈[7,8]。吸气期间,二尖瓣流入速度的降低和呼气期间的增加是一重要表现[7](图 16.2)。由于心包缩窄导致邻近心肌运动受到限制,心脏前外侧和 RV 游离壁的纵向应变减小。超声心动图、胸片和 CT 成像中可以看到心包钙化。

CMR 是一种经过验证的检查方式,用于检测心包增厚、心包-心肌粘连(心肌标记技术)、中隔偏移时呼吸变异,以及实时电影成像表明大于 25%二尖瓣流入速度的呼吸变化[9]。

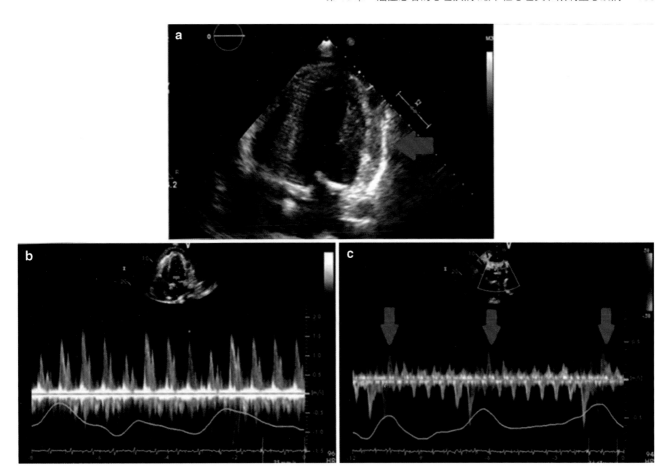

图 16.2　一例霍奇金淋巴瘤患者在 1984 年接受放射治疗。2007 年,他出现了缩窄性心包炎引起的充血和呼吸困难。(a)红色箭头所示为沿侧壁纵向走行的部分明显增厚的心包。(b)二尖瓣血流在心包缩窄时的变化,吸气时流速下降,随着呼气而恢复。(c)在呼气开始时,肝静脉舒张血流逆转(红色箭头所示)。(With the permission from Yusuf Sw et al. 2016[2])

通过同时左、右心室压力描记可以明确诊断[10]。在所有四个腔室中都可以看到早期快速充盈,伴有心室舒张压的特征性下降和平台以及舒张末期压力的均衡。对于心包缩窄,这些是敏感的但非特异性的特性[10]。吸气时,随着右心室(RV)体积的增加,左心室(LV)体积减小,反之亦然,这意味着心室的不一致性(图 16.3)。收缩区指数即吸气与呼气的 RV 面积与 LV 面积之比大于 1.1 是最具特异性 (100%) 和敏感性(97%)的诊断检查[11]。

心包切除术是根治性治疗,死亡率为 6%~12%。仅有 60% 的患者出现心脏血流动力学完全正常化[12]。

限制型心肌病

癌症患者的限制型心肌病可以由多发性骨髓瘤中的心脏淀粉样变性、心肌的肿瘤浸润或输血诱导的含铁血症引起。它还可能由纵隔照射导致的(>30Gy 剂量)心肌损伤和纤维化引起[9]。其表现为由心肌僵硬引起舒张功能障碍导致的心力衰竭。

图 16.4 显示了一例有多发性骨髓瘤病史患者的超声心动图,该患者出现充血性心力衰竭的症状和体征,并且活检已证实心脏淀粉样蛋白。淀粉样蛋白心脏病患者的 2D 超声心动图特征包括左心室心肌厚度增加、左心室腔变小、心房大小增加(图 16.4a)。结果,在舒张期充盈期间, 可见左心室压力早期迅速上升。跨二尖瓣血液流动模式显示,二尖瓣 E 波减速时间缩短,A 波速度降低, 导致与限制性血液充盈一致的高 E/A 比。组织多普勒成像的 E' 速度通常会降低(图 16.4b)。心脏淀粉样变性患者的纵向应变常显示为相对心尖部保留(图 16.5)。淀粉样蛋白心脏病患者的 12 导联 ECG 可能显示“假性梗死”模式和低电压波群(图 16.6)。

同时左心室和右心室压力描记显示,早期舒张期充盈的“平方根征”。胸内和腔内压力没有分离,因此,

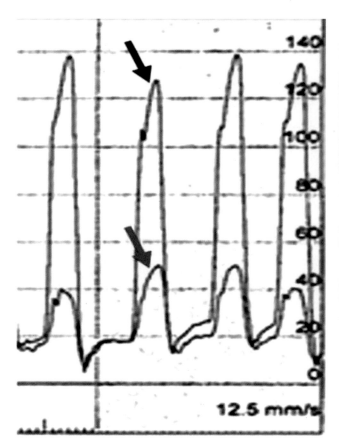

图 16.3 缩窄性心包炎:显示心室不一致(相互依存)的血流动力学,吸气时的右心室(RV)压力增加,同时左心室(LV)压力降低。由于既往行过胸外科手术,患者为缩窄性心包炎(红色箭头所示为 RV,黑色箭头所示为 LV)。

肺动脉楔压和左心室舒张压均降低[13]。与缩窄性心包炎相比,呼吸过程中左心室和右心室的压力是一致的(图 16.7),没有增强的心室间依赖性。非特异性限制性模式的其他特征,包括左心室舒张末期压力超过右心室舒张末期压力 5mmHg 或更高、肺动脉收缩压大于 50mmHg 和右心室舒张末期压力低于 1/3 收缩压[13]。区分缩窄性心包炎与限制型心肌病可能在临床上具有挑战性,并且这两个实体经常共存。表 16.3 描述了两者的区别特征。

心脏 MRI 作为检测心肌纤维化的工具具有一定前景,但其作用仍不清楚。T1 绘图可用于量化心肌细胞外造影剂浓度,与胶原蛋白含量/纤维化有关[13]。对于可能导致限制型心肌病的心肌淀粉样变性的患者,心脏 MRI 显示心肌增厚,心房扩大,心肌全层透壁或心内膜下延迟增强,如图 16.8 所示[14]。限制型心肌病的治疗具有挑战性,包括心力衰竭的治疗,以及适当情况下,需行心脏移植手术。

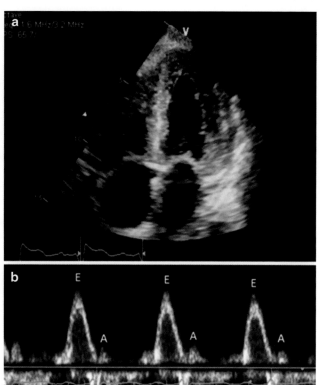

图 16.4 (a)心脏淀粉样变性限制型心肌病患者的四腔超声心动图。可见左心室增厚,左心室腔变小,心房变大。(b)跨二尖瓣血流显示二尖瓣 E 波减速时间缩短,A 波速度降低,导致 E/A 比升高,与限制性血液充盈一致。

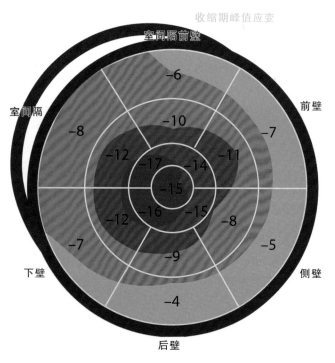

图 16.5 心脏淀粉样变性患者的心脏纵向应变图显示相对心尖部保留。

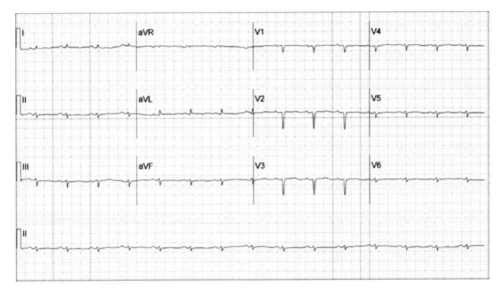

图 16.6　心脏淀粉样变性患者的 12 导联 ECG 显示"假性梗死"模式和低电压波群。

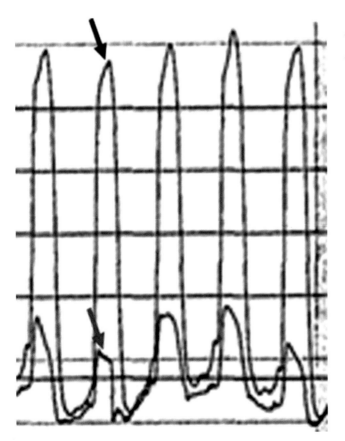

图 16.7　限制型心肌病：在因心脏淀粉样变性引起的限制型心肌病患者的吸气过程中，显示心室一致性的血流动力学与左心室（LV）压力和右心室（RV）压力的同时降低（红色箭头所示为 RV，黑色箭头所示为 LV）。

表 16.3　区分缩窄性心包炎和限制型心肌病的特征

特征	缩窄	限制
心包增厚	有	无
心包敲击	有	无
JVP 中的快速"y"下降	存在	无
室间间隔弹跳	存在	无
二尖瓣血流的呼吸变化>25%	有	无
二尖瓣环内侧 e'速度	正常/降低	降低
呼气时肝静脉血流舒张逆转	有	无
同时 LV/RV 跟踪	不协调的模式	一致性模式
收缩区指数	>1.1	<1.1
肺动脉收缩压>50mmHg	不常见	常有
RVEDP/RVSP	>1/3	<1/3
LVEDP—RVEDP	<5mmHg	>5mmHg

注：RVEDP，右心室舒张末期压力；RVSP，右心室收缩压；LVEDP，右心室舒张末期压力。

心包压塞

心包压塞是液体积聚到心包空间，导致心室充盈减少和血流动力学受损。患者可能出现呼吸短促、心动过速、低血压、脉搏紊乱以及由于心排血量下降导致的心源性休克。

12 导联心电图

心包压塞的典型 ECG 表现为电交替，虽然它在检测心包压塞中具有高的阳性预测值，但其阴性预测值

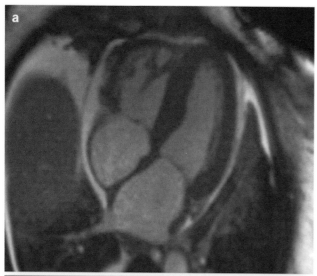

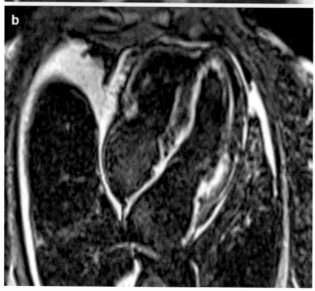

图 16.8　心脏淀粉样变性患者的心脏 MRI。(a)图像显示心肌增厚,同时心房扩张。(b)T1 图像显示了心脏淀粉样蛋白的特征,即全部心内膜下的超增强。

较低。因此,由于阴性预测值较低,12 导联 ECG 不能用作排除心包压塞的筛查工具[15](图 16.9)。

2D 超声心动图和多普勒评估

超声心动图是心包压塞的首选诊断方式。超声心动图可以帮助确定心包积液的大小和位置。此外,它可以确定是否存在心包压塞生理学。

随着心包腔内液体积聚导致的心包压力增加,右心室容积减小,心脏舒张早期右心室塌陷,心房舒张期右心房反转[16,17]。特别是,随着右心室塌陷,心排血量减少21%[18]。心包压塞也可见右心房反转或塌陷。特别是,右心房反转时间指数≥0.34 在检测大量心包积液患者的心包压塞时具有最高的敏感性和特异性[19]。

表 16.4 列出了心包压塞的超声心动图特征的敏感性和特异性。

图 16.10 显示了有右心室塌陷证据患者的超声心动图的肋下视图,其表现为呼吸短促、心动过速和低血压。图 16.11 显示了不同患者的右心房塌陷出现类似症状。

多普勒超声心动图测量也在心包压塞中有改变。在心包压塞患者,已经在通过二尖瓣和三尖瓣血流测试中证实了呼吸状态下 E 波速度的变化。E 波速度的百分比变化被确定为(INSP−EXP)/EXP,其中 INSP 被定义为第一个吸气的节拍,EXP 被定义为呼气的第一个节拍。在一项早期研究中,随着心包压塞,在吸气期间,E 波速度降低了 43%;随着吸气,三尖瓣 E 波速度增加了 85%[20]。

图 16.12 和图 16.13 显示心包压塞患者出现呼吸

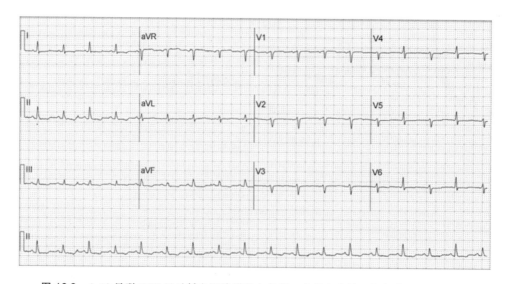

图 16.9　A 12 导联 ECG 显示低电压波群和电交替。患者有大量心包积液和心包压塞。

表 16.4　大量心包积液患者心包压塞体征的敏感性和特异性（Modified from Shrairer et al. Cardiology in Review. 2011;19;233-238）

	敏感性(%)	特异性(%)	PPV(%)	NPV(%)
RA 塌陷	55	88	10	99
RA 塌陷-1/3 心动周期	94	100	–	–
RV 塌陷	48	95	38	99
IVC 充盈	97	66	7	99
大量 PEF	73	97	45	99

注：RA，右心房；RV，右心室；IVC，下腔静脉；PEF，心包积液；PPV，阳性预测值；NPV，阴性预测值。

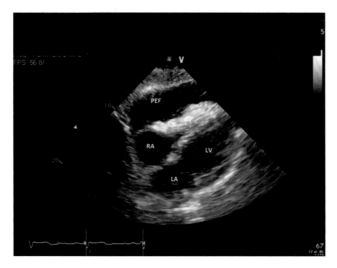

图 16.10　超声心动图显示 RV 塌陷。RA，右心房；RV，右心室；LA，左心房；LV，左心室；PEF，心包积液。

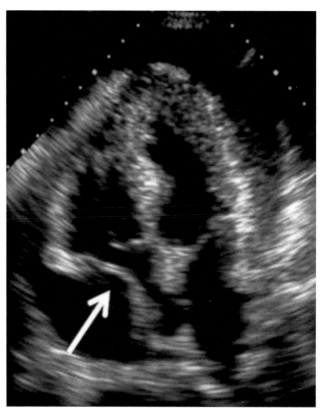

图 16.11　超声心动图显示右心房倒置/塌陷（箭头所示）。

困难和心动过速时的二尖瓣和三尖瓣血流速度。通常，呼吸期间穿过二尖瓣和三尖瓣 E 波速度的变化分别大于 25% 和 50% 时，可能提示存在心包压塞。然而，当评估发现瓣膜变化时，应考虑其他疾病状态，如 COPD、心包缩窄和严重三尖瓣反流。区分心包压塞和 COPD 的一种方法是，吸气期间 E 波速度的最大变化将发生在吸气后的第一次节拍中，而像哮喘这样的肺部疾病的 E 波速度却是逐渐下降的[21]。

由于血流动力学上明显的心包积液和心包压塞，右心房压力将不可避免地增加，导致下腔静脉扩张，超声心动图对此可以很容易地检测到。根据这些发现可以估计右心房压力[22]。

大量的心包积液或压塞物积液可以通过经皮方法抽出。对于复发性心包积液，需要行心包开窗术。

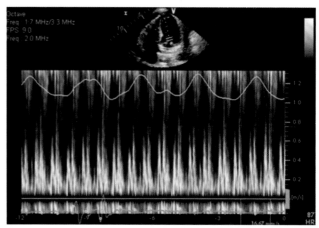

图 16.12　跨二尖瓣的 E 波速度显示>25%的呼吸变化。

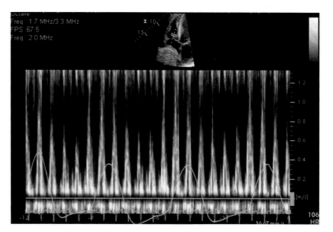

图 16.13　跨三尖瓣的 E 波速度显示>50%的呼吸变化。

参考文献

1. Fruergaard P, Launbjerg J, Hesse B, et al. The diagnoses of patients admitted with acute chest pain but without myocardial infarction. Eur Heart J. 1996;17(7):1028–34.
2. Yusuf SW, Hassan SA, Mouhayar E, et al. Pericardial disease: a clinical review. Expert Rev Cardiovasc Ther. 2016;14(4):525–39.
3. Adler Y, Charron P, et al. 2015 ESC guidelines for the diagnosis and management of pericardial diseases: the task force for the diagnosis and management of pericardial diseases of the European Society of Cardiology (ESC) endorsed by: the European Association for Cardio-Thoracic Surgery (EACTS). Eur Heart J. 2015;36(42):2921–64.
4. Imazio M, Demichelis B, Cecchi E, et al. Cardiac troponin I in acute pericarditis. J Am Coll Cardiol. 2003;42(12):2144–8.
5. O'Gara PT, Kushner FG, Ascheim DD, et al. 2013 ACC/AHA guideline for the management of ST-elevation myocardial infarction. Circulation. 2013;127(4):e362–425.
6. Ling LH, Jae KO, et al. Constrictive pericarditis in the modern era: evolving clinical spectrum and impact on outcome after pericardiectomy. Circulation. 1999;100:1380–6.
7. Welch TD, Ling LH, Espinosa RE, Anavekar NS, Wiste HJ, Lahr BD, Schaff HV, Oh JK. Echocardiographic diagnosis of constrictive pericarditis: mayo clinic criteria. Circ Cardiovasc Imaging. 2014;7(3):526–34.
8. Syed FF, Schaff HV, Oh JK. Constrictive pericarditis-a curable diastolic HF. Nat Rev Cardiol. 2014;11(9):530–44.
9. Lancellotti P, et al. Expert consensus for multi-modality imaging evaluation of cardiovascular complications of radiotherapy in adults: a report from the European Association of Cardiovascular Imaging and the American Society of Echocardiography. J Am Soc Echocardiogr. 2013;14:721–40.
10. Little WC, Freeman GL. Pericardial disease. Circulation. 2006;113:1622–32.
11. Talreja DR, et al. Constrictive pericarditis in the modern era. Novel criteria for diagnosis in the cardiac catheterization laboratory. J Am Coll Cardiol. 2008;51(3):315–9.
12. Alder Y, et al. 2015 ESC guidelines on the diagnosis and management of pericardial diseases. Eur Heart J. 2015;36:2921–64.
13. Paul Sorajja MD. Invasive hemodynamics of constrictive pericarditis, restrictive cardiomyopathy, and cardiac tamponade. Cardiol Clin. 2011;29:191–9.
14. Syed IS, Glockner JF, Feng D, Araoz PA, Martinez MW, Edwards WD, Gertz MA, Dispenzieri A, Oh JK, Bellavia D, Tajik AJ, Grogan M. Role of cardiac magnetic resonance imaging in the detection of cardiac amyloidosis. JACC Cardiovasc Imaging. 2010;3(2):155–64.
15. Argula RG, Negi SI, Banchs J, et al. Role of a 12-lead electrocardiogram in the diagnosis of cardiac tamponade as diagnosed by transthoracic echocardiography in patients with malignant pericardial effusion. Clin Cardiol. 2015;38:139–44.
16. Singh S, Wann L, Klopfenstein H, et al. Usefulness of right ventricular collapse in diagnosing cardiac tamponade and comparison to pulsus paradoxus. Am J Cardiol. 1986;57:652–7.
17. Armstrong WF, Schilt BF, Helper DJ, et al. Diastolic collapse of the right ventricle with cardiac tamponade: an echocardiographic study. Circulation. 1982;65:1491–6.
18. Leimgruber PP, Klopfenstein HS, Wann LS, et al. The hemodynamic derangements associated with right ventricular diastolic collapse in cardiac tamponade: an experimental echocardiographic study. Circulation. 1983;68:612–20.
19. Gillam LD, Guyer DE, Gibson TC, et al. Hydrodynamic compression of the right atrium: a new echocardiographic sign of cardiac tamponade. Circulation. 1983;68:294–301.
20. Appleton CP, Hatle LK, Popp RL. Cardiac tamponade and pericardial effusion: respiratory variation in transvalvular flow velocities studied by Doppler echocardiography. J Am Coll Cardiol. 1988;11:1020–30.
21. Hoit B, Sahn DJ, Shabetai R. Doppler-detected paradoxus of mitral and tricuspid valve flows in chronic lung disease. J Am Coll Cardiol. 1986;8:706–9.
22. Rudski L, Wai W, Aifalo J, et al. Guidelines for the echocardiographic assessment of the right heart in the adult: a report from the American Society of Echocardiography endorsed by the European Association of Echocardiography, a registered branch of the European Society of Cardiology, and the Canadian Society of Echocardiography. J Am Soc Echocardiogr. 2010;23:685–713.

第 17 章

癌症患者的运动疗法和心血管益处

Amy M. Berkman, Susan C. Gilchrist

摘 要

运动疗法可改善血管功能和生存状况。在本章中,我们将简要回顾运动疗法对癌症患者的益处。

关键词

运动疗法;心血管;癌症

引言

已知癌症常见的治疗方法,例如分子靶向治疗、放射治疗和特定的化学治疗药物,能直接导致结构性心脏病、血管损害和收缩性心力衰竭[1]。另外,与癌症诊断前风险因素负担相比,治疗后癌症患者的心血管疾病(CVD)风险因素[如体重、血压和心肺适应性(CRF)]恶化[2,3]。药物治疗,如阿司匹林或抗凝剂可预防或治疗血栓形成风险[4];他汀类药物、血管紧张素转换酶(ACE)抑制因子或β受体阻滞剂可治疗癌症患者的左心室功能障碍[5,6];以及保护性疗法,如右雷佐生,专门用于预防蒽环类药物诱导的心脏毒性[7],这些在目前均用于对抗癌症在心血管系统相关的损伤。然而,癌症患者中 CVD 事件的发生时间是不可预测的,并且可能在癌症的诊断和治疗后数年发生,使得药物疗法的时机和选择具有挑战性。

非药物治疗的潜力,特别是运动训练,作为减轻癌症治疗的心血管副作用以及促进未来全面健康的安全有效的方法,正在受到越来越多的关注。在非癌症人群中,运动训练已被证明可以减少心肌梗死的复发,提高冠状动脉疾病患者的生存率,改善左心室功能,降低脑卒中风险[8-12]。此外,有氧运动训练已被证明是减轻体重、降低高血压风险和改善 CRF 的有效手段[13-15]。虽然运动训练尚未在癌症人群中进行广泛研究,但数据显示其具有良好的前景,运动训练可显著改善血管功能[16,17]、骨骼肌功能[18,19],并可保持或改善癌症患者的 CRF[19-23]。CRF 是生存的关键预测指标[24-28]。

癌症患者运动训练前的 CRF 评估

鉴于运动训练在改善癌症患者心血管健康方面的作用,重要的是在整个癌症护理范围内实施标准化的临床评估和实践。一个很好的起点是 CRF 的衡量标准。CRF 是患者对有氧运动训练反应的客观评估,也是癌症治疗中心脏加速老化的标志,并且重要的是,能对癌症诊断之前和之后的生存预后进行预测[20,29]。通过心肺运动试验(CPET)测量CRF(VO$_{2peak}$)在临床上是可行的,并且在癌症环境中已确立[30]。CPET是在跑步机或固定自行车上进行的非侵入性测试,测量气体交换(需要咬嘴或面罩)和心脏(ECG)监测。独特的是,它可以同时评估受癌症治疗影响的多个器官系统(心脏、骨骼肌肉、肺)。此外,CPET可以帮助临床医生做出关于运动训练方案心肺准备的决定,并为癌症患者提供个性化的运动处方。应该进行CPET,以确保癌症患者从心肺的角度参与有氧运动,并且可以评估目前的CRF水平和心率对运动的反应。重要的是,运动强度建议主要基于CPET期间达到的VO$_{2peak}$百分比。在评估心肺储备后,可以开始寻找在癌症环境中纳入运动训练,以改善CRF和减轻心脏健康衰退的机会。以下是在癌症连续体中不同方面的几个运动训练病例。

癌症环境中运动训练的病例

诊断后/手术前

手术前的运动训练(前期康复训练)可以减少手术前CRF的损失,增强功能能力[31]。最近对966例癌症患者的18项运动训练临床试验进行了系统的回顾性分析,为其有效性提供了支持性证据。典型的患者和运动处方如下:65岁男性患者,患有T2期非小细胞肺癌。他是一名过往吸烟者,目前体重过重,BMI为27kg/m²,CRF(VO$_{2peak}$)为15.7mL/(kg·min),低于他的年龄预期。建议在手术前使用自行车测力计或跑步机进行为期5周的运动处方。在运动训练的第1周,患者被告知每周运动5天,每天20分钟,强度为VO$_{2peak}$的60%[注意,强度取决于患者在CPET期间的峰值心率(PHR),给出心率与VO$_2$呈线性相关(VO$_{2peak}$的40%~85%相当于PHR的50%~90%)]。在第2周和第3周,他应该继续每周运动5天,持续20~25分钟,强度为VO$_{2peak}$的60%~65%。在第4周和第5周,患者将在VO$_{2peak}$的60%~65%下每周进行3~4次疗程,每次持续25~30分钟以及间歇训练1~2次/周(在VO$_{2peak}$时30秒,然后主动恢复60秒,总共10~15个间隔)。在这项运动训练计划中,可以预期患者的CRF增加了3.3mL/(kg·min),该值为CRF的临床显著变化[32]。

癌症治疗期间

根据Schmitz等人的系统性回顾和Meta分析,在乳腺癌积极治疗期间,运动干预改善CRF的证据不足[33]。然而,证据的程度确实表明,运动可以减轻积极治疗期间CRF的损失。例如,50岁女性乳腺癌患者,BMI为26.5kg/m²,VO$_{2peak}$为29mL/(kg·min),通过CPET评估,她按照美国人体育活动指南进行锻炼,建议其每周进行75分钟的高强度有氧运动或每周进行150分钟的中等强度有氧运动,预计在乳腺癌治疗的16周内会减少12%的CRF。对于这例患者,可以成功减轻这种健康损失的运动方案如下:在周期或划船测力计、跑步机或椭圆机上,每周3次,每次50~60分钟;第1周和第2周应以55%~60%VO$_{2peak}$强度进行,第3周和第4周应以60%~65%VO$_{2peak}$强度进行,第5周和第6周应以65%~70%VO$_{2peak}$强度进行,剩余7~16周,应以70%~75%VO$_{2peak}$强度进行。按照该运动训练处方,患者预计只会失去9%的CRF,这比预期的损失有所改善[21]。这一点很重要,因为在积极治疗期间经历的CRF损失可能很大(约30%)[29];因此,在治疗期间,维持CRF有可能促进治疗后环境中CRF更快恢复和改善。

癌症治疗后

在多种类型癌症中,已经证明了运动训练对治疗后环境中CRF的益处。基于随机对照试验的Meta分析,已经证实,在包括乳腺癌、结直肠癌、前列腺癌、肺癌和淋巴瘤恶性肿瘤在内的癌症存活者中,VO$_{2peak}$的汇总量增加了2.2mL/(kg·min)(P<0.01)[34]。进行运动训练后治疗的目的是让患者恢复到他们诊断前的CRF水平。无论年龄或癌症诊断如何,这都很重要,而且对渴望回到诊断前学校和社区活动的儿童癌症存活者尤为重要。例如,16岁男性患者,为儿童急性淋巴细胞白血病幸存者,BMI为25.1kg/m²,VO$_{2peak}$为35.2mL/(kg·min)。对于这例患者,规定了为期16周的家庭运动训练方案,其中包括力量训练和有氧运动。力量训练处方包括针对所有主要肌肉群的阻力训练,应该每周完成3~4次。有氧运动,包括快走、慢跑或运动,应至少每周进行3次,每次至少30分钟。完成16周的训练后,患者的CRF将平均显著增加5.4mL/(kg·min)[35]。

结论

　　运动是一种非药物策略,可以在整个患癌期间减轻心脏损伤和促进 CRF 改善。我们建议在运动训练之前,进行 CPET;①提供心肺健康的客观评估;②确定进行运动训练的可行性;③为患者、肿瘤科医生、初级保健医生和投入在癌症患者康复的医疗保健领域的其他人士提供客观数据和锻炼目标。CPET 也提供了一个平台,以癌症康复开始,特别是有氧运动,其独立于癌症康复模式,在成本效益和跨机构和社区方面可行。整合这一信息并为癌症环境中的患者提供个性化的锻炼处方,应该是癌症治疗的一个重点,特别是考虑到运动训练对 CRF 的影响(如上述病例所示)。最终,应该加强锻炼的持续性以及关注环境预防等其他方面。

参考文献

1. Lenihan DJ, Cardinale DM. Late cardiac effects of cancer treatment. J Clin Oncol. 2012;30:3657–64.
2. Mason C, Alfano CM, Smith AW, Wang CY, Neuhouser ML, Duggan C, Bernstein L, Baumgartner KB, Baumgartner RN, Ballard-Barbash R, McTiernan A. Long-term physical activity trends in breast cancer survivors. Cancer Epidemiol Biomark Prev. 2013;22:1153–61.
3. Jack S, West MA, Raw D, Marwood S, Ambler G, Cope TM, Shrotri M, Sturgess RP, Calverley PM, Ottensmeier CH, Grocott MP. The effect of neoadjuvant chemotherapy on physical fitness and survival in patients undergoing oesophagogastric cancer surgery. Eur J Surg Oncol. 2014;40:1313–20.
4. Lyman GH, Bohlke K, Falanga A, American Society of Clinical Oncology. Venous thromboembolism prophylaxis and treatment in patients with cancer: American Society of Clinical Oncology clinical practice guideline update. J Oncol Pract. 2015;11:e442–4.
5. Seicean S, Seicean A, Plana JC, Budd GT, Marwick TH. Effect of statin therapy on the risk for incident heart failure in patients with breast cancer receiving anthracycline chemotherapy: an observational clinical cohort study. J Am Coll Cardiol. 2012;60:2384–90.
6. Vejpongsa P, Yeh ET. Prevention of anthracycline-induced cardiotoxicity: challenges and opportunities. J Am Coll Cardiol. 2014;64:938–45.
7. Liu H, Wang H, Xiang D, Guo W. Pharmaceutical measures to prevent doxorubicin-induced cardiotoxicity. Mini Rev Med Chem. 2017;17:44–50.
8. Clark AM, Hartling L, Vandermeer B, McAlister FA. Meta-analysis: secondary prevention programs for patients with coronary artery disease. Ann Intern Med. 2005;143:659–72.
9. Adamopoulos S, Schmid JP, Dendale P, Poerschke D, Hansen D, Dritsas A, Kouloubinis A, Alders T, Gkouziouta A, Reyckers I, Vartela V, Plessas N, Doulaptsis C, Saner H, Laoutaris ID. Combined aerobic/inspiratory muscle training vs. aerobic training in patients with chronic heart failure: the Vent-HeFT trial: a European prospective multicentre randomized trial. Eur J Heart Fail. 2014;16:574–82.
10. Goldstein LB. Physical activity and the risk of stroke. Expert Rev Neurother. 2010;10:1263–5.
11. Faulkner J, Lambrick D, Woolley B, Stoner L, Wong LK, McGonigal G. Effects of early exercise engagement on vascular risk in patients with transient ischemic attack and nondisabling stroke. J Stroke Cerebrovasc Dis. 2013;22:e388–96.
12. Lockard MM, Gopinathannair R, Paton CM, Phares DA, Hagberg JM. Exercise training-induced changes in coagulation factors in older adults. Med Sci Sports Exerc. 2007;39:587–92.
13. Slentz CA, Duscha BD, Johnson JL, Ketchum K, Aiken LB, Samsa GP, Houmard JA, Bales CW, Kraus WE. Effects of the amount of exercise on body weight, body composition, and measures of central obesity: STRRIDE–a randomized controlled study. Arch Intern Med. 2004;164:31–9.
14. Giannaki CD, Aphamis G, Sakkis P, Hadjicharalambous M. Eight weeks of a combination of high intensity interval training and conventional training reduce visceral adiposity and improve physical fitness: a group-based intervention. J Sports Med Phys Fitness. 2016;56:483–90.
15. Baster T, Baster-Brooks C. Exercise and hypertension. Aust Fam Physician. 2005;34:419–24.
16. Giallauria F, Vitelli A, Maresca L, Santucci De Magistris M, Chiodini P, Mattiello A, Gentile M, Mancini M, Grieco A, Russo A, Lucci R, Torella G, Berrino F, Panico S, Vigorito C. Exercise training improves cardiopulmonary and endothelial function in women with breast cancer: findings from the Diana-5 dietary intervention study. Intern Emerg Med. 2016;11:183–9.
17. Gilbert SE, Tew GA, Fairhurst C, Bourke L, Saxton JM, Winter EM, Rosario DJ. Effects of a lifestyle intervention on endothelial function in men on long-term androgen deprivation therapy for prostate cancer. Br J Cancer. 2016;114:401–8.
18. Demark-Wahnefried W, Case LD, Blackwell K, Marcom PK, Kraus W, Aziz N, Snyder DC, Giguere JK, Shaw E. Results of a diet/exercise feasibility trial to prevent adverse body composition change in breast cancer patients on adjuvant chemotherapy. Clin Breast Cancer. 2008;8:70–9.
19. Devin JL, Sax AT, Hughes GI, Jenkins DG, Aitken JF, Chambers SK, Dunn JC, Bolam KA, Skinner TL. The influence of high-intensity compared with moderate-intensity exercise training on cardiorespiratory fitness and body composition in colorectal cancer survivors: a randomised controlled trial. J Cancer Surviv. 2016;10:467–79.
20. Dunne DF, Jack S, Jones RP, Jones L, Lythgoe DT, Malik HZ, Poston GJ, Palmer DH, Fenwick SW. Randomized clinical trial of prehabilitation before planned liver resection. Br J Surg. 2016;103:504–12.
21. Courneya KS, McKenzie DC, Mackey JR, Gelmon K, Friedenreich CM, Yasui Y, Reid RD, Cook D, Jespersen D, Proulx C, Dolan LB, Forbes CC, Wooding E, Trinh L, Segal RJ. Effects of exercise dose and type during breast cancer chemotherapy: multicenter randomized trial. J Natl Cancer Inst. 2013;105:1821–32.
22. Wood WA, Phillips B, Smith-Ryan AE, Wilson D, Deal AM, Bailey C, Meeneghan M, Reeve BB, Basch EM, Bennett AV, Shea TC, Battaglini CL. Personalized home-based interval exercise training may improve cardiorespiratory fitness in cancer patients preparing to undergo hematopoietic cell transplantation. Bone Marrow Transplant. 2016;51:967–72.
23. Schmitt J, Lindner N, Reuss-Borst M, Holmberg HC and Sperlich B. A 3-week multimodal intervention involving high-intensity interval training in female cancer survivors: a randomized controlled trial. Physiol Rep. 2016;4. pii: e12693.
24. Robsahm TE, Falk RS, Heir T, Sandvik L, Vos L, Erikssen JE, Tretli S. Measured cardiorespiratory fitness and self-reported physical activity: associations with cancer risk and death in a long-term prospective cohort study. Cancer Med. 2016;5:2136–44.
25. Lakoski SG, Willis BL, Barlow CE, Leonard D, Gao A, Radford NB, Farrell SW, Douglas PS, Berry JD, DeFina LF, Jones LW. Midlife cardiorespiratory fitness, incident cancer, and survival after cancer in men: the Cooper Center Longitudinal Study. JAMA Oncol. 2015;1:231–7.
26. Sawada SS, Lee IM, Naito H, Kakigi R, Goto S, Kanazawa M, Okamoto T, Tsukamoto K, Muto T, Tanaka H, Blair SN. Cardiorespiratory fitness, body mass index, and cancer mortality: a

cohort study of Japanese men. BMC Public Health. 2014;14:1012.

27. Schmid D, Leitzmann MF. Cardiorespiratory fitness as predictor of cancer mortality: a systematic review and meta-analysis. Ann Oncol. 2015;26:272–8.

28. Jones LW, Watson D, Herndon JE II, Eves ND, Haithcock BE, Loewen G, Kohman L. Peak oxygen consumption and long-term all-cause mortality in nonsmall cell lung cancer. Cancer. 2010;116:4825–32.

29. Jones LW, Courneya KS, Mackey JR, Muss HB, Pituskin EN, Scott JM, Hornsby WE, Coan AD, Herndon JE II, Douglas PS, Haykowsky M. Cardiopulmonary function and age-related decline across the breast cancer survivorship continuum. J Clin Oncol. 2012;30:2530–7.

30. Jones LW, Eves ND, Haykowsky M, Joy AA, Douglas PS. Cardiorespiratory exercise testing in clinical oncology research: systematic review and practice recommendations. Lancet Oncol. 2008;9:757–65.

31. Silver JK. Cancer prehabilitation and its role in improving health outcomes and reducing health care costs. Semin Oncol Nurs. 2015;31:13–30.

32. Jones LW, Peddle CJ, Eves ND, Haykowsky MJ, Courneya KS, Mackey JR, Joy AA, Kumar V, Winton TW, Reiman T. Effects of presurgical exercise training on cardiorespiratory fitness among patients undergoing thoracic surgery for malignant lung lesions. Cancer. 2007;110:590–8.

33. Schmitz KH, Holtzman J, Courneya KS, Masse LC, Duval S, Kane R. Controlled physical activity trials in cancer survivors: a systematic review and meta-analysis. Cancer Epidemiol Biomark Prev. 2005;14:1588–95.

34. Fong DY, Ho JW, Hui BP, Lee AM, Macfarlane DJ, Leung SS, Cerin E, Chan WY, Leung IP, Lam SH, Taylor AJ, Cheng KK. Physical activity for cancer survivors: meta-analysis of randomised controlled trials. BMJ. 2012;344:e70.

35. Jarvela LS, Kemppainen J, Niinikoski H, Hannukainen JC, Lahteenmaki PM, Kapanen J, Arola M, Heinonen OJ. Effects of a home-based exercise program on metabolic risk factors and fitness in long-term survivors of childhood acute lymphoblastic leukemia. Pediatr Blood Cancer. 2012;59:155–60.

索 引

看临床图解指南，提升专业能力

智能阅读向导为您严选以下专属服务

 读者社群，本书读者入群交流，探讨临床肿瘤心脏病学。

 推荐书单，获取更多优质专业书籍，深度学习专业知识。

操作步骤指南

第一步　微信扫描本书二维码。
第二步　选取您感兴趣的资源，点击即可领取。
第三步　如需再次观看，可再次扫码进入，或添加到微信"📖收藏"，方便反复观看。

微信扫码
一键领取以上服务